"十四五"普通高等教育本科规划教材

供本科护理学类专业用

护 理 研 究

第 3 版

U0197463

主　编　章雅青　王志稳

副主编　吴善玉　邓仁丽　王　涛

景秀琛　吴炜炜　王　霞

编　委　（按姓名汉语拼音排序）

邓仁丽（遵义医科大学护理学院）　　　　王　涛（佛山科学技术学院医学院）

郭道遐（苏州大学苏州医学院）　　　　王　霞（徐州医科大学护理学院）

郭巧红（首都医科大学护理学院）　　　王志稳（北京大学护理学院）

韩舒羽（北京大学护理学院）　　　　吴善玉（延边大学护理学院）

景秀琛（苏州大学苏州医学院）　　　　吴炜炜（福建医科大学护理学院）

李鸿艳（南昌大学护理学院）　　　　许丽娟（丽水学院医学院）

李　桃（广州医科大学护理学院）　　　许伟岚（齐齐哈尔医学院）

刘　杨（哈尔滨医科大学大庆校区）　　张会君（锦州医科大学护理学院）

陶幸娟（上海交通大学护理学院）　　　章雅青（上海交通大学护理学院）

北京大学医学出版社

HULI YANJIU

图书在版编目（CIP）数据

护理研究 / 章雅青，王志稳主编 . —3 版 . —北京：
北京大学医学出版社，2024.1
ISBN 978-7-5659-2935-9

Ⅰ . ①护… Ⅱ . ①章… ②王… Ⅲ . ①护理学 - 教材
Ⅳ . ① R47

中国国家版本馆 CIP 数据核字（2023）第 124664 号

护理研究（第 3 版）

主　　编：章雅青　王志稳
出版发行：北京大学医学出版社
地　　址：（100191）北京市海淀区学院路 38 号　北京大学医学部院内
电　　话：发行部 010-82802230；图书邮购 010-82802495
网　　址：http://www.pumpress.com.cn
E - m a i l：booksale@bjmu.edu.cn
印　　刷：北京溢漾印刷有限公司
经　　销：新华书店
责任编辑：崔玲和　　责任校对：靳新强　　责任印制：李　啸
开　　本：850 mm×1168 mm　1/16　印张：17.5　字数：505 千字
版　　次：2006 年 9 月第 1 版　2024 年 1 月第 3 版　2024 年 1 月第 1 次印刷
书　　号：ISBN 978-7-5659-2935-9
定　　价：50.00 元

第 3 轮修订说明

国务院办公厅印发的《关于加快医学教育创新发展的指导意见》提出以新理念谋划医学发展、以新定位推进医学教育发展、以新内涵强化医学生培养、以新医科统领医学教育创新；要求全力提升院校医学人才培养质量，培养仁心仁术的医学人才，加强护理专业人才培养，构建理论、实践教学与临床护理实际有效衔接的课程体系，提升学生的评判性思维和临床实践能力。《教育部关于深化本科教育教学改革全面提高人才培养质量的意见》要求严格教学管理，把思想政治教育贯穿人才培养全过程，全面提高课程建设质量，推动高水平教材编写使用。新时代本科护理学类人才培养及教材建设面临更高的要求和更大的挑战。

为更好地支持服务高等医学教育改革发展、本科护理学类人才培养，北京大学医学出版社有代表性地组织、邀请全国高等医学院校启动了本科护理学类专业规划教材第 3 轮建设。在各方面专家的指导下，结合各院校教学教材调研反馈，经过论证决定启动 27 种教材建设。其中修订 20 种教材，新增《基础护理学》《传染病护理学》《老年护理学》《助产学》《情景模拟护理综合实训》《护理临床思维能力》《护理信息学》7 种教材。

修订和编写特色如下：

1．调整参编院校

教材建设的院校队伍结合了研究型与教学型院校，并注重不同地区的院校代表性；由知名专家担纲主编，由教学经验丰富的学院教师及临床护理教师参编，为教材的实用性、权威性、院校普适性奠定了基础。

2．更新知识体系

对照教育部本科《护理学类专业教学质量国家标准》及相关考试大纲，结合各地院校教学实际修订教材知识体系，更新已有定论的理论及临床护理实践知识，力求使教材既符合多数院校教学现状，又适度引领教学改革。

3．创新编写特色

本着"以人为中心"的整体护理观，以深化岗位胜任力培养为导向，设置"导学目标"，使学生对学习的基本目标、发展目标、思政目标有清晰了解；设置"案例""思考题"，使教材贴近情境式学习、基于案例的学习、问题导向学习，促进学生的临床护理评判性思维能力培养；设置"整合小提示"，探索知识整合，体现学科交叉；设置"科研小提示"，启发创新思维，促进"新医科"人才培养。

4．融入课程思政

将思政潜移默化地融入教材中，体现人文关怀，提高职业认同度，着力培养学生"敬佑生命、救死扶伤、甘于奉献、大爱无疆"的医者精神，引导学生始终把人民群众生命安全和身体健康放在首位。

5．优化数字内容

在第 2 轮教材与二维码技术初步结合实现融媒体教材建设的基础上，第 3 轮教材改进二维码技术，简化激活方式、优化使用形式。按章（或节）设置一个数字资源二维码，融拓展知识、微课、视频等于一体。设置"随堂测"二维码，实现即时形成性评测及反馈，促进"以学生为中心"的自主学习。

为便于教师、学生下载使用，PPT 课件统一做成压缩包，用微信"扫一扫"扫描封底激活码，即可激活教材正文二维码、导出 PPT 课件。

第 2 轮教材的部分教材主编因年事已高等原因，不再继续担任主编。她们在这套教材的建设历程中辛勤耕耘、贡献突出，为第 3 轮教材建设日臻完善、与时俱进奠定了坚实基础。各方面专家为教材的顶层设计、编写创新建言献策、集思广益，在此一并致以衷心感谢！

本套教材供本科护理学类专业用，也可供临床护理教师和护理工作者使用及参考。希望广大师生多提宝贵意见，反馈使用信息，以逐步完善教材内容，提高教材质量。

前　言

为深入贯彻落实新时代全国高校本科教育工作会议精神，以新医科建设为契机，体现本科教育新理念，响应国家规划教材建设及教育教学信息化改革号召，践行《护理学类专业教学质量国家标准》，进一步提高教材质量，我们进行了本教材的第 3 轮修订。

《护理研究》第 3 版以《护理学类专业教学质量国家标准》为纲领，遵循第 3 轮本科护理学专业规划教材的编写指导思想和原则，在保持前一版教材的主要框架和突出量性研究范式的基础上，注重研究范式的多元性、相容性和互补性，突出思政元素的融入，增加质性研究范式以及循证护理实践的介绍，力求更贴近护理研究的实际应用，更具学科指导性。全书共十二章，从护理研究的每个环节进行编写，内容涉及绪论、选题、文献检索、研究设计、研究对象的选择、护理研究中常用的研究工具、收集资料的方法、科研资料的整理与分析、质性研究、研究计划书的撰写与专利申请、护理论文的撰写和循证护理。修订后的第 3 版教材编写特色如下：

1．案例导入促进思考：各个章节设置案例导入，将课程理论、临床实践进展和思政元素等隐含于案例中，以更生动地呈现护理研究的知识要点，激发学生的科研兴趣，启发学生创新思维，培养临床护理评判性思维能力和整合思维能力。

2．专业内容融入思政：在教材内容、案例及拓展资源中，融入护理科研史、科研伦理、学术诚信、科学精神、科学思维、人文关怀、跨学科合作等思政元素，潜移默化地培养护理本科生的家国情怀和社会担当，以及勇于探索和开拓创新的科学精神。

3．信息技术拓宽视野：教材内容紧扣教学对象的层次，将前沿性内容通过"知识链接""科研小提示"等方式，以二维码的形式提供给学生，通过学生自主学习、知识构建，体现学科交叉、拓展学习的广度。

本教材主要适用于护理学类专业本科教学，也可作为不同层次临床护理人员的自学资料，以指导临床护理研究的开展。本教材的编写得到了北京大学医学出版社的大力支持，上海交通大学护理学院陶幸娟老师和北京大学护理学院韩舒羽老师承担了编委兼秘书工作，在此特致谢意。同时感谢各位编委的齐心努力和通力合作。

鉴于编委的能力和水平所限，本教材虽经反复修正和讨论，但难免存在疏漏之处，希望各兄弟院校师生多加指正！同时，我们更愿以本书为契机，与各位同仁共同探索护理研究的发展趋势，以更好、更快地推动我国护理学科的可持续发展。

章雅青　王志稳

目　录

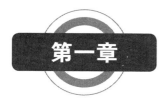

第一章

绪 论

 导学目标

通过本章内容的学习，学生应能够：

◆ **基本目标**

1. 复述科学研究、护理研究以及学术诚信的概念。
2. 追忆护理研究的发展历程，并描述其发展趋势。
3. 解释护理研究中的伦理原则。
4. 描述护理研究伦理审查的形式、流程及内容。
5. 运用护理伦理原则，判断和分析护理研究案例中的伦理问题。

◆ **发展目标**

1. 运用护理研究步骤设计量性研究（方案）计划。
2. 在进行课题设计时，自觉运用护理伦理原则。

◆ **思政目标**

1. 具有积极的专业情感、专业态度。
2. 具有获取新知识的意识和勇于创新的意识。
3. 具有敬佑生命和以人为本的职业素养。

案例 1-1A

新护士会经历角色和职能的转变过程。护理研究人员通过前期研究发现：新护士工作一年内不同阶段的工作压力差异有统计学意义。其中，第 4 个月时最高，第 12 个月时降到最低，且每个阶段需关注的重点（常规护理、领导与管理、急救护理、人际关系四个维度）有所不同。护理研究人员根据项目内容，制定进一步探索缓解新护士工作压力的干预方案，并评价该干预方案的有效性。

请回答：

1. 作为护理研究人员，你将如何找到能够缓解新护士工作压力的干预方法？
2. 选择何种研究设计类型来验证压力管理干预方案对改善新护士工作压力的有效性？

护理学（nursing）是以自然科学和社会科学理论为基础，研究维护、促进、恢复人类健康的护理理论、知识、技能及其发展规律的综合性应用科学，具有科学性和艺术性的特点。作为一名高等护理院校的学生，将来要成为品德高尚、知识丰富和技能熟练的护理人员，在未来的医疗护理服务中，不仅要完成临床护理、护理教育和护理管理等工作，而且要能运用科学研究的方法，积极探索护理本质，遵循护理规律，推动护理创新，不断提升护理职业价值，努力为推进护理学科的可持续发展做出贡献。本章主要介绍护理研究的基本概念、发展趋势、基本步骤、伦理原则和学术诚信。

第一节　护理研究概述

1990 年，我国在临床医学一级学科下设立护理学硕士学位授予点，1992 年开始招收护理学硕士研究生。1998 年，国务院学位委员会将医学研究生学位分为医学科学学位和医学专业学位，此时，护理研究生学位为医学科学学位。2003 年，护理学以二级学科设立博士学位授予点；2004 年，依托临床医学，启动护理学方向的博士研究生教育。2010 年，国务院学位委员会批准设置护理专业硕士学位。2011 年，国务院学位委员会颁布新的《学位授予和人才培养学科目录》，护理学成为一级学科。截至 2022 年 7 月，全国共有 72 所院校有护理学一级学科硕士点、100 所院校有护理专业学位硕士点、30 所院校有护理学一级学科博士点。护理研究生教育的快速发展、高层次护理人才队伍的不断壮大，为提高护理研究质量提供了有力支撑，进一步推动了护理学科的可持续发展。

一、科学和科学研究的概念

科学源于社会实践，服务于社会实践，极大地推动了人类社会的进步和发展。现代医学与生命科学飞速发展，迫切需要护理人员进行科学研究探索未知，在追求知识和真理的基础上，服务于国家经济、社会发展和广大人民群众。

（一）科学和科学研究概述

1. 科学的定义　科学（science）一词源自拉丁语 Scientia（Scire），包含学问或知识的意思。《辞海》中对科学的解释为"运用范畴、定理、定律等思维形式反映现实世界各种现象的本质和规律的知识体系"。它是关于自然、社会和思维的知识体系或正确反映自然、社会和思维本质与规律的系统知识。科学不但是知识体系，更是一种人类的智力活动。按研究对象的不同，科学可分为自然科学、社会科学和思维科学，以及总括和贯穿三个领域的哲学和数学。科学是人类以实践为依据，正确地揭示事物发展的客观规律，有效地改造客观世界，并与自然和谐相处。科学是解决人与自然矛盾的主要手段，促进了人类社会的发展和进步。

2. 科学的基本特征　科学一般具有以下特征：①客观性，其研究对象是客观存在的，不以人的意志为转移；②实践性，它源于社会实践，又被实践所证明；③理论性，通过运用科学的思维方法和实验手段，概括和总结大量的感性知识，进而形成知识体系；④发展性，客观事物是复杂的、发展变化的，因而认识是不断丰富和深化的，而科学也是不断发展的。

3. 科学研究的定义　科学研究（scientific research）是对未知世界展开的一种系统地探索和解决自然现象、社会现象中的问题，或揭示事物本质和相互关系，或探索客观规律，从而产生新知识或新思想，阐明实践与理论之间关系的活动。科学研究的基本特征是探索、认识未知。科学研究的本质是创新和发展。科学精神最根本的原则是实事求是。

科学是科学知识与科学研究的结合。科学知识是指覆盖一般真理或普遍规律的运作的知识或知识体系，尤其是通过科学方法获得或验证过的。科学知识和科学研究是相辅相成的，科学知识是科学研究的基础，而科学研究的成果可以充实和完善科学知识体系。

（二）科学研究的分类

根据研究工作的目的、任务和方法不同，科学研究一般可以分为3类。①基础研究：是指认识自然现象、揭示自然规律，获取新知识、新原理、新方法的研究活动。目的是扩大科学知识的领域，为新技术的发明和创造提供理论前提。它不以任何专门或具体的应用或使用为目的。基础研究的主要对象是科学，其功能具有长远性、世界性、专一性和探索性等特点。②应用研究：是把科学知识和科学理论等基础研究成果应用于特定的目标的研究。目的是为基础研究的成果开辟具体的应用途径，使之转化为实用技术。应用研究是联系科学和技术的纽带或桥梁，其研究对象是技术的基础理论。③发展研究：又称开发研究，是把基础研究和应用研究的知识和成果应用于开发新产品、新工艺、新设备和新材料等生产实践的研究。发展研究具有明确的商业性特点，是科学转化为直接生产力的中心环节。基础研究与应用研究是增加科学、技术知识，而发展研究则是推广新的应用（如新材料、新技术）。

知识链接

科技抗疫

在抗击新冠疫情过程中，医护人员始终将防护工作放在重中之重的位置。援鄂护士将临床工作中不能满足防护要求的设备进行发明和创造，设计了护理防护创新产品"防压敷料贴""咽拭子隔离罩""改良护目镜"等，并同步启动专利转化工作。

（三）科学研究的特点

科学研究具有创新性、系统性、普遍性和社会性的特点。①创新性：科学研究产生新知识、新思想和新理论等。研究人员不仅需要具备创造意识和科学思维，还要具有坚定的信心和意志，才能在现有的知识和物质的环境中改进或创造新的事物。②系统性：科学研究需要分解所要研究的事物，然后详细分析具体问题，并加以归纳、综合和概括。③普遍性：当科学研究面对不同的研究问题时，科学解决问题的程序是具有普遍规律的。④社会性：科学研究也是一种有组织的、有目的的社会活动，需要有一定的规范和规则，进行组织管理与协调。

二、护理研究的概念

护理服务于人的生老病死全过程，在满足群众身体、心理、社会的整体需求方面发挥着重要作用。护理专业需进一步加强科学研究，促进学科建设发展，不断提升护理服务质量，以满足人民群众日益多样化、多层次的健康需求。

（一）护理研究的定义

随着社会、经济和医学的迅猛发展，护理概念的形成和发展经历了3个阶段：以疾病为中心的阶段、以患者为中心的阶段和以健康为中心的阶段。护士作为医疗机构中的一员，为个人、家庭和社区提供了健康服务，具有预防疾病、减轻痛苦、维护健康和促进健康的职责。学科的发展离不开科学研究，护理学也只有通过科学研究，才能建立护理学特有的理论知识结构，才能促进护理学科的发展，提高照护的质量。

护理研究（nursing research）是通过系统的科学方法，探索和解决护理领域中的具体问题或现象，产生新的护理思想和护理知识、促进护理实践、制定卫生政策、影响人民健康、提供重要知识体系和证据基础的过程。护理学是实践性很强的应用性学科，护士面对的服务对象是人，需要在科学理论的指导下开展以人为中心、以护理程序为主导的优质护理工作，并在临床实践中发现问题和解决问题。例如，一名伤口治疗师，在面对位于身体不平坦部位、渗液量大的复杂伤口、患者伤口周围皮肤出现潮湿相关性损伤时，不仅需要具有慢性伤口管理的相关知识，而且要具备科研能力，能思考如何设计和选择有效的皮肤保护方案，预防潮湿相关性皮肤损伤的发生。

（二）护理研究的范畴

护理研究旨在探索和解决护理活动不同领域中的具体问题或现象，为有效提高护理实践的科学性和系统性提供依据，提升护理质量；同时，护士通过护理研究，可以提升自身的综合素质和专业能力，体现护理专业的价值，更好地为人类健康服务。护理研究的范畴主要包括临床护理研究、护理管理研究、护理教育研究。

1．临床护理研究 是与临床直接相关的护理研究，包括理解、改进或改变护理实践的研究。临床护理研究以生物学、行为学和其他类型的研究为基础，为个体在整个生命周期内的护理实践提供科学依据。临床护理研究涉及从健康促进和预防保健，急性、慢性疾病到安宁疗护；从个人、家庭到社区的不同场所；贯穿整个生命周期，涵盖生理、心理及社会三个层面。此类研究旨在探究并产生新的知识，为临床护理实践、预防疾病和残疾、管理疾病引发的症状、加强安宁疗护实践奠定科学基础。

2．护理管理研究 主要探索护理服务的可用性、质量和成本，以及提高护理临床实践的有效性和适当性的方法。该类研究旨在确定护理服务是如何影响质量、成本、患者及家属的体验；评估提供这些服务的体系结构；探讨适当的人力资源的构成、使用和分配，以提供有效和高效的护理，同时控制护理费用。

3．护理教育研究 聚焦于设计和评价更为有效的护理教育过程，借助新技术探索促进终身学习的更有效途径和方法。该类研究包括探索学生如何获取护理专业知识、技能和素质，以及如何改进教育策略，以期为充实高水平、高素质的护理人才队伍做好准备。

此外，护理研究还包括护理理论的发展与评价，事实本身并不能推动学科的重大进步，而理论是所有学科知识发展的核心。护理学作为一个相对年轻的学科，需要护理研究人员和专业人士就研究和护理实践中理论发展的现状，以及现有理论如何进行评估和应用进行对话，特别是将理论与实践联系起来的中域理论和情境理论。

（三）护理研究的特点

护士不仅关注治疗的临床疗效，而且关注治疗对患者日常生活的影响，以及可能导致需要治疗的情绪和行为。因此，护理研究可以提供其他医疗研究未触及的专业见解和发现。例如，患者需要什么？护士如何满足这些需求？护理研究既关注患者及家属，又关注医疗团队其他成员，如医生、药剂师和社会工作者。基于此，护理研究具有其特点，主要体现在如下方面。

1．研究对象的复杂性 护理的服务对象包括患者和健康的人。人是有个体差异的，不仅受自身的心理特征、文化背景和社会活动等方面的影响，而且受限于家庭、社区和社会等因素，增加了护理研究的复杂性。在护理研究过程中，研究者不仅要充分考虑研究对象的生理、心理、社会、文化、经济和精神等因素的影响，还要注意减小偏倚，确保结果的真实性。

2．研究方法的多维性 护理研究对象是以人为主的，研究时要有科学的依据，不能任意施加护理干预。由于研究对象的成长背景、生活习惯和社会环境不同，以及他们对健康需求的不同，其个体差异影响护理研究中测量指标的结果，增加了研究的误差和不稳定性。如人类对于疼痛的反应、在逆境中的耐受力。在护理研究过程中，研究者需运用多元化研究方法，从不用的视角来探究护理领域的现象或问题。

3．护理研究的伦理要求 在护理研究过程中，要基于护理伦理原则，不能因为护理研究导致或增加研究对象的任何痛苦，延误患者的治疗，导致疾病进展，增加患者的医疗费用支出，影响患者的康复等。

（四）护理研究的意义和教学目标

护理研究有助于推进护理实践、制定卫生政策，并在全球范围内改善人们的健康状况。护理研究在本质上具有实用性，可为个人、家庭、社区提供健康获益。例如，护理人员可基于研究证据提供更为有效的护理，提高慢性病患者的生命质量，促进健康的生活方式。护士是专业照护的直接提供者，可以深入了解患者的生理、心理和社会需求。这些知识让护理研究者具有独特的视角，提出相关的研究问题，改善患者的健康状况，增进福祉。

通过本课程的学习，学生不仅要了解护理研究的发展史和发展趋势，掌握护理量性研究的步骤和方法，理解和运用伦理原则，遵守学术诚信；还要具有积极的专业情感、专业态度，敬佑生命、以人为本，积极投入临床工作，在实践中勇于创新，不断发现问题和提出问题，继而开展护理研究，积累临床经验，提升研究意识和能力，体现职业价值；并推广和运用创新成果，更好地为研究对象提供服务，提高护理服务水平。

三、护理研究发展历史

护理研究的发展历史距今已有 100 余年。在此期间，国内外护理研究工作经历了一个循序渐进的发展过程。

（一）国外护理研究的发展概况

作为最早参与护理研究活动的学者，弗洛伦斯·南丁格尔（Florence Nightingale，1820—1910 年）女士为早期护理研究工作的开展做出了积极贡献。1854 年，克里米亚战争打响后，当时军队中的士兵死伤严重，南丁格尔通过改善医院后勤管理、环境卫生及伤员饮食与营养等护理工作，有效地减少了伤员的死亡率。她将这些资料进行收集与整理，对伤员死亡率与患病率的影响因素进行分析，并撰写了关于控制医院内感染的护理研究报告。《护理札记》（*Notes on Nursing*）是世界上第一篇护理研究报告，南丁格尔在这本报告中描述了环境因素对患者身心健康的影响，并提出改善医院环境、控制医院内感染的改进意见，该报告也一度成为当时改善护理工作的重要依据。

20 世纪初，随着护理教育的改革与发展，拥有研究生学历的护理专业人才队伍不断壮大，护理研究工作取得了长足的发展。参考美国护理研究的进程，护理研究的发展历程呈现 3 个阶段。

1．20 世纪初期至 40 年代（1900—1949 年）　早期的护理研究主要涉及护理教育方面的问题，研究者就如何加强护理教育开展了若干研究。研究结果为大学内建立护士学校奠定了基础，并促成 1923 年耶鲁大学开设以大学教育为基础的护理系。同年，护理教育研究委员会（Committee for the Study of Nursing Education）对护理管理者、护理教师及临床护士的教育背景进行了一项调查，结果显示，研究对象在教育背景上存在一定的不足，同时指出建立高等护理教育体制的必要性。有关临床护理实践方面的研究主要以护理工作程序改进及各项工作资源分配等问题为主。例如，1922 年纽约医学院在《时间研究》（*Time Study*）报告中曾指出，过多的医生处方严重影响了医嘱的有效落实，并提出增加护理人力资源的必要性。1934 年，纽约大学建立第一个护理科学学位博士项目。

20 世纪 40 年代，由政府发起的护理教育研究仍继续开展，其研究内容与研究水平也在不断发展。同时，为了满足第二次世界大战期间对护理人力资源的空前需求，许多学者开始重新审视护理专业的发展。例如，1948 年布朗（Brown）重新评价了护理教育存在的问题，他推荐护士的教育应设置在学院环境下，并撰写了《护理的未来》（*Nursing for the Future*）等报告。根据布朗的报告，许多学者开展了医院环境、护士角色与态度以及护患关系等方面的研究。

2．20 世纪 50 年代（1950—1959 年）　自 1950 年，美国的护理研究进入了快速发展阶段。随着研究工作的深入开展，研究者对护理研究成果的交流热情越发高涨。1952 年《护理研究》

（*Nursing Research*）期刊创刊，大大促进了护理研究成果的传播与交流。此外，有关研究方法论的课程在大学护理系和硕士课程中相继开设，1953年哥伦比亚大学率先开办了护理教育研究所。同时，政府组织与基金会不断加大护理研究经费的投入力度，1955年美国护士基金会（American Nurses' Foundation）正式成立，该组织致力于推进护理研究工作的开展，为护理研究提供有力的经费支持。20世纪50年代的研究重点主要集中探讨一些与护士自身相关的内容，例如，谁是护士？护士做些什么？个体为什么会选择从事护理行业？理想护士的特点有哪些？其他群体如何看待护士？

3. 20世纪60—70年代（1960—1979年） 基于护理早期注重教育和职业认同成果，护理理论被用于指导教学。人、健康、环境和护理被界定为护理学最基本的四个概念。此外，美国国家护理联盟（National League for Nursing）规定了课程的概念框架。在此期间，护理研究主要致力于以现有的护理理论开发课程。护理教育者开始强调"整体主义"在护理中的重要性。1970年美国护理学理论家马莎·罗杰斯（Martha Rogers）出版了《护理理论基础导论》，书中阐述了"统一的人类科学"的基本概念。此书的出版引起了巨大反响，标志着护理理论基础研究的开始。在此阶段，研究重点逐步向临床护理实践、护理质量与患者结局等方面转移，护理概念、模式和理论在护理研究中的应用大大提升了护士将科学理论转化为实践应用的积极性。护理研究的文化发展到不仅需考虑研究本身，而且需考虑研究在实践中的应用。从20世纪70年代开始，研究利用模式研究兴起并逐渐发展。研究利用是传递和应用以研究为基础的知识，以影响或改变卫生保健系统现有做法的过程。

4. 20世纪80年代以后 1983年《护理研究年度总结》（*the Annual Review of Nursing Research*）报告汇总了部分研究领域的临床证据，并鼓励护理人员使用这些研究结果，这也是循证护理发展的雏形。20世纪90年代，随着科克伦（Cochrane）协作网的正式成立，循证实践（evidence-based practice，EBP）成为护理研究的新热点，循证护理的概念也随之发展起来。循证护理是指护理人员在计划其护理活动过程中，审慎、明确、明智地将科研结论与专业判断、患者意愿相结合，作为临床护理决策依据的过程。循证护理作为一种解决临床实际问题的思维方法，强调的是最佳证据（best evidence）、专业判断（expertise）和患者意愿（patients' values）这三个要素的有机结合。而这三者的结合正是护理研究将它们贯穿起来的。同时，护理程序、科学化研究与护理敏感指标（nursing sensitive indicators）也是研究的重点内容。

此外，由于护理模式的转变以及护理工作的属性，护理人员及护理科研人员越来越重视患者身心共同健康、生命质量以及家庭结构和功能的完整，于是，质性研究逐渐被护理科研人员所选择，并在护理领域内广泛开展，为提高护理工作质量提供了更深入、丰满及有效的科学依据。质性研究（qualitative research）以研究者本人为研究工具，在自然情境下采用多种资料收集方法对社会现象进行整体性探究，使用归纳法分析资料，通过与研究对象互动，对其行为和意义建构获得解释性理解。1993年，美国国家卫生研究院（National Institute of Health，NIH）成立了国家护理研究院（National Institute of Nursing Research，NINR），为护理科研项目及人才培训提供了有力的经费支持。

进入21世纪，护士在不同工作场所（如医院、社区服务中心、实验室、医疗保险中心）承担不同的责任，护士的角色发生重大变化。但护士的主要目标一直未变：成为患者/健康需求者的代言人，通过研究获得的证据提供最佳护理。随着研究资源的迅速增加，护理在EBP和卫生政策方面的贡献呈指数级增长。2016年NINR发布护理十大里程碑研究。

随着科学技术的进步、经济的迅速发展、人口结构的变化、健康需求的转变以及多学科合作的日益扩大，护理研究也面临许多挑战。2016年，NINR发布了最新的战略规划，以指导未来美国护理5～10年的科学研究发展。该计划明确提出护理研究的重点如下。①症状科学：提升个性化的健康策略；②舒适：促进健康和预防疾病；③自我管理：改善慢性病患者的生命质量；④安宁疗护：同情的科学。此外，NINR 还确定了 2 个护理交叉领域。①促进创新：利用技术提高健康水平；② 21 世纪护理科学家：研究职业的创新战略。2017 年，美国护理科学促进委员会（Council for the Advancement of Nursing Science，CANS）基于全国性调研形成的护理研究重点内容如下。①精准科学：包括生理、心理和环境因素，以及组学、表型、慢性病症状、自我管理和安宁疗护；②大数据和数据分析：包括信息学和技术，以及其子主题，如数据安全和生物伦理学；③健康决定因素：包括健康差异、工作场所暴力、军人健康、健康促进和认知；④全球卫生：包括新出现的传染病和流行病的威胁。

知识链接

NINR 十大里程碑研究（2011—2015）

1. 更好的护士人员配置和教育可减小可预防的医院患者死亡率。
2. 健康生活方式干预可增加高中生的体力活动水平，减少超重，并改善其心理结果。
3. 对罹患晚期疾病、预期寿命有限的患者停止他汀类药物治疗是安全和有益的。
4. 院前心电监测可预测急性冠脉综合征患者的健康结局。
5. COMT 基因多态性是一种预测睡眠生理个体差异的遗传标记。
6. 在一项大型国际研究中确定心力衰竭患者的两个一致的症状群。
7. 技术创新带来了一种即时诊断芯片，能够远程快速检测人类免疫缺陷病毒和其他感染。
8. 嵌入家中的智能传感器能够监测患者健康状况变化，可促进患者健康独立生活。
9. 军人创伤性脑损伤与一种通过新型、灵敏的检测方法检测到的神经退行性生物标志物相关。
10. 一款使用新检测算法的移动设备可改善青少年的症状监测，并可能改善哮喘的自我管理。

引自：NINR 十大里程碑研究（2011—2015），https://www.ninr.nih.gov/sites/files/docs/NINR_KeyAdvances_Broch_P6.pdf

综上所述，国外护理研究经历了一个多世纪的发展，期刊的创建、研究机构和基金组织的创立往往代表着护理研究发展的历史时刻。

（二）国内护理研究的发展概况

由于社会、经济、历史等因素的影响，我国的护理研究起步较晚。在护理研究工作者多年的努力与奋斗下，目前我国的护理科研已取得了一定的进步与发展，研究成果登上了国际护理研究的交流平台。

1. 20 世纪 50 年代—20 世纪末 中华人民共和国成立初期，护理研究以单纯的经验性总结、单一学科为主，缺乏系统的科研思维与方法。随着医学模式的转变，20 世纪 80 年代的护理研究开始关注责任制护理、护理程序、护理制度及质量规范等内容；20 世纪 90 年代以后，护理研究引入了整体护理观念，同时广泛开展了护理教育改革与课程设置等研究工作。

1954 年创刊的《中华护理杂志》成为 1949—1984 年国内首个且唯一公开发行的护理期刊，一度掀起了护士交流和分享护理经验的热潮。1985 年以后，《中国实用护理杂志》《护理学杂志》《护士进修杂志》《护理研究》等期刊相继创刊。目前我国护理学术期刊已有近 30 本，为护理知识的传播与交流提供了良好的平台。

随着我国护理教育的快速发展，护理研究人才为研究工作带来了新的活力。自 1983 年护理本科教育恢复后，护理研究课程已逐步纳入教学计划中，成为护理本科生的必修课。1992年，北京医科大学开始招收护理学硕士研究生，启动护理研究生教育，大大提高了我国护理科研水平。同年，中华护理学会建立"护理科技进步奖"，并发布了"中华护理学会科技进步奖评选办法"，这一奖项的设立促进了国内护理研究特别是临床护理研究的广泛开展。

2. 21 世纪以来 2004 年，第二军医大学、中南大学、中山大学护理学院开始招收护理学博士研究生，初步形成大学专科、本科、硕士、博士 4 个层次的高等护理教育体系，高级护理人才呈现逐年增多的趋势，护理研究快速发展。同年，澳大利亚 JBI（Joanna Briggs Institute）循证卫生保健中心在上海复旦大学护理学院成立 JBI 循证护理分中心，促进护理研究成果在护理实践中的应用。中华护理学会在原"护理科技进步奖"的基础上，制定了《中华护理学会科技奖奖励办法》，上报科技部。2009 年 3 月 9 日，中华人民共和国科技部批准为"中华护理学会科技奖"，用于奖励在护理学术领域做出突出贡献的集体和个人，极大地推动了国内护理研究的发展。2011 年护理学成为国家教育部批准的医学门类下的一级学科，为护理研究的发展提供了更广阔的发展空间。

此外，随着国家在科研方面的投入不断加大，对护理事业发展关注度的提高，国家自然科学基金、国家社会科学基金、教育部人文社会科学基金等科研项目中护理学科立项数量逐年增加。2006 年，护理学者首次获批国家自然科学基金项目。至 2022 年，护理学科累计获批国家自然科学基金资助项目近 400 项，总金额将近 1.5 亿元。立项项目主题以慢性病为主（前三位为癌症、循环系统疾病、糖尿病），三级学科分类主要为卫生管理与政策、健康服务管理、康复医学、医院管理以及肿瘤康复。随着国内研究成果在量和质上的显著提高，我国学者在全球护理专业的影响力不断增大。自 2008 年我国内地学者首次被评为"美国护理科学院 fellow（Fellow of American Academy of Nursing，FAAN）"以来，至 2022 年已有 74 位护理学者获此殊荣。

知识链接

第七届中华护理学会科技奖一等奖获奖项目

1. 院校协同助推知识转化项目的临床应用研究。
2. 婴儿先心病肠内营养及喂养护理实践体系构建及应用研究。
3. 基于国际居民评估工具的多学科管理模式改善老年住院患者衰弱状况的系列研究。
4. 心血管疾病患者 I 期康复护理方案的构建与实践研究。
5. 突发公共卫生事件护理应急管理模式的构建及应用。

截至 2022 年 1 月，18 个项目获中华护理学会科技奖一等奖。

引自：http://www.zhhlxh.org.cn/cnaWebcn/catalog/kjpskjj。

尽管我国的护理研究工作已取得了一定的进展，但目前国家科研机构尚未设立护理专项科研基金，最高级别的国家自然科学基金中只有医学科学，而没有护理科学及其研究领域。

为加快推进我国护理研究工作的开展，必须依托地方政府乃至国家层面，使其更重视护理研究，并在政府层面建立护理科研的立项资助项目；同时，护理人员也应当加强自身科研能力，在国家政府机构、国内外护理团体中寻找多种可能的项目资助渠道，在国内外跨专业合作的综合研究中开辟出护理领域的研究课题，以促进护理研究和学科的快速发展。

四、护理研究的发展趋势

由于社会、经济的发展，护理学科经历了一系列变革，护理研究在整个护理史上得到了快速发展。护理研究须在健康的社会决定因素、推进全生命周期精准健康、倡导多学科及跨专业协作、促进转化研究等未来重点领域进一步发挥重要的作用。

1. 探索健康社会决定因素的研究方法 世界卫生组织（World Health Organization，WHO）将健康社会决定因素定义为那些直接导致疾病的因素以外的因素，由人们居住和工作的环境中的社会分层基本结构和社会条件所产生的影响健康的因素，包括社会和经济稳定、物质和邻里环境、教育、社区和社会背景以及医疗保健系统等。健康社会决定因素的内容非常丰富，尚无统一的综合评价标准，因此研究健康社会决定因素与健康结果之间的关系需要创新研究方法，例如大数据研究方法。

2. 推进全生命周期精准健康 精准健康主要体现在成功设计及实施生活方式干预、高效识别干预措施的最大受益群体、有效保留个人经历多样性等方面。NINR 提倡在慢性疾病和症状自我管理中应用精准健康方法去解决主要的健康问题，并支持一系列相关研究，开发预防、管理不同人群及环境中的症状的个性化策略。

3. 强调多学科、跨专业协作 护理学是一门综合性的应用学科，跨学科、跨组织、跨地域的相互合作将成为未来护理研究的发展趋势。今后在有关生物行为、心理、社会等领域中，更加需要与其他相关专业人员合作，进一步提升护理科研成果的价值。

4. 加强信息技术在护理研究中的应用 随着信息技术的快速发展和"互联网＋"医疗模式的深入，护理信息化数据呈指数级增长。电子健康档案（electronic health records）、移动医疗平台的建立与发展，应用信息学手段改善护理质量、促进患者健康是护理研究发展的另一趋势。在医学大数据的背景下，如何有效地通过信息采集、信息数据获取、处理和控制，协助医生、护士、患者本人和其他保健服务人员决策是今后护理研究的一个重要方向。

5. 注重文化因素和健康不公平性（health disparities）状况 目前健康不公平性受到了护理和其他卫生保健领域研究人员的高度重视，尤其是健康干预的生态有效性（ecological validity）及文化敏感性（cultural sensitivity）得到了研究人员的广泛关注。生态有效性反映了研究设计、结果与真实情境之间的相关意义；而文化敏感性则表现在研究人员对于研究对象健康信念、行为、文化价值观等文化因素的关注。

6. 推进转化研究（translational research）和实施性研究（implementation research） 从护理研究中得出证据与将证据付诸实践同等重要。许多护理研究集中于对干预措施在特定人群中的小范围测试。知识和实践之间存在差距。转化研究和实施性研究都试图解决这一差距，推动基于证据的、科学、有效的干预措施转化为临床实践。

▌知识链接

《护理的未来（2020—2030）：实现卫生健康公平之路十年规划》

2020 年美国国家医学研究院发布了该报告。报告提出护理专业在协调公共卫生、卫生保健、社会服务和公共政策，以消除卫生差距和实现卫生公平的复杂工作中发挥重要作用。倡导在未来 10 年，护理须为解决广泛和持续的健康差异和不公平等问题，促进健康公平做出贡献。

引自：https：//www.nap.edu/resource/25982/Highlights_Future of Nursing_4.30.21_final.pdf。

第二节　护理研究的基本步骤

护理研究者应在现有知识结构的基础上，遵循一般科学研究的规律，科学、系统地对需要探究的或尚待验证的护理问题进行研究。护理研究包括量性研究与质性研究（质性研究详见第九章），本节重点描述量性研究的基本步骤（图1-1）：研究的准备阶段，实施阶段，研究结果的总结、推广与应用阶段。与医学或其他学科相同，量性研究的各个基本步骤不是孤立的，可以重叠或重复进行。

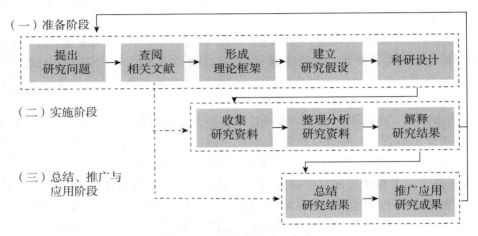

图 1-1　量性研究的基本步骤

一、研究的准备阶段

研究的准备阶段是开展科研的第一步，起着关键性的作用。研究阶段的准备工作包括提出研究问题、查阅相关文献、形成理论框架、建立研究假设、科研设计以及其他准备工作等。

（一）提出研究问题

提出和确定研究问题是科学研究的第一步，也是至关重要的环节。选题不仅在一定程度上体现了研究工作的科研水平，而且决定了研究成果的价值及传播的基础。因此，研究者应具备选题意识、思维和能力。研究问题往往来源于临床护理实践、方针政策、课题指南以及查阅文献或护理理论等，而研究者的动手实践、细心观察和动脑思考是选题来源的三个基本要素。如为了缓解新护士工作压力，课题组应考虑有哪些方法能够有效地缓解新护士的工作压力，论证该方法的科学性、合理性、可行性，并选择合适的结局变量进行评价等。在研究的实施和研究结果的总结、推广与应用阶段，通过整理、归纳、总结和提炼，常常会获得新的规律或提出新的研究问题，以此进行更为深入的研究。

（二）查阅相关文献

查阅文献贯穿科研过程的不同阶段，是一个动态、持续的过程，是科研的重要环节，尤其是准备阶段。首先，研究者可以通过查阅综述性文章，了解研究问题的历史、现状、动态与研究前景；其次，精读与研究问题密切相关的文献，启发思路，借鉴方法，找到突破点，并可以获得某些理论和立题依据，避免简单的重复，减少盲目性。

在实施和总结、推广与应用阶段，研究者还要查阅文献，以解决实施过程中遇到的实际问题及了解最新的发展动态，并作为本研究的结果和撰写文章时的参考资料。如在选题时通过查阅缓解新护士工作压力方法的相关文献，才能发现基于"压力接种训练"模式的干预方案，此方案可能能够有效地缓解新护士的工作压力。

（三）形成理论框架

通过文献查阅、梳理和分析相关研究后，研究者需将当前研究置于概念和理论背景下，即形成理论框架。理论框架用于说明和指导研究探索某一特定问题的合理性。理论框架是一个概念模式，研究者基于此来建立研究所要观察的内容，而读者可以通过理论框架来判断对这一特定问题的研究是否合理。理论框架应该在逻辑上呈现，并代表与研究相关的概念。

一个研究的理论框架的形成，是基于以往其他研究中对此研究感兴趣的变量的研究结果。因此，研究的理论框架也说明了该研究假设的形成不是基于个人的臆断和猜测，而是基于已有的研究结果。但是，切忌将一个原有的理论简单陈述就认为是有理论框架了。正确的做法是将原有理论具体化应用，即需要把理论涉及的主要方面放到研究情境里，重新进行操作性定义。关键是说明选用该理论的理由，即内在的逻辑性，而不是研究要素的简单罗列和堆砌。如数字资源中一篇关于新生儿重症监护室中家长参与项目对伙伴关系、婴儿成长有效性的研究文献，该项目主要以 King 的达标理论为基础，设计促进新生儿父母参与的干预方案。

（四）建立研究假设

在查阅文献、不断明确研究问题的意义和内涵的基础上，研究者提出的研究目标应包括研究对象和研究变量，且要简洁、具体和可测量。研究假设（hypothesis）是研究者对已确立的研究问题提出的预设结果，即对特定人群中两个或多个变量之间可能存在的（期望的）关系的一种正式的陈述。如果没有研究假设，我们就无法了解研究过程中的所有关键要素，结论的解读也将受到限制。研究假设是要通过研究而加以验证的，不是凭空而言的，是要有理论依据或通过归纳、总结以往的文献结果而产生的，能为研究者提供探究方向和设计指导，也可不断验证、补充和完善理论体系，建立正确的科学理论。良好的研究假设有助于澄清整个研究的统计评估细节。

研究假设的描述不同于统计假设。统计假设通常采用零假设（null hypothesis）（无显著关系），而研究假设的描述可以是定向的或非定向的。定向假设和非定向假设在假定变量之间存在相关或差异的情况下做出，而零假设则是假定变量间为无相关或无差异的假设。定向假设指出了相关或差异的趋向；而非定向假设只指出变量间可能存在关联或差异，并没有表明这种关联或差异的趋向。例如，接受压力管理干预的新护士，其工作压力水平将低于未接受此干预的同伴，该研究假设描述为定向假设。接受压力管理干预与未接受此干预的新护士相比，其工作压力水平间存在差异，该研究假设则为非定向假设。

案例 1-1B

为了帮助新护士顺利完成角色转变和适应过程、降低工作压力感知、提升护理质量、稳定护理队伍，护理研究人员查阅了相关文献，发现提高压力应对技能能够降低工作压力。国外报道压力接种训练（stress inoculation training，SIT）能够改善个体的压力感知，但尚未检索到国内基于压力接种训练模式的干预方案对缓解新护士工作压力有效性的研究。课题组基于文献查阅，形成以下研究假设：基于压力接种训练的压力管理干预能够有效降低新护士的工作压力。

请回答：

1. 上述研究假设是定向假设还是非定向假设？
2. 研究者基于什么证据形成该研究假设？

（五）科研设计

基于研究问题，研究者需选择合适的研究方法论和研究方法；而科研设计则是研究者根据所确定的研究方法论，具体细化、安排研究内容与研究方法的过程。科研设计是否严谨、合理和周详，直接影响了研究结果的先进性、科学性、实用性和经济性。此处主要介绍量性研究设计，其内容主要包括选择合适的研究设计类型、明确研究对象、确认研究变量、观察指标和测量工具等方面。

量性研究的科研设计要考虑"5W2H"，内容包括：①根据研究目的，明确为什么这样做（why）。②做什么（what），确定研究内容。③对谁做或谁做（who），确定研究对象与研究者。研究样本的入选标准和纳排标准、如何分组；研究者及项目组成员的组成、分工和职责等。④在哪里做（where），明确研究的场所，单个还是多个场所及其特点。⑤什么时候做（when），确定研究的起始时间，调研或干预的频度，干预的持续时间等。⑥怎么做（how），首先，明确研究设计类型，是干预性研究（interventional study）还是观察性研究（observational study），用什么抽样方法，是否需要分组，如何分组，以及具体的干预内容。其次，确定研究指标（indicator），这是反映研究目的的标志；选择测量研究指标的工具，即研究工具（instrument），不管是使用自行设计的研究工具，或他人研制的研究工具，都应具有充分的信度（reliability）和效度（validity），以准确、可靠、敏感地测量出研究指标的变化。再次，确定收集资料的方法。最后，选择如何控制外变量（干扰变量）和使用的统计方法等。⑦样本量要多大、研究经费需要多少（how much），以此界定研究范围和成本等。

质性研究包括描述性质性研究（descriptive qualitative study）、现象学研究（phenomenological research）、扎根理论研究（grounded theory research）、人种学研究（ethnographic research）、历史研究（historical study）、行动研究（action research）、个案研究（case study）等，详见第九章质性研究。

科研小提示

系统性红斑狼疮（systemic lupus erythematosus，SLE）以女性患者为主，该疾病目前尚不能治愈，需长期用药控制疾病进展。因为用药不依从可造成 SLE 患者病情不稳定甚至加重，在长期用药的过程中，患者的用药依从性至关重要。研究者为了了解 SLE 患者药物依从的现状及其影响因素，可选择量性研究、质性研究或者混合方法研究。

案例 1-1C

课题组以转变理论为指导，结合前期纵向研究结果提出的"实践—适应—沟通"的新护士三阶段能力进阶模式，依照压力接种训练的框架，以头脑风暴形成以单元目标、干预实施内容为主的基于压力接种训练模式缓解新护士工作压力干预草案。同时，以半结构式质性访谈收集、分析和形成真实压力情境系列案例库作为干预素材。

研究人员进一步与来自心理学、护理管理、护理教育领域的专家等对此问题进行探讨，基于文献查阅、前期调研、案例库和讨论的结果，形成初始方案，并通过专家会议修改完善，最终确立基于压力接种训练模式缓解新护士工作压力的干预方案。该方案含"重新认识压力""放松训练和时间管理""领导与管理技巧""人际沟通技巧""模拟练习和总结"五次干预主题，干预持续时间为 5 周。

请回答：

本案例研究设计中的"5W2H"分别对应哪些内容？

（六）其他准备工作

除上述各环节外，还需要准备的工作内容如下。①伦理审查：科研项目以书面形式向研究所在单位设立的伦理审查委员会提交科研项目方案、知情同意书等文档，接受伦理审查。科研项目取得伦理审查委员会批准后方可开展研究。②培训项目人员：对参加不同环节研究的工作人员进行培训，包括各个调研或干预场所的研究协调员、数据收集员、研究干预者等，帮助他们理解研究目的、内容和注意事项，避免因研究执行与方案不一致或研究者之间执行不一致导致偏倚。③获取进入研究场所进行数据收集的许可和授权。④预试验（pilot study）：是实施主体研究前，先按研究设计流程，招募少数入选的研究对象进行小规模实验，以检测研究设计的合理性，了解研究流程的可行性、研究对象接受度和反应，并估计样本量，预测研究成功的可能性，便于及时修正、补充和完善研究方案。

另外，科研项目是衡量研究水平的重要指标。在完成上述步骤后，研究者可进一步根据科研部门的格式和要求，撰写科研项目申请书，以获得科研项目的经费支持。如果科研项目是研究生毕业论文，则要进行开题报告，请相关研究专家共同参与，仔细审查研究的各个环节，以进一步修正、落实和完善研究设计和细节等。

二、研究的实施阶段

研究的实施是确保科学研究按预期设计进行的重要环节。此阶段工作包括收集研究资料、整理与分析研究资料、解释研究结果。

（一）收集研究资料

资料收集是科研过程中的重要环节，合理收集资料决定了研究结果的准确性。除可以通过查阅文献来收集相关资料，为理论研究奠定基础外，研究还可以采用问卷、访谈、观察或测量等方式收集研究对象的原始资料。在资料收集过程中，一方面，要注意对参与研究的人员统一要求（集中培训、说明流程和内容标准化），及时沟通及协调资料收集的进度、意见反馈和完整性，完善资料收集环节；另一方面，要做好知情同意，保护研究对象的利益及权利，避免偏倚，实事求是地收集资料。原始资料必须真实、可靠、可信，并完整保存，以便进一步对原始资料进行整理和分析。

（二）整理与分析研究资料

对于量性研究收集的原始资料，应根据研究目的选用合适的数据整理方式和统计方法进行分析。①编号和审核：先对原始资料进行编号，并进行审查与核对，保证资料的及时性和完整性，确定删除标准、缺失值的补充方法，保证人工输入质量与计算机统计检查的流程，应将原始数据完整地输入计算机中。②根据研究目的对数据进行分组：如年龄、职务和疾病种类，便于统计。③选择统计方法：对计量资料、计数资料和等级资料使用不同的统计方法。资料的描述性分析通常采用均数、标准差、百分比和中位数等指标表示，而推断性统计分析则根据资料的类型、正态性、方差齐性等选择相应的统计方法进行数据分析。通常采用统计图或表归纳和呈现研究结果。

科研小提示

大数据、信息化为健康卫生领域带来大量复杂的医疗护理数据。如何在海量数据中挖掘有用的信息，研究者需探索实现数据的高速且有效提取和分析的方法，以期为临床健康问题的预测和精准健康干预提供科学依据。机器学习为精准健康提供了途径，提高疾病监测、筛查和治疗效益，改善人群健康。

护理研究

（三）解释研究结果

随着计算机软件的快速发展，研究者一方面要了解统计方法的目的和意义，并能解释研究的统计学结果；另一方面，研究者应结合以往的研究结果与目前的实际情况，对于使用统计方法得出的护理研究结果，要仔细、周详地分析，并对数据与现象之间的关系进行合理的解释；对于不合情、不合理的统计学结果，要从研究过程的不同环节分析原因，找出其中的缘由。研究者要实事求是地呈现研究的结果，才能将抽样样本的结论推广到研究对象的总体。

案例 1-1D

课题组随机抽取上海市 2 所三级综合性医院的新护士作为研究对象，通过随机对照研究设计，评价基于压力接种训练的压力管理干预方案对改善新护士工作压力的有效性。研究人员根据研究计划中的纳入和排除标准，对研究对象进行筛选。将研究对象随机分入对照组和试验组：对照组只接受医院提供的新护士培训方案；试验组在接受医院提供的新护士培训方案的基础上，还接受本研究构建的工作压力管理干预方案。数据收集人员分别于干预实施前、干预结束时和干预结束后 8 个月进行观察指标的收集。

请回答：

研究者在项目实施过程中需要注意哪些方面？

三、研究结果的总结、推广与应用阶段

研究结果的总结、推广与应用能够提升科研成果的影响力，促进科学传播与学术交流，引领学科发展。

（一）总结研究结果

研究结果的总结是科研工作的重要环节，是将研究背景、研究目的、研究方法、结果、结论，以适当的形式呈现出来，如总结报告、毕业论文、研究论文或专利。研究结果的总结，是研究者对选题的中心思想、研究思路、过程与结果分析等方面的文字体现，代表了护理研究的创新性、科学性和实用性。根据不同的总结形式，要按照不同的格式、规范进行撰写。

（二）推广与应用研究结果

科学研究的真正目的在于将科研成果转化为临床实践，更好地为人类的健康服务。研究结果的推广与应用就是循证实践的开端。一方面，研究者可以通过口头汇报、大会交流、期刊论文、专利申请或网络发布等方式推广研究成果，推广的场合、规模越大，期刊、会议的级别越高，被引用的频次越多、范围越广，则研究成果的示范、辐射效应也就越大。另一方面，科研效益应体现在成果转化中，护理工作者不断借鉴研究结果，并在实践中重复使用，或不断丰富理论体系与积累科研实践经验等，如此可以周而复始地将护理研究成果推广与拓展，能进一步提高临床护理质量，提升护理教育和管理水平，为护理学科的可持续发展做出贡献。

随堂测 1-1

第三节　护理研究中的伦理及学术诚信

在医学科学历经千年发展，取得巨大进步的同时，诸多疑问和迷茫使医学每前进一步都不可避免地引出许多医学伦理问题。这些都将成为医学伦理学及护理伦理学要进一步解决的问题。

一、护理研究中的伦理原则

护理研究与所有其他涉及人类参与者的研究遵循相同的伦理标准。护理人员需要了解并将伦理原则应用于自己的研究。1947 年通过的《纽伦堡法典》对医学实验中的知情同意进行了规范。1964 年，世界医学大会颁布了《赫尔辛基宣言》，该宣言制定了涉及人体对象医学研究的伦理原则。1971 年，范·潘塞勒·波特（Van Pansselar Potter）在《生命伦理学：通向未来的桥梁》中首创"生命伦理学"的概念。新生的生命伦理学观念促进了生物医学伦理学研究范围及重点的转移和拓展。1979 年，承接《贝尔蒙报告》提出的三个基本原则：尊重人格（respect for personality）原则、有益（beneficence）原则、公正（justice）原则。汤姆·比彻姆（Tom L. Beauchamp）等著的《生物医学伦理原则》站在原则主义立场上提出了现代生物医学伦理学的四个基本原则：自主（autonomy）原则、有益（beneficence）原则、不伤害（non maleficence）原则和公正（justice）原则。这四个原则可涵盖生物医学道德领域中绝大多数的议题，所以很快在世界范围内获得广泛关注。

（一）护理伦理原则的概念和发展

护理伦理原则是指护理人员在医疗护理过程中协调护理人员与患者、与其他医务人员以及与社会之间相互关系的行为准则和规范。它是从护理实践中长期积淀并被护理界广泛认同的具体的护理道德观念及护理行为准则中抽象概括出来的、能体现护理伦理实践精神的基本原则。

1860 年，近代护理伦理学先驱南丁格尔在建立世界上第一所护士学校后，她要求每位学生在将来的工作中都能平等地对待每一位患者，不分信仰、种族、贫富，给予患者平等的护理照护。随着人们对护理伦理的重视，护理界对护理伦理原则的研究也逐渐深入并扩展到护理研究伦理原则中，美国护理学会研究委员会于 1968 年提出了一系列的研究原则，呼吁护理教育要重视指导学生保护人权；1972 年加拿大护士协会呼吁研究者对研究对象要注意保密并征得同意。美国护理学会于 1985 年发表了《护理人员临床及其他研究之人权指南》，说明了保护研究对象应注意的事项。护理伦理原则的发展使护理工作和护理研究有了规范的理论基础。

（二）护理研究中应遵循的伦理原则

与生物医学研究一样，护理研究也经常以人为研究对象，并且同样是以提高医疗质量、加速患者康复、维护和促进人类健康为目的的研究活动。所以护理研究同样遵循生物医学研究的伦理原则。

1．护理伦理原则　生物医学研究中需要遵守的 3 个基本伦理学原则是：尊重（respect）原则、有益不伤害（beneficence、non maleficence）原则、公正（justice）原则。

（1）尊重原则：维护人的尊严是指医学研究应当充分尊重人的生命、健康、隐私与人格等固有的尊严、人权和基本自由。在研究中，尊重人的尊严的主要内容包括研究对象有自主决定权（right to self-determination）、隐私权（right to privacy）、保密权（right to confidentiality）和知情同意权（informed consent right）。

1）自主决定权：人是一个自主的个体，有能力控制自己的活动和掌握自己的生命。自主决定权是指在研究过程中，研究对象应被看作自主个体，研究者应告知研究对象关于研究的所有事宜，研究对象有权决定是否参与研究，并有权决定在任何时候终止参与，且不会受到治疗和护理上的任何惩罚和歧视。

2）隐私权和保密权：由于护理研究的特殊性，在研究工作中不可避免地涉及研究对象的隐私。所谓隐私，就是研究对象不愿公开的有关人格尊严的私生活秘密等，主要包括个人生活方面的信息，如家庭、婚姻、收入、态度、信仰、行为；与疾病诊疗直接相关的信息，如医疗诊断、病因、治疗、护理和预后的情况（病历、诊疗护理记录、手术记录、检查结果等）。研究人员有义务为研究对象保守秘密，不能向与研究无关的人员泄露，更不能以此作为一种调侃、闲聊、逗趣的话题。一般来说，为了保护研究对象的隐私权，除非十分必要时，不可直接用研究对象的真实姓名，特别是在采用问卷调查方法收集资料时，多采用只有编号没有姓名的匿名方法，以尊重和保护其隐私权。

3）知情同意权：即知情权和同意权。研究对象有权利知道研究者希望自己参加的是什么临床科研项目，了解与该研究有关的各种信息，并有权决定是同意参加还是拒绝参加该临床研究，并有随时中途退出临床研究的权利。

知情的要素包括信息的告知和信息的理解。信息的告知是指应该提供给研究对象足够的信息，这些信息可以令其做出合乎理性的决定，包括治疗或研究的目的、程序、时间、预期的受益和可能的风险、有无替代办法、知情同意过程和知情同意书的签署、发生损伤的处理、有无利益冲突等。信息的理解是知情同意的关键，只有理解所提供的信息，研究对象才能做出接受或不接受治疗、参加或不参加研究的决定。理解信息依靠研究者使用可理解的语言、做好与研究对象之间的交流，引导他们提出问题和及时回答问题，必要时对他们是否理解进行测试。

同意的要素包括同意的能力和自由的同意。同意的能力是指研究对象做出决定的理性能力，即他们能够根据自己的价值做出最佳选择，并对自己做出的决定负责。缺乏自主性及不能维护自身的权利和利益的脆弱人群（如孕产妇、残障人士和服刑犯），对他们需要加以特别的或额外的保护。自由的同意是指同意不是在强迫的压力和不正当的引诱下做出的；强迫、强制、不正当引诱会使人做出本来不会做出的决定，违背了自主性。

（2）有益不伤害原则：有益原则指维护参与者的利益。研究者开展研究前，应谨慎评估研究的益处和风险，并尽最大可能将风险减小到最低水平。不伤害原则包括研究本身对研究对象是无毒的、无伤害的和不增加痛苦的三个方面，同时也是研究者首先要考虑的问题。尽管研究本身是探索未知的活动，但研究者不能进行已知对研究对象有害的研究，也不能把不成熟的护理干预措施应用到人体上。对于一些未知可能对人体有害的实验研究，在人体试验前必须有可靠的动物实验作为基础，当动物实验结果证明确实对人体无害后，才能逐步过渡到人体试验。

（3）公正原则：指在人人平等的原则指导下，确保所有人得到公正与公平的对待，以及将利益与风险做出公平的分配。研究者在开展研究的过程中应公平选择研究对象和公平对待研究对象。

2. 伦理原则的辩证思考　医护人员在对患者进行诊治、护理或医学护理研究时，可能在遵循某一伦理原则的同时出现与另一伦理原则相冲突的情景，例如有益原则与尊重原则。医护人员为了患者的健康，限制其不健康的生活行为，如吸烟、酗酒。若出于尊重原则，医护人员应该对其不健康的行为给予宽容。在这种情况下，就要求医护人员进行辩证思考。

但是，如果研究者在研究设计时做到了对以上这些原则的思考和遵从，是不是就可以开始研究了呢？研究者在研究设计之初就应该思考研究设计中涉及的伦理问题，但是，最终研究设计是否符合伦理要求，需要专门的机构或由伦理审查委员会（Institutional Review Board，IRB）来决定。

二、护理研究中的伦理审查

科研工作是护理工作的重要组成部分。科研的目的是解决在临床工作中遇到的问题，从而使临床中的诊断、治疗和预防方法不断发展。而科学本身是一把"双刃剑"，由于基因技术的应用、生物治疗的开展、动物实验和人体试验的开展，产生了很多伦理学问题和争议，使伦理审查委员会的审评工作对医院科研的健康发展发挥越来越大的作用。

（一）伦理审查的概念

伦理审查是在涉及人的生物医学研究中，由一个研究者以外的机构（IRB）对科研项目进行审查，为所有实际参与或潜在参与的人群提供尊严、权利、安全和健康的保证。

伦理审查委员会（IRB）或称机构审查委员会，是指根据国际伦理准则以及本国相关法律法规的规定所组建的，根据既定标准操作规程，审查各种涉及人体的临床试验的科学性及道德性的独立机构。其宗旨是保护受试者的尊严、权利、安全和健康。20世纪60—70年代，基于哈佛大学医学院亨利·彼彻尔（Henry K. Beecher）教授在《新英格兰杂志》发表的"伦理与临床研究"论文在美国引起的震撼，美国政府设置了IRB，以审查涉及人体受试者的科学研究。从此，医学伦理审查制度在西方运行了近50年，成为保护临床试验中受试者的重要措施。随后，西方国家伦理审查制度在不断出现的违反伦理的惨痛事件中被不断完善。

20世纪80年代末，中国学者在国外访学后引入了伦理审查，虽然实际应用中受到中国传统文化、社会伦理、相关法律法规未成熟的影响，但是，随着我国科研人员的受教育程度的提高，以及国际交流、科研合作的迅猛增加，我国医学、护理学研究伦理审查的要求受到越来越多的认识和重视。IRB在医学、护理科研伦理的监督与审查中至关重要。IRB对涉及人的科研项目的伦理审查目的是保护受试者的尊严、权利、安全和健康等，保障研究结果的可信性，促进社会公平、公正。从1987年我国学者首次提出设立"医院伦理委员会"到1994年，中华医学会医学伦理学会发布《"关于建立医院伦理委员会"的倡议书》，中国医院伦理审查委员会从无到有，不仅有量的增加，而且有了质的变化，逐渐规范。2016年发布的《涉及人的生物医学研究伦理审查办法》明确，涉及人的生物医学研究应当符合以下伦理原则：知情同意原则、控制风险原则、免费和补偿原则、保护隐私原则、依法赔偿原则以及特殊保护原则。伴随着大数据分析、基因检测技术的飞速发展，以及突发公共事件的发生，对临床研究伦理提出新的要求。2021年3月，国家卫生健康委员会发布了《关于涉及人的生命科学和医学研究伦理审查办法（征求意见稿）》。建议稿中进一步明确了哪些研究活动应该接受伦理审查，哪些机构应设立IRB，IRB由哪些成员组成，以及IRB如何审查等具体问题。

（二）伦理审查的内容

伦理审查的内容主要包括：研究是否符合法律法规、规章及有关规定的要求；研究者的资格、经验、技术能力等是否符合研究要求；研究方案是否科学并符合伦理原则的要求；受试者可能遭受的风险程度与研究预期的受益相比是否在合理范围之内；知情同意书提供的有关信息是否充分、完整、易懂，获得知情同意的过程是否合规、恰当；受试者个人信息及相关资料的保密措施是否充分；是否向受试者明确告知其应当享有的权利；受试者参与研究的合理支出是否得到补偿；对受试者在研究中可能承受的风险是否有预防和应对措施等。

（三）伦理审查的流程

在进行涉及人的生命科学和医学研究活动之前，应当向IRB提交伦理审查申请，接受伦理审查，遵循以下流程。

（1）提交申请材料，包括项目材料诚信承诺书；伦理审查申请表；研究成员信息、科研项目所涉及的相关机构的合法资质证明以及研究经费来源说明；科研项目方案；受试者知情同意书；受试者招募广告及其发布形式等。

（2）伦理审查委员会进行伦理审查。

（3）伦理审查意见、传达决定。

（4）文件存档。

（5）伦理审查批件的领取。

（四）伦理审查的原则

伦理审查的科研项目应遵循合法合规，知情同意，控制风险，公平合理，免费和补偿、赔偿，保护隐私，特殊保护和公共利益原则。

通过伦理审查的科研项目，在进行研究期间，研究方案的修改均应得到 IRB 的批准后方能执行。对于研究中发生的不良事件，也应向 IRB 报告。未获得 IRB 审批的项目，不能开展研究工作。对已批实施的科研项目，IRB 需对其进行跟踪审查。

综上所述，伦理审查工作是较为烦琐的，但是对于医学护理学的研究发展来说是非常必要的。由于篇幅原因，本书无法呈现有关伦理审查的全部内容，有关定义和审查的详细程序，可参见所属研究机构伦理审查委员会的说明。

案例 1-1E

课题组完成题为：基于压力接种训练模式的干预方案在新护士压力管理中的成效：一项随机对照研究的整体设计、实施和总结；并撰写学术论文，待发表。

请回答：

1. 在该研究实施的全过程中，应注意哪些伦理原则？
2. 学术论文中应呈现哪些伦理事项？

三、护理研究中的学术诚信

学术诚信（academic integrity）又称科研诚信（research integrity），指科研工作者要实事求是、不欺骗、不弄虚作假，要恪守科学价值准则、科学精神以及科学活动的行为规范。美国学术诚信研究中心（Center for Academic Integrity，CAI）将学术诚信定义为即使在逆境中仍坚持诚实、信任、公正、尊重和责任这五项根本的价值观。护理科研的目的是通过诚实的研究，将研究结果以报告或出版的形式呈现，进而产生护理科学知识，从而促进护理学科的发展。然而，在一些期刊中不断出现欺诈性质的护理研究文章，且数量呈上升趋势，因此，我国对研究中的不端行为进行界定、规范，并采取一系列措施对常见的不端行为进行监督、管理。

案例 1-2

2021 年 12 月 29 日，国家卫健委通报了 35 起医学科研诚信案件调查处理结果。其中在一起案件中，第一作者委托他人代投稿、通讯作者未对实验数据进行审查、核实、监管，其他作者均未审查、核实实验数据。

请回答：

1. 该起案件中的学者违背了哪些学术诚信价值观？
2. 如何预防上述不端行为的发生？

参见：国家卫健委网站：部分机构医学科研诚信案件调查处理结果（2021 年 12 月 29 日），http://www.nhc.gov.cn/qjjys/ycdtxx/202112/4c1e2b9cd9fa4eed97f7ccc3aff2d1cb.shtml。

（一）科研不端行为

为改善科研环境，科技管理部门、高校、教育管理部门、学术共同体等出台了相应的文件，加强科研诚信建设。基于不同的视角，科研不端在政策中的定义不尽相同。

　　从科技管理的角度，20 世纪 80 年代，美国政府界定科研不端（research misconduct）行为，即在计划、实施、评议研究或报道研究中伪造、篡改和抄袭（fabrication falsification plagiarism，FFP）。我国科技部将科研不端行为界定为违反科学共同体公认的科研行为准则的行为，包括：①为有关人员职称、简历以及研究基础方面提供虚假信息；②抄袭、剽窃他人科研成果；③伪造或者篡改数据、文献，捏造事实；④在涉及人体的研究中，违反知情同意、保护隐私等规定；⑤违反实验动物保护规范；⑥其他学术不端行为。

　　从高等学校学风建设的角度，中华人民共和国教育部将学术不端行为界定为："剽窃、抄袭、侵占他人学术成果；篡改他人研究成果；伪造科研数据、资料、文献、注释或者捏造事实、编造虚假研究成果；未参加研究或创作而在研究成果、学术论文上署名，未经他人允许而不当使用他人署名，虚构合作者共同署名，或者多人共同完成研究而成果中未注明他人工作、成果；在申报课题、成果、奖励或职务评审评定、申请学位等过程中提供虚假学术信息；买卖论文、由他人代写或者为他人代写论文；其他根据高等学校或有关学术组织、相关科研管理机构制定的规则，属于其他学术不端的行为。"

　　从论文出版的角度，中华人民共和国新闻出版行业规范将期刊学术不端行为类型界定为：剽窃、伪造、篡改、不当署名、一稿多投、重复发表、违背研究伦理以及其他学术不端行为。

　　可见，科研不端行为并非仅限于违反科研诚信的行为，也有可能是违反科研伦理的行为。其中，科研诚信从专业标准角度审视科研行为，科研伦理则从道德原则的角度审视科研行为。总体上，国内外较为典型的科研不端行为包括四类：剽窃、伪造、篡改及其他（主要包括不当署名、一稿多投、重复发表等不端行为）。

　　1．剽窃　指利用不当手段，窃取他人的观点、数据、图像、研究方法、文字表述等并以自己的名义发表的行为。剽窃包括观点剽窃、数据剽窃、视频剽窃、研究（实验）方法剽窃、文字表述剽窃、整体剽窃以及他人未发表成果的剽窃。

　　2．伪造　指编造或虚构数据、事实的行为。例如，不以实际观察和试验中取得的真实数据为依据，而是按照某种科学假说和理论演绎出的期望值，伪造虚假的观察与实验结果，一般有伪造实验数据和样品、伪造证据等形式。伪造类科研不端行为的特点是：新研究成果中提供的材料、方法、数据、推理等方面不符合实际，无法通过重复试验再次取得，有些甚至连原始数据都被删除或丢弃，无法查证。

　　3．篡改　指故意修改数据和事实，使其失去真实性的行为。这类行为是指科研人员在取得试验数据后，按照期望值随意篡改或取舍数据，以符合自己的研究结论，一般有主观取舍数据和篡改原始数据等形式。

　　4．不当署名　指与对论文实际贡献不符的署名或作者排序行为。根据《著作权法》的规定，署名权是作者经智力活动创作后在所形成的作品（含复印件）上标示姓名的权利。署名权作为著作权中的一项人身权利，既表明作品的作者身份，又反映作者与作品的内在联系。享有署名权的主体是真正的作者。法律禁止在他人作品上随意署名，即使作者本人在自己的作品上署他人姓名，也系无效法律行为。不正当署名包括：无端侵占他人成果，使该署名者不能署名；无功者在作品中"搭便车"；擅自在作品上标示知名作者的姓名，抬高自己作品或者出版物的声誉。

　　5．一稿多投　指将同一篇论文或只有微小差别的多篇论文投给两个及两个以上期刊，或者在约定期限内再转投其他期刊的行为。这种一稿两投或多投的行为被认定为是有违学术道德的，原因在于其浪费了编辑为审阅处理编发稿件所付出的宝贵时间和精力，浪费了刊物及刊物购买者的宝贵资金，并易引起期刊之间的版权纠纷。

　　6．重复发表　指在未说明的情况下重复发表自己（或者自己作为作者之一）已经发表文献中内容的行为。例如，不加引注或说明，在论文中使用自己（或自己作为作者之一）已发表文献中的内容；不加引注或说明在多篇论文中重复使用一次调查、一个实验的数据等；将实质上基于同一个实验或研究的论文，每次补充少量数据或资料后，多次发表方法、结论等相似或雷同的论文等。

（二）科研不端行为的影响

科研不端行为既会损害研究人员之间的相互信任，又会影响公众对科学家乃至科学事业的信任与支持。通过数据造假而撰写的论文会误导同行的研究方向和科研资助部门投入的重点，会造成国家经济的损失。不实临床研究结果的发表，可能会产生更加严重的后果，最终将对整个社会造成伤害，还会严重阻碍我国科学事业的发展。

（三）科研不端行为的处理办法

对于科研不端行为，我国已有相应的管理制度和处理办法，如《医学科研诚信和相关行为规范》《科研诚信案件调查处理规则（试行）》《学术出版规范——期刊学术不端行为界定》《国家科技计划实施中科研不端行为处理办法（试行）》《科研活动诚信指南》《科研诚信知识读本》和《学位论文作假行为处理办法》，同时也需要科研人员树立科学道德，接受社会舆论的监督。因此，我们需要加强舆论的引导，倡导求实、创新、自由、独立的科学精神，无私、诚实的科学道德，并内化于每个研究人员的思想和行为中。

> **知识链接**
>
> **科研不端行为相关文件**
>
> 科学技术部 2006 年颁发的《国家科技计划实施中科研不端行为处理办法（试行）》；
>
> 科学技术文献出版社 2009 年出版的《科研活动诚信指南》和《科研诚信知识读本》；
>
> 教育部 2012 年 11 月 13 日公布《学位论文作假行为处理办法》；
>
> 科学技术部等 2016 年 4 月 7 日发布的《国家科技计划（专项、基金等）严重失信行为记录暂行规定》的通知；
>
> 中共中央办公厅 国务院办公厅 2018 年 5 月 30 日印发的《关于进一步加强科研诚信建设的若干意见》；
>
> 国家发展改革委等 2018 年 11 月 5 日印发的《关于对科研领域相关失信责任主体实施联合惩戒的合作备忘录》的通知；
>
> 中华人民共和国新闻出版行业标准 CY/T 174—2019：学术出版规范期刊学术不端行为界定；
>
> 科学技术部等 2019 年 10 月 9 日印发的《科研诚信案件调查处理规则（试行）》的通知；
>
> 科学技术部 2020 年 7 月 17 日公布的《科学技术活动违规行为处理暂行规定》；
>
> 科学技术部、自然科学基金委 2020 年 7 月 17 日发布《关于进一步压实国家科技计划（专项、基金等）任务承担单位科研作风学风和科研诚信主体责任的通知》；
>
> 国家卫生健康委、科技部、国家中医药管理局 2021 年 1 月 27 日印发的《医学科研诚信和相关行为规范》。

四、护理研究中常见的伦理问题

护理科研直接或间接地为人的生命和健康服务，在科研活动中须始终贯穿伦理原则，尊重生命、心怀敬畏，最大限度地尊重和保护受试者的安全、权益和尊严。目前，护理研究中常见的伦理问题包括以下 3 种。

（1）纳入研究对象时违反尊重原则。

案例 1-3

　　某护理学院的本科生曾提出希望探讨一种抗阻力训练对慢性肾脏病患者肌肉量和肌力的影响。开题的研究设计为：在经过患者知情同意的情况下招募一定数量的慢性肾脏病患者，评估其下肢肌肉量和肌力。随后，将患者随机分为2组，干预组患者接受居家抗阻力训练干预方案，对照组患者仅接受随访期的常规指导，3个月干预期后，再进行肌肉量和肌力评估。通过比较两组患者肌肉量和肌力，验证抗阻力训练干预方案与常规指导的成效差异。在实施干预方案前，研究者需与受试者签署知情同意书。内容如下：

　　附：科研设计的知情同意书

　　尊敬的参与者：

　　您好！

　　本课题组欲了解两种不同锻炼方案对慢性肾脏病患者肌肉量和肌力的影响，为慢性肾脏病患者提供更优质的康复方案提供一定的科学依据，以期提高慢性肾脏病患者的生活质量。

　　参加该项研究的所有个人资料均是保密的，您的个人资料不会被暴露及公开。本次研究的参与完全是自愿的，您可以根据个人情况决定是否参加该项研究。同时，您在参与过程中随时可以选择退出，这不会影响到您的治疗和护理。

　　真诚希望您能够参加本次研究！

　　研究者已向我解释了本研究的目的和过程，并且我也知道了研究对我及家属无任何伤害，已明确了研究的有关事宜。我同意参与本项研究并签名于下。

　　研究者签名：　　　　　　　　　　　受试者签名：

　　　　　　　　　　　　　　　　　　　法定代理人签名：

　　　　　　　　　　　　　　　　　　　与受试者关系：

　　签名日期：　　年　　月　　日　　　签名日期：　　年　　月　　日

　　请回答：该案例的研究设计是否存在伦理问题？

（2）对照组措施设计违反有益原则。

案例 1-4

　　某医院已推行延续护理（设计一系列的护理活动，以确保患者在不同健康照顾场所或不同层次健康照顾机构之间转移时，所接受的健康服务具有协调性和连续性）实践的情况下，选用同病房的同期病例，分为试验组和对照组，试验组接受延续护理措施，而对照组仅接受常规护理措施，将两组护理结局指标进行比较。

　　请回答：该案例的研究设计是否存在伦理问题？

（3）研究干预措施设计违反公正原则。

> ### 案例 1-5
>
> 在一项比较骨折患者术后疼痛管理成效的研究中，研究者将入组患者分为试验组和对照组。试验组采用以护士为主导的综合性疼痛管理方案。对照组采用常规护理。由于主观因素的存在，研究者对试验组患者给予更多健康指导和心理安抚。
>
> **请回答：**该案例的研究设计是否存在伦理问题？

在医学护理学研究中，会出现较多类似上述案例的情形，这种主观因素常常是由于某种利益相关造成的，如研究者参与综合性疼痛管理方案的设计。因此，伦理审查环节需要对研究者中是否有利益相关人员进行审查。

综上所述，护理研究伦理要求是复杂的，但对于护理研究的健康、科学发展是必需的。护理人员在成为护理科研人员之前，应进行有针对性的专业培训，在科研实践中，全面考虑研究设计中涉及伦理问题的环节，在符合伦理原则的前提下，做出有助于学科发展和实践进步的科学研究。

【附】知情同意书范例

知情同意书

尊敬的参与者：

您好！

本研究是由 ×× （机构） ×× （人员介绍）负责执行的科研项目，为期 ×× （时间）。研究题目为 ×××，目的是了解抗阻力训练对慢性肾脏病患者躯体功能的影响（研究目的），今后为慢性肾脏病患者提供更优质的康复方案提供科学有效的依据，以期提高患者的生命质量（益处）。

在参与本研究的过程中……

（介绍研究基本过程，基于研究设计类型，比如是随机对照试验，需要介绍"有均等的机会进入实验组或对照组"，详细介绍分组方法，比如抛硬币；两组的干预方案；详述可能的益处以及风险。）

另外……

（介绍参加该项研究的费用由谁承担？根据实际情况详细说明试验用药、器械、检查、护理费用，常规用药、器械、检查、护理费用各由哪方负责。由受试者支付的部分，说明是否属于医保报销范围。是否有交通费、误工费等的补偿。

介绍参加该项研究受试者是否获得报酬？根据实际情况说明。若有报酬，说明数额及支付方式，以及自行退出和中止时的处理方法。

介绍发生研究相关伤害的处理。）

还有……

（说明其他研究相关需要注意的事项。）

您参加该项研究的所有个人资料均是保密的。除研究人员、研究单位伦理审查委员会等因工作需要可以使用外，其他人不得使用。这些个人资料将以编号的形式进行存档，您的个人资料不会被暴露及公开（保密权）。

本次研究的参与完全是自愿的，您可以根据您的个人情况决定是否参加该项研究。而且您在参与过程中有退出研究的权利，这不会影响到您的治疗和护理（自愿）。

真诚希望您能够参加本次研究！如果您同意参加，请填写下面的内容，谢谢您的合作！

研究者已向我解释了本研究的目的和过程，并且我也知道了研究对我及家属无任何伤害，已明确了研究的有关事宜。我同意参与本项研究并签名于下！

研究者签名：　　　　　　　　　　　　受试者签名：

　　　　　　　　　　　　　　　　　　法定代理人签名：

　　　　　　　　　　　　　　　　　　与受试者关系：

签名日期：　　年　　月　　日　　　　签名日期：　　年　　月　　日

【附】知情同意书范例

知情同意书

尊敬的参与者：

您好！

本研究由××学院××级本科生××，在××的指导下进行，为期×个月（××）周。研究题目为×××。目的是了解××的影响因素，帮您掌握××的知识和技能，以便您在日常生活中能够使用好这些知识和技能，最终维护和促进您的健康（益处）。

在参与本研究的过程中，您需要填写一些问卷，问卷大约需要占用您××分钟的时间。您所提供的信息对我们的研究非常重要，将有助于我们进一步探索××的方式和内容，从而为将来越来越多的××患者服务。研究过程会涉及您个人或家庭的相关信息（风险），我们承诺不会给您及您的家庭带来任何伤害。

您参加该项研究的所有个人资料均是保密的，除研究人员、研究单位伦理审查委员会等因工作需要可以使用外，其他人不得使用。这些个人资料将以编号的形式进行存档，您的个人资料不会被暴露及公开（保密权）。

本次研究的参与完全是自愿的，您可以根据您的个人情况决定是否参与该项研究。而且您在参与过程中有退出的权利，这不会影响到您的治疗和护理（自愿）。

真诚希望您能够参加本次研究！如果您同意参加，请填写下面的内容，谢谢您的合作！

研究者已向我解释了本研究的目的和过程，并且我也知道了研究对我及家庭无任何伤害，已明确了研究的有关事宜。我同意参与本项研究并签名于下！

研究者签名：　　　　　　　　　　　　受试者签名：

　　　　　　　　　　　　　　　　　　法定代理人签名：

　　　　　　　　　　　　　　　　　　与受试者关系：

签名日期：　　年　　月　　日　　　　签名日期：　　年　　月　　日

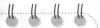

小 结

护理研究是通过系统的科学方法，探索和解决护理领域中的问题，产生新的护理思想和护理知识，为护理决策提供科学依据的过程。护理研究的主要方法包括量性研究和质性研究。量性研究的基本步骤包括三个阶段：准备阶段，实施阶段，总结、推广与应用阶段。其具体内容包括提出研究问题，查阅相关文献，建立研究假设，科研设计收集研究资料，整理与分析研究资料，解释研究结果，总结研究结果，推广与应用研究结果。

由于护理研究涉及人类参与者或动物，须认识和恪守伦理原则，在研究中严守学术诚信，抵制科研不端。在护理研究中始终遵守基本伦理学原则，即尊重、有益不伤害、公正原则。在科研工作中恪守科学价值准则、科学精神及科学活动的行为规范。

 思考题

1. 某研究者拟探讨有氧运动结合抗阻力训练对老年糖尿病患者虚弱和躯体功能的影响。在确定研究题目后，接下来需要考虑哪几个步骤？

2. 在给第一题设计研究方案时，需要从哪些环节考虑才能满足伦理原则的要求？

3. 2019 年 2 月，中华人民共和国国家卫生健康委员会正式推出《关于开展"互联网＋护理服务"试点工作的通知》，患者在家中即可享受专业的护理服务。某研究者拟对老年慢性伤口患者构建"护理网＋"伤口护理模式，在该研究实施过程中，可能出现哪些伦理问题？

（陶幸娟 章雅青）

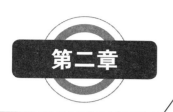

第二章

选 题

第二章数字资源

导学目标

通过本章内容的学习，学生应能够：

◆ **基本目标**

1. 解释选题的概念。
2. 举例说明选题的基本原则。
3. 归纳选题的来源。
4. 描述护理研究选题。
5. 运用选题的程序及基本原则确定护理研究选题。

◆ **发展目标**

1. 使用思维导图演绎选题的程序。
2. 评判护理研究选题中的不足，并提出改进方案。

◆ **思政目标**

1. 具有主动获取新知识的意愿和勇于创新的勇气。
2. 具备科学精神和护理人文精神。
3. 具备创新精神和科学思维。

案例 2-1A

脑卒中（stroke）是危害人类健康的主要疾病之一。我国脑卒中患者残疾率高达80%，患者多伴有不同程度的神经、运动功能障碍，急性期患者经短暂的住院治疗病情稳定后，多选择出院回到社区或家庭疗养。出院后，患者对康复护理服务仍有较高的需求。《"健康中国 2030"规划纲要》中提到，要为人民群众提供全方位、全周期的健康服务。由此，我国许多医院在大力发展互联网＋护理的背景下，开展了医院—社区—家庭的延续性护理，通过各种电子平台推送大量健康教育素材，指导患者康复训练计划、康复训练方法等。但是由于居家患者健康素养，尤其是电子健康素养水平并不高，导致患者康复锻炼依从性差，容易错过最佳的康复时机，影响康复效果，生活质量持续下降。

请回答：

1. 基于上述背景，怎样凝练出一个护理研究选题？
2. 如何准确地描述这个护理研究选题？

护理研究派生于科学研究，因此，护理研究必然要按照科学的法则进行选题与设计。为什么要选题呢？科学（science）的原意是：是真的而非误解的知识、知识体系。科学产生于近代，是当时的学者与工匠合作，将自然科学知识与技术相结合而创立的新的知识体系。它与哲学知识的区别是：分科、知识体系单位小、明确、客观、实用性强，不像哲学领域的问题比较宽泛。在量性研究中，为了证实其知识是真的而非误解的，采用了数理的方法（后演变为统计分析）反复测量与论证，这就要求科学研究的问题一定要聚焦，也就是小而具体，这样才有可能可测量，达到接近客观真实的精确性。因此，科学本质就决定了科学研究的问题一定要聚焦、小而具体。科学研究一般是解决一个或一组具体的问题，不追求大而广，注重清晰、明确、接近客观真实，即一定要符合科学性。同时，科学的性质也决定了科学研究的选题一定是小而具体的问题。

第一节　选题的基本概念与原则

爱因斯坦指出：提出一个问题比解决一个问题更重要，因为解决问题也许仅是一个数学上或实验的技能而已，而提出新的问题却需要有创造性的想象力，标志着科学的真正进步。因此，科研选题是创造、创新的过程，抓不住有价值的问题，就选不出有意义的科研课题。

一、选题的基本概念

选题（topic selection）是选择一个可供研究的课题或题目的过程，是指发现、选择、形成并确定一个科学问题，继而使其成为可供研究的课题或题目的过程。德国物理学家海森堡（W. K. Heisenberg）说："提出一个正确的问题，往往等于解决了问题的大半。"可见选题的重要性。选题是整个科研工作重要的第一步，是科学探索的出发点，是一种创造性的思维活动，需要研究者在不断调整和论证的过程中提出一个有创造性和有学术价值的科学问题。有价值、有吸引力的选题会激发研究者主动思考和探索的浓厚兴趣，有助于产生高水平和创造性的研究成果。同时，选题能力是衡量研究者科研能力和水平的一项重要指标，是科研人员的一项基本功。在护理人员的科研能力培养过程中，应该学习"如何发现问题（选题）"和"如何解决问题（研究设计和实施）"，通过主动探索，培养自主选题的能力。

案例 2-1B

某研究者通过研读文献发现，互联网已成为脑卒中患者重要的健康信息来源，正确地运用网络健康信息能促进患者形成良好的健康行为。但目前网络健康信息来源内容多样、信息质量良莠不齐。电子医疗的概念最早由美国米切尔（John N. Mitchell）提出，他认为电子医疗是指信息和通信技术在医疗保健中的运用，主要包括电子资料的传输、检索及存储等主要部分。2001年，恩格（Eng.T.R）将电子医疗定义为使用新兴的信息和通信技术，尤其是互联网，来改善或实现健康和医疗保健。2006年，诺曼（Norman C.D.）等将电子健康素养定义为从电子来源寻求、查找、理解和评估健康信息并将所获得的知识应用于解决健康问题的能力。其核心是六项核心技能（或素养）：传统素养、健康素养、信息素养、科学素养、媒体素养和计算机素养。因此，研究者认为提高脑卒中患者的电子健康素养十分重要，它能促进网络健康信息资源的充分利用，是时代发展的需要。

请回答：怎样进一步明确选题的方向？

二、选题的基本原则

不是发现的所有问题都能够成为研究的题目，只有符合以下原则的选题，才能成为真正的研究题目，即选题需要符合科学性、实用性、创新性和可行性的基本原则。

（一）科学性

科学性是选题的首要前提条件，要求以现有的理论和研究成果为依据进行严密的逻辑推理，以保证选题的正确性。选题的科学性具体体现在以下方面：①选题必须以一定的科学理论为基础，有相关理论做支撑。②选题必须以客观现实为依据，符合客观实际的需要。③科研设计必须符合客观规律，实事求是，在现有条件下，通过努力可以完成。④选题中有关结果的效应指标要明确、具体、可量化、可测量，尽量选择可以用量表或仪器测量的指标。例如，案例2-1A中，研究问题需要以"电子健康素养"相关理论为支撑；以影响康复效果的客观现实为依据；要在明确电子健康素养的相关因素的基础上，经过循证或预实验，构建干预方案；选择适用于脑卒中患者的评价康复效果的效应指标。

（二）实用性

护理研究的最终目的是解决护理实践中的现实问题，为患者提供安全、有效的护理服务。实用性体现在社会需求和学科自身发展的需要。社会需求就是临床常见的需要解决的问题，比如糖尿病、高血压、脑卒中等慢性病的发病率居高不下，造成医疗资源大量消耗，给家庭和个人带来巨大的身心痛苦与经济压力，如何满足患者的居家照护需求？再如，护士一直反映临床护理工作越来越忙。护士们在忙什么？如何改变工作方式？如何改革护理模式才能使护理工作有条不紊，忙而不乱？这样的研究也具有很强的实用性。即便是基础研究，其最终也是为了更好地解决现实性的问题。另外，政府部门为了引导护理科研工作者按照国家和地区的需要拟定选题，国家科技管理部门往往在卫生政策方针方面给予导向，选择医学领域中急需解决的重大问题，向社会公开招标。这是保证选题实用性的手段之一。同时，护理人员在选题时，要发挥自己的专业特长与优势，最大限度地满足与适应社会发展的需要，做到突出特长、有的放矢。例如，新型冠状病毒感染（COVID-19）的流行加速并扩大了全球远程医疗的使用。在人们需要保持隔离或封锁，或保持社交距离以减少感染的时期，远程医疗的需求和优势最为明显。即使卫生系统全神贯注于与病毒作斗争，也必须继续在社区内提供基本的卫生服务，以避免对公众健康造成损害或导致患者状况恶化。远程医疗可以保证持续的医疗，同时减少病毒的传播。世界各地的科学学会在COVID-19之前就建议使用远程医疗，并针对患者、患者家属、医疗保健专业人员和组织进行调整。研究表明，即使在相对复杂的医疗案例中，与医生的在线会话也可能是有效的。通过远程医疗促进脑卒中患者康复具有许多优势，包括缩短住院时间、促进康复及减少死亡病例。远程医疗的使用在很大程度上取决于个人的电子健康素养，提高患者的电子健康素养是案例2-1中聚焦的实际问题，这是一个实用性很强的选题。

（三）创新性

科研是探索未知的认知活动，是创造知识的过程。因此，科研的本质决定了其本身必须具有创新性。这就要求问题的提出必须有新意，应该是前人尚未解决或尚未完全解决的问题。创新性是多方面的，包括概念、理论上的创新，技术上的创新，以及学科交叉性创新等。例如："灾害幸存者心理韧性研究"选题中的心理韧性属于心理学领域的概念，在灾害护理领域少有提及，因此，这个选题具有概念创新的特点。"中医护理中平衡的概念分析与理论构建"选题具有理论创新的特点。因为中医护理理论尚未形成体系，"平衡"是中医理论中的重要概念，概念分析是构建理论的一个步骤，以此为中心的理论构建本身就是创建理论，因此，这个选题从形式到内容都具有理论创新的特点。"航天护理中宇航员失重的体验研究"是将航空航天学科与护理学科交叉的创新性选题。护理的对象是人，只有了解护理对象的感受才能提供以人为中心的护理，所以，了解宇航员失重的体验显得十分重要。没有创新性的研究，不仅对科学技术的发展毫无意义，而且会造成人力、财力、物力、时间的浪费，是科学选题所不允许的。例如："个性化健康教育对高血压患者服药依从性的影响""手机 App 对糖尿病患者血糖管理的影响"，这样的选题就缺乏创新性，因为国内外有关健康教育的研究已经很多，而且个性化、手机 App 健康教育已经在所有的医院与病区全面展开，如果不在健康教育的方式、方法上创新，这类研究就显得落后于时代的发展。

（四）可行性

可行性是完成课题的可能性，具备完成课题的客观条件。可行性的内容主要涉及以下 3 个方面。

1. 研究人员　包括主持者和科研团队的知识结构、业务水平、研究能力、科研经验、科研素质。反映课题组知识结构的依据是课题组人员的教育背景、专业结构、年龄结构和职称结构；反映课题实施人员科研能力的是科研业绩，适当展示主持者和团队成员过去获得的科研资助、科研成果及发表的相关论文是研究能力的有力证据。

2. 研究条件　包括研究的仪器设备、技术条件、研究对象、试验或临床资料、信息文献、协作条件、经费来源及时间保障等。这些是确保课题实施的"硬条件"，是完成课题的平台。在研究过程中，研究者很容易忽略时间的可行性。如某护理本科生的选题为"宠物游戏对孤独症患儿干预效果的研究"。这个选题在科学性、实用性、创新性方面都不错，但是孤独症的干预效果需要一段较长的时间才能显现出来，很难在毕业前完成，因此该研究方案的可行性不足。

3. 研究方案　包括课题关键性技术的解决策略与方法，获取样本、测量指标及测量工具的可能性等。例如，"结构化健康教育对社区糖尿病患者健康素养和血糖控制水平的影响"，要完成此课题，需要对"结构化健康教育"方案对应社区糖尿病患者进行可行性分析，同时，还要考量测量指标和工具是否适用。

随堂测 2-1

第二节　研究问题的来源

研究问题来自质疑，也就是产生疑问与困惑。"为什么是这样？""为什么出现这种情况？""为什么会变成这样？""与哪些因素相关？""如果改变一个因素会怎样？"等。疑问与困惑是研究问题的初始意念。常见研究问题的来源有以下几个方面。

一、从临床实践中来源的选题

护理人员在临床工作中经常会面对无法用现有的知识和技术给予解释和解决的新问题，这正是选题的重要来源。从临床实践中来源的选题大致可以归纳为以下 4 种。

（一）发现共同特征的疑问

一般来说，同种疾患具有相同或相似的临床表现及病理变化，相同的药物具有相似或相同的疗效，患者入院后的心理状况、同类患者的自我管理问题也具备共同的特征。例如，在临床护理工作中，护理人员发现导致 2 型糖尿病患者的血糖控制欠佳、反复入院、并发症频发的主要原因是自我管理能力较低，护理人员如何通过有效的健康教育提高糖尿病患者的自我管理能力呢？基于这个共性问题，护理人员开展了如下的研究课题：基于 Peplau 人际关系理论的健康教育对初发 2 型糖尿病患者自护行为的影响研究；护理结局分类系统在糖尿病患者健康教育中的应用研究，基于 ITHBC 理论的健康教育在中年 2 型糖尿病患者自我管理中的应用研究；回授法健康教育对 2 型糖尿病患者自我管理的影响研究；基于微信平台的健康教育对 2 型糖尿病患者自我管理行为的影响。所以，护理本科生不要因为临床经验不足，而失去从临床发现研究问题的信心，见习和实习都是从临床发现研究问题的大好时机。

（二）发现特殊特征的疑问

不仅发现共同特征可以质疑，发现特殊现象也同样可以质疑。目前，先进的静脉输液治疗技术层出不穷，如超声引导下的微插入鞘中心静脉置管技术。最早使用该技术的是 1997 年在华盛顿医学中心的危重护理组里一位名为克劳德特·布德劳斯（Claudette Boudreaus）的护士，她是 PICC 小组中最资深的成员。她通过协助医生颈内静脉穿刺得到了置管的经验，成功地在患者肘窝以上的贵要静脉置入了 PICC 导管。此后这项穿刺技术开始在临床上得到应用，目前在美国使用超声和微插入鞘技术进行上臂的 PICC 置管，成为各个医院专业护士置入导管的"金标准"。可见，在临床实践中，当发现特殊情况时，一定要大胆地提出问题，才能进一步解决实际问题。

（三）偶然发现的疑问

在医学科技历史的长河中，许多新技术、新方法、新药物都是从偶然发现中的疑问发展而来的，青霉素的发现就是一个非常经典的例子。1928 年的一天，弗莱明（Alexander Fleming）在一间简陋的实验室里研究引起人体发热的葡萄球菌。由于培养皿的盖子没有盖好，几周后他发现培养细菌用的琼脂上附上了一层青霉菌。这是从楼上的一位研究青霉菌的学者的窗口飘落进来的。令弗莱明感到惊讶的是，在青霉菌旁边，葡萄球菌不见了。这个偶然的发现深深地吸引了他，他设法培养这种霉菌，进行反复试验，最终证明青霉素可以在几小时内将葡萄球菌全部杀死，弗莱明据此发明了青霉素。在医学史中，X 射线的发现也是一个偶然。1895 年，德国实验物理学家伦琴（Wilhelm Konrad Röntgen）偶然发现了干版底片"跑光"现象，他决心查个水落石出。伦琴吃住在实验室，一连做了 7 周的秘密实验。最终，伦琴用这种射线拍摄了他夫人的手部，显示出手的骨骼结构。1901 年，伦琴因发现 X 射线而获得了第一次诺贝尔物理学奖。这样的例子数不胜数，说明科学研究也需要时机和偶然。作为科研工作者，除了要有一颗坚持做科研的恒心之外，还要有发现偶然、大胆探索、抓住时机、潜心钻研的素养，才能解开科学未解之谜。1861 年，英国科学家威廉·克鲁克斯（William Crookes）发现通电的阴极射线管在放电时会产生亮光，于是就把它拍了下来，可是显影后发现整张干版上什么也没照上，一片模糊。他以为是干版的问题，退给了厂家。他也曾发现抽屉里保存在暗盒里的胶卷莫名其妙地感光报废了，他找到胶片厂商，斥责其产品低劣。一个伟大的发现与他失之交臂，直到伦琴发现了 X 射线，克鲁克斯才恍然大悟。无独有偶，在伦琴发现 X 射线的 5 年前，美国科学家古德斯柏德（Arthur Goodspeed）在实验室里偶然洗出了一张 X 射线的透视底片，但他将其归因于照片的冲洗药水或冲洗技术，便把这一"偶然"弃之于垃圾堆中。

（四）难以解决问题的疑问

在临床护理工作中，经常出现难以解决的问题，攻克难题一直是科研人员面临的机遇与挑战。比如，留置导尿是临床上经常采用的侵入性操作手段，对于一些尿失禁、尿潴留及昏迷患者，留置导尿具有十分重要的临床价值，其主要目的是准确地观察并记录危重与休克患者的尿量、尿比重，预防手术并发症、治疗排尿困难患者、训练尿失禁患者的膀胱功能等。文献报道，患者留置导尿的时间越长，导管相关性尿路感染（CAUTI）的发生率越高。患者年龄大，免疫力低下，合并脑梗死、糖尿病、营养不良，护理操作不当等，增加了发生 CAUTI 的机会，延长了患者的住院时间。因此，CAUTI 成为临床护理中的难点。为了解决 CAUTI 这个临床护理难点，可以引出以下几个问题：宫颈癌术后导管相关尿路感染病原菌及其影响因素；危重症患者发生导管相关尿路感染的危险因素及病原菌分布；集束化干预降低导管相关尿路感染的效果；神经外科患者导管相关尿路感染风险预警模型的建立。

所以，研究人员要勇敢地面对临床上棘手的护理难题，积极思考，寻找解决的办法。难题中往往蕴藏着诸多可供研究的课题。解决这些难题，也体现了研究者具备了创新意识、创新思维与创新精神。

二、从相关文献中来源的选题

护理学及护理学相关学科文献是研究选题的又一来源。在实际工作中，可以从以下几个方面入手。

（一）从文献中发现研究中的空白点

文献是前人研究经验的总结和概括，蕴藏着大量的科研信息和课题来源。护理人员结合自己的专业知识，通过查阅国内外相关文献，从中找出尚未被重视但具有探索价值的课题，并通过进一步确认近年来的相关研究文献，确定立题的可行性。寻找科研的空白点必须广泛查阅文献，掌握研究的深度与广度，分析、综合、比较、跟踪某一领域的研究现状，及时发现某一研究领域的空白点，作为科研选题的前期资料。某护理人员在大量阅读文献时发现，虽然已经明确家长对意外伤害危险因素的认知是预防儿童意外伤害的关键点，但是，却没有发现测评家长对意外伤害危险因素认知的相关测量工具，给该领域内的危险状态的评估及干预研究带来了不便。于是，研究人员开发了"幼儿家长对家庭意外伤害危险状态认知测量工具"，填补了这一空白。有关压力性损伤的研究文献、预防压力性损伤的器具较多，由此产生了诸如"外科围手术期患者压力性损伤危险因素调查""ICU 患者压力性损伤危险因素调查""神经内科瘫痪者压力性损伤相关因素的探讨""手术患者压力性损伤风险因素评估表的设计与应用""气垫床对卧床患者局部受压程度的影响""双黄连粉针剂外敷治疗压力性损伤的效果观察"等选题。

要发现空白点非常不容易，一是需要全面研读文献，二是需要有俯瞰本领域的知识储备，三是需要具有敏锐的甄别能力。这对于护理本科生来说都显得心有余而力不足，下面就护理本科生常出现的 3 个问题，提出相应对策。①"不知道哪里是空白点"：建议先看看最新的文献综述，初步了解某一领域的研究现状，根据综述提出的研究方向，再去追踪相关最新文献，这样能够在比较短的时间内找到研究的线索。②"我想做的研究他人都已经做过了"：建议可以变换相关研究的研究领域、研究对象、效应指标，从而产生新的课题。例如，从期刊上刊登的"赋能教育对直肠癌结肠造口术后患者焦虑和自理能力的影响"的研究中，可以产生"赋能教育对社区高血压患者血压和服药依从性的影响"和"赋能教育对社区肥胖人群体重和血脂自我管理的影响"等新的选题。③"很多文献中都提到机制不明或有待进一步研究证实，这些未知，我是不是都可以尝试"：对于文献报道中的机制不明和有待进一步研究证实的问题，很多时候是遇到复杂的干扰因素或者不具备相应的技术条件，需要充分调研之后再决定。

（二）从理论研究和学术争鸣中选题

对于同一问题、同一现象，存在不同的看法，甚至产生激烈的争论，这在学术界非常普遍。学术争鸣将会吸引更多的学者关注某一问题，共同讨论，由此可碰撞出意想不到的思维火花，为科研选题提供素材。例如，关于压力性损伤的治疗，有干性愈合理论和湿性愈合理论两种截然不同的观点，目前比较认同湿性愈合理论。是不是对于所有类型、所有分期的压力性损伤，湿性愈合理论都优于干性愈合理论呢？由此，有望产生一些新的课题。参加各种学术会议、讲座、病例讨论等都是产生思维碰撞的大好时机，要积极参与，及时捕捉创新性意念。同时，要系统地收集、积累某一领域的文献，跟踪了解国内外对某类课题的研究动向与进展情况，了解和掌握国内外争论的焦点，深入做好选题的积累工作，及时选出有价值的课题。

（三）从研究发展阶段中选题

科学发展有其固有的发展阶段，按其发展的一般规律，依次是质性研究、量表开发、调查研究、相关分析研究、干预性研究、机制研究。遵照上述规律，可以从研究的发展阶段中获取符合客观实际的选题。而通过研究的发展阶段选题，也需要广泛查阅文献，从大量文献中剖析已知和未知，判断选题是否符合实际。

（四）从研究热点中选题

每个学科领域都有其相应的研究热点。医疗领域的研究热点也是护理研究的选题所在，之所以成为研究的热点，是因为有研究的先进性、必要性与可能性，而且符合学科发展的一般规律。初学者可以通过浏览相关期刊的目录、重大科研课题立项项目来快速把握研究的热点。例如，*Lancet* 发表的中国疾病负担结果、《健康中国行动（2019—2030 年）》与《2019 中国卫生健康统计年鉴》数据显示，糖尿病、心脏病、癌症、慢性阻塞性肺疾病、脑血管疾病（脑缺血和脑出血）等是威胁我国居民生命健康的主要疾病。文献报道，2012—2020 年临床护理研究的热点疾病是糖尿病、脑卒中、乳腺癌、慢性阻塞性肺疾病、冠心病、焦虑及抑郁等精神疾病。临床护理研究的热点内容有疾病与症状的影响因素、生命质量、健康教育、自我管理、延续护理、循证护理和康复护理等。

三、从课题指南中来源的选题

从科研项目招标指南中选题可以提高选题的命中率，起到事半功倍的作用。各级科研主管部门均定期发布科研项目指南和国家科学技术发展规划，明确提出鼓励科研的领域和重点资助范围以及可供选择的科研项目和课题。科研人员可以根据已有的研究基础、工作条件、个人专长、本单位优势申请课题。一般来说，医疗、护理领域的招标项目大多属于临床实践中亟待解决的重大问题，课题项目比较大，一个课题就是一个研究方向，内容比较广泛，可以形成多层次选题。护理人员要根据招标范围进一步具体化，从不同角度、不同侧面进行选题。

▌知识链接

2021 国际护士会国际护理大会征文主题

2021 年国际护士会（ICN）国际护理大会在阿联酋阿布扎比召开。会前征集论文，2021 年会议主题为"守护全球"，是 2020 年国际护士和助产士年主题"护士：引领之声，守护全球健康"的延伸。尤其在 COVID-19 疫情下，护士更是在预防、感染控制和救治等方面承担着核心角色。会议征文主题包括护理领导力、流行病与大流行病、护理管理与教育、护理质量与安全、护理和高级实践护理、护理人力资源、全球卫生挑战、健康信息化与创新 8 个方面。可以针对上述 8 个领域进行选题、研究、撰写论文并投稿。

引自：国际护士会网站，https://www.icncongress2021.org/。

四、从学术交流中来源的选题

每年各护理期刊的第一期都会刊登当年的学术会议的征文范围，其目的之一就是引导护理人员选题。参加护理学术会议是获取最新研究信息的最佳途径，一般在学术会议上获取的研究信息要比从期刊上获取的研究信息早 1 年左右。而且同行间的交流、讨论可以激发出意想不到的思维火花。

五、从学科交叉中来源的选题

事物间存在着错综复杂的普遍联系，科学研究也不例外。渗透、交叉是科学在广度和深度上发展的必然趋势。现代科学已从相对独立转变为注重学科间的相互渗透、交叉。学科间的交叉点是扩大专业技术领域、探索奥秘的宝藏之地，有大量亟待解决的、创新性的课题。学科交叉给护理学、医学带来了大量的新课题，例如，材料医学的发展大大促进了护理器具、再生医学、口腔医学的发展；分子生物学的发展促进了护理基础研究的发展。因此，在大医学的概念下，诸如计算机与护理、物理学的光量子与护理、熵与护理、人工智能与护理，都将产生更多的新思路、新课题。学科交叉为护理选题拓宽了思路，提供了选题的新领域。例如，最近提出的航空护理、机器人护理用具的开发等就是从宇宙航天、工学自动化学科交叉中产生的新的选题。这就要求护理人员不仅要经常阅读心理学、社会学领域的相关文献，也要浏览工学、信息学、天文学、地理学等领域的文献，寻找与护理学交叉、碰撞而产生的新课题。

六、其他选题来源

（一）突发性公共事件

突发性公共事件（自然灾害、事故灾难、公共卫生事件、社会安全事件）直接关系到人民群众的身心健康、经济发展和社会安全，是社会普遍关注的热点问题。任何与健康有关的突发事件都是选题的机会与研究的焦点之一。例如，呼吸道传染病流行后，出现很多以流行病护理为焦点的研究选题；一场大地震后，出现很多以灾害护理研究为焦点的研究选题；毒奶粉事件后出现一些相关的调查研究等。突发公共事件的常见选题类型有：①突发事件的体验研究，如护理人员参加现场救援体验的质性研究。②现况调查，如"事件前后灾区或疫区某一人群的心理健康状况""基于灾区或疫区居民心理卫生服务需求调查研究"。③相关分析，如"地震两年后灾区中小学教师焦虑状况与影响因素的相关研究""舟曲泥石流灾后儿童创伤后应激障碍与自我心理弹性的关系研究"。④干预性研究，如"灾后受伤或流行病患者早期综合干预效果研究"或"某事件后健康促进与健康教育干预研究"。

> **知识链接** ▸
>
> ### 国家自然科学基金委员会启动新型冠状病毒专项项目
>
> 2020年1月22日，国家自然科学基金委员会官网发布通告称，为有效应对近期发生的新型冠状病毒（2019-nCoV）肺炎疫情，增强新发突发传染病的防控能力，国家自然科学基金委员会启动专项项目。本专项项目鼓励学科交叉，用新的科研范式理念系统解决关键科学问题，从而为新型冠状病毒感染及新发突发传染病防控提供理论及技术支撑。该专项项目拟资助的研究方向主要分为五类：第一，新型冠状病毒的结构、功能、感染关键靶点及作用机制，以及不同冠状病毒差异性研究。第二，新型冠状病毒溯源、变异与进化，以及新技术与"科赫假说"的再认识。第三，新型冠状病毒感染的人群易感性及疾病流行规律。第四，新型冠状病毒感染的发生、发展及转归机制，以及重症救治和医院感染防控的基础研究。第五，冠状病毒应急疫苗和通用疫苗的基础研究。通报表示，专项项目资助期限为2年，直接费用资助强度约150万元/项。拟针对上述研究方向，择优资助约20项。
>
> 引自：国家自然科学基金委员会网站，http://www.nsfc.gov.cn/。

（二）国家卫生政策

卫生主管部门往往通过政策去引导行业的关注焦点，因此也是选题的重要依据。2021年11月24日《中共中央 国务院关于加强新时代老龄工作的意见》发布，意见聚焦新时代、聚焦老龄工作、聚焦老年人的"急难愁盼"问题，将满足老年人需求和解决人口老龄化问题相结合，加快建立健全相关政策体系和制度框架，推动老龄事业高质量发展。国家养老政策的出台引领了以老年人为研究对象、以养老为研究问题的相关研究。例如，数字智能护理养老综合服务系统的构建，"家庭—社区—机构"三维老年人长期护理服务体系构建研究，多元协同治理下农村失能老人家庭照护支持体系构建研究，适老化智能应用设计及家庭干预模式研究，智能技术背景下老年人社会排斥及长效治理机制研究，不同居住方式对失能空巢老年人社会支持的影响，失能老人社会支持与生命质量的相关性研究，失能老人机构照料的家庭参与优化研究，失能老人服务需求与照护资源的优化配置研究。

第三节　选题的程序

选题既是科学思维过程，又是科研方法的操作过程，包括提出问题、查阅文献、建立假说、明确研究问题、确定选题 5 个步骤。此过程中，研究人员需要反复检索、大量研读相关文献，反复思考，可以说是一个理论思考和用科学方法操作的过程。

一、提出问题

提出问题是选题的开始，问题的提出起始于初始意念，即最初的疑问。发现问题是提出问题的突破口。科研人员要防止知识屏障的不良影响，不能仅凭主观臆断解释某些现象，要有孩童般的好奇心和大胆质疑、敢于质疑的勇气。在科研工作中要注意以下几个方面：①坚持学习，博览群书，开阔眼界，独立思考，勤奋钻研，不断探索。只有知识面宽，好奇心强，才能做到思维敏捷，触类旁通，产生新的、独特的见解。②养成敏锐的观察习惯，处处留心，捕捉灵感，随时记下某个问题的意念。护理选题一般来源于临床实践、文献资料以及由实践积累和反复研读文献而产生的灵感，临床实践是产生初始意念的绝佳机会。③培养创新思维，科学研究需要幻想，需要发散思维。创新意识和创新精神是科研的灵魂，在科研选题中要敢于打破常规，大胆想象，敢于突发奇想，敢于标新立异。④追根求源，永不放弃。不是每一个初始意念都能够发展为研究课题，但是每一个研究课题都经历过初始意念阶段。下面通过案例的形式分析选题的基本过程。案例 2-1B 的初始意念是"健康教育干预影响脑卒中患者的电子健康素养水平"，初始意念往往缺乏具体性，需要研究者进一步提炼问题。电子健康素养是什么？为什么脑卒中患者的电子健康素养水平不高？与哪些因素有关？与一般人有什么不同？面对他们，护理人员应该如何进行健康教育干预？依据是什么？电子健康素养水平如何科学监测？是不是这样的干预针对任何脑卒中患者都适用？这些问题均需要进一步求证。

案例 2-1C

有一篇题为脑卒中患者电子健康素养的研究进展的综述论文，此文从电子健康素养的定义、内涵、评估与监测、与疾病结局的关联、影响因素及干预研究等方面进行了国内外文献回顾，以期为今后开展脑卒中患者电子健康素养的干预研究提供有效依据。此文以"电子健康素养" AND（"脑卒中" OR "中风"）为检索式，检索中国知网、万方数据知识服务平台和维普网；以"electronic health literacy" AND（"apoplexy" OR "stroke"）检索 Ovid、PubMed 等外文数据库，同时辅以文献追溯的方式进行检索。文献纳入标准：所有针对脑卒中患者电子健康素养的相关研究。文献排除标准：仅提到电子健康素养，但未对电子健康素养进行深入探讨的文献。

请回答：这样的检索策略是否高效？如何高效检索文献？

二、查阅文献

科学研究是在继承和借鉴他人研究和发现的基础上，不断进行新探索的过程。产生的初始意念是否能够上升为研究问题，需要查阅文献资料。在查阅文献的过程中，研究者能够全面、系统地了解课题的研究现状与背景、国内外研究进展，拓宽思路，开阔视野，发现研究的空白点；借助他人的研究结果，发挥自己的专业特长与优势，找到研究的突破口和创新点；借鉴方法，确定名词的定义、假设及限制，找到解决研究关键问题的设计方案、测量指标、测量工具与方法等，为研究提供科学依据。研究问题的科学性、实用性、创新性、可行性等均通过文献反映出来。因此，文献资料是选题的基石，好的选题必须要用强有力的文献作支撑。任何研究都要体现继承性与创新性，继承性要通过文献体现，创新性也是通过文献分析完成的。研究者通过文献阅读，分析、调整和修订自己的研究方向和范围，进一步建立假说、确定研究问题，避免无意义的重复和浪费（具体方法和步骤详见第三章）。

案例 2-1D

有一项脑卒中患者电子健康素养现状及影响因素的研究。研究目的是调查脑卒中住院患者电子健康素养现状，分析其影响因素，为提高脑卒中住院患者电子健康素养提供依据。本研究采用便利抽样法，选取住院的 580 例脑卒中患者为调查对象，采用电子健康素养量表（eHEALS）调查其电子健康素养现状，并采用 Logistic 回归分析脑卒中住院患者电子健康素养的影响因素。

请回答： 本项研究文献是否与研究主题相关？从此类文献中可以获取什么信息？

三、建立假说

科学研究的选题一般需要假说作支撑。在干预性研究中，在假说之前还需要一个干预理论框架作为假说的理论支撑，而在现况调查及质性研究中不需要研究假设。

（一）假说的定义

科学假说（scientific hypothesis）是根据已知的科学知识和科学事实，对未知自然现象及其规律性所作的推测性的解释和说明，是自然科学理论思维的一种重要形式。科学假说与那些毫无根据的臆造和迷信思想有着本质上的不同。科学假说具有科学性、预测性的特点。科学假说的形式是一个暂定的理论框架，其构成要素包括前提、相关概念及论述。也就是说，科学假说是以已知的科学事实或科学理论为前提，对未知事物及其规律、结果进行推测和推断的暂时性的假定，是一种带有推测性、假设性、未被证实性的理论思维。科学假说是由已知到未知，再将未知转化为已知的桥梁，是继承与创新的纽带，是科学创新的一种思维方式。科学研究的任务在于发现和揭示新的自然现象的本质，而现象的本质常被某些复杂多样的表现所掩盖，人们的认识必然有一个由表及里、由已知到未知的过程。因此，在科学研究过程中，为了探索事物的本质，常常需要根据已知的事实、知识、理论，对新事物的产生原因、发展规律给予合理解释，提出假说。对某一具体干预性研究选题来说，科学假说是在观察事实和研读文献的基础上，以客观事实和科学理论为前提，对研究对象、处理因素、干预效应三者之间将要发生的变化的合理推测。比如，新护士工作压力的干预课题组是以转变理论为指导，结合前期纵向研究结果提出的"实践—适应—沟通"新护士三阶段能力进阶模式，依照"压力接种训练"的框架，构建和验证了基于"压力接种训练"模式缓解新护士工作压力的干预方案，其中，形成的假设是"压力接种训练"的压力管理对改善新护士工作压力是有效的。

（二）科学假说的特征

科学假说不是主观臆断，它的前提是客观事实或科学理论，并以此为基础，对新的未知事物进行推断，因此科学假说具有科学性和推测性两个重要的特点。

1．科学性 科学假说是研究者在分析、观察客观事实，利用已知的科学理论或事实，对拟解决问题或现象给出的推测性的解释，它是以客观事实与科学理论为依据的，因此它具有科学性。由于科学假说立足于既有的科学知识和科学事实，这就决定了作为科学假说的必要条件，即科学假说的科学性。科学假说应具备原则上的可检验性，如果不具备原则上的可检验性，有关陈述就不能称之为科学假说。例如，1798 年英国科学家琴纳（Edward Jenner）发现挤牛奶的工人不会得天花，由此他提出"致敏科学"假说，因为挤牛奶的工人在工作中小量感染过天花病毒，体内产生了抵御天花病毒的抗体。该假说被无数科学研究所证实。牛痘的开发与应用就是建立在该科学假说基础上的成功案例。

2．推测性 科学假说来自于客观观察、科学知识，但又不等同于已知的客观事物、科学原理，它是对多种科学知识综合分析、归纳演绎后形成的新观点和新理论。因此，科学假说具有一定的推测性。如在席尔（Hans Selye）的精神压力学说研究案例中，他开始推测这些患者的血液中可能存在某种相同的激素，相同的激素导致了相同的症状、体征。经反复实验，除肾上腺皮质激素升高之外，并没有发现新的激素。于是，他推翻了自己的假说，基于这个新的客观事实，提出了"精神压力"学说，所以，科学假说具有一定的推测性，是在反复研究中逐渐被完善的。即便科学假说为伪，对科学的发展也有一定的影响作用。

案例 2-1E

经过查阅大量文献，研究者发现目前电子健康素养的概念和理论已经初步形成，脑卒中患者的电子健康素养水平较低，主要与年龄、文化程度、疾病导致的肢体功能下降、自我效能、健康信念、自我管理能力、照护者照护能力等因素有关。而提高电子健康素养干预措施主要是电子健康素养培训和专业健康网站使用。电子健康素养培训就是对参与者进行电子健康信息获取、理解、评估和应用等方面进行相关指导。实施培训团体主要由医生、护士、营养师等人员组成。相比建设专业健康教育网站，公众号和小程序成本更低、更方便、简单、易学。团队合作针对主要影响因素，共同建设脑卒中患者康复公众号或小程序，同时管理电子健康资源的开发和利用。护理人员在患者住院期间就鼓励患者自行操作，训练他们进行自我管理，查看个人康复计划，康复锻炼的方法等。

请回答：依据案例 2-1E 的研究背景，请确定一个护理研究选题。

（三）研究假说的陈述

研究假说建立在理论框架的基础上，主要陈述研究组间效应指标间大小、高低、多少等变化趋势的假定与推测，常用"比"或"较"作为连接词。在一个研究中，理论框架一般只有一个，而研究假说可能有若干个。以案例 2-1E 为例，通过阅读文献，电子健康素养交互模型（transactional model of ehealth literacy，TMeHL）解释了患者需要信任和使用电子健康服务，并与电子健康服务提供的相关人员进行了积极的沟通和交流，从而提高获取、理解、交流、评价和应用电子健康信息技能，以电子健康素养理论框架为基础，指导脑卒中患者使用脑卒中专业网站。在访问网站之前，患者参加网站使用培训，当遇到问题时，可向相关医护人员咨询。专业健康网站使用的干预方法多采用政府和医院主导的高质量网站，以避免网站上的不良信息影响参与者的学习效果。于是，以这个理论为依据构建干预方案的理论框架，构建和验证基于"电子健康素养交互模型"的干预方案，其中，形成的假设是此干预方案对改善脑卒中患者电子健康素养是有效的。如测量工具选用席肯（Seekin）等开发的电子健康素养量表（electronic health literacy scale，e-HLS），共 19 题，包含行动、态度和沟通 3 个维度，其研究假说可以描述如下。

（1）干预组比对照组"行动维度"的得分高。

（2）干预组比对照组"态度维度"的得分高。

（3）干预组比对照组"沟通维度"的得分高。

（4）干预组比对照组"电子健康素养"的总得分高。

以上研究假说即为研究的事前假说。统计学检验是对事前假说进行检验，如果事前假说得不到验证，需要做事后假说，应该在论文中予以说明，因为它关系到理论框架的科学性问题。

四、明确研究问题

明确研究问题就是把选题的方方面面都考虑周全，使研究问题清晰地呈现出来，包括界定清晰的研究对象、具体明确的干预因素和可测量的效应指标。从初始意念开始，经过查阅文献、研读文献，到建立理论框架和研究假说阶段，研究问题已经清晰地呈现出来。完整的研究问题可使研究的相关概念、范畴、内容和影响因素更加清晰、明确和具体。一个清晰的研究问题必须要有明确的研究对象、自变量、因变量及结局指标。

案例 2-2

有两项类似的研究：呼吸肌训练对支气管哮喘慢性持续期患者运动耐力及肺功能的影响；吸气肌肉训练与治疗性锻炼相结合对成人哮喘最大吸气压力的有效性：一项随机临床试验。

请回答：这两个选题有什么区别？哪个选题研究问题更明确？

在提出研究问题（特别是护理干预相关的研究问题）时，研究者常用 PICOS 要素原则梳理研究思路，进一步明确研究问题。

P（population）研究对象：需要研究的对象人群或代表与研究对象相关的问题。

I（intervention/exposure）干预措施 / 暴露因素：对研究人群采用的干预措施或暴露因素。

C（comparison/control）对照或另一种可用于比较的干预措施：即比较因素。

O（outcome）结局：代表与结局指标相关的问题。

S（study design）研究类型：即研究设计的类型，队列研究、病例对照研究还是横断面研究。

如果是质性研究，则可使用 PICoS 原则。P（patient）：患者或服务对象；I（interest of phenomena）：感兴趣的现象；Co（context）：具体情境；S（study design）：研究类型。

案例 2-3

  有一项三甲医院专科护士从事互联网＋脑卒中患者居家护理服务工作体验的研究。三甲医院专科护士作为医院护理服务的主力军，克服各种困难和障碍走进社区和家庭，提供专业的护理服务和指导。面临从业以来从未尝试过的新模式，护理人员会有怎样的真实体验呢？

  请回答：这个研究问题应该如何进一步明确？

五、确定选题

  明确研究问题后，基本上就可以确定研究课题的名称。题目应该符合简洁、明了、新颖、醒目、高度概括的原则。在干预性研究的题目中，至少应包括干预方法、研究对象和干预效应3个要素。例如，高强度间歇运动（I）对糖尿病患者（P）糖代谢（O）影响的研究；正念放松训练（I）对经皮冠状动脉介入治疗患者（P）睡眠质量（O）的影响。在调查研究中，题目应该包括调查对象、调查内容。确定选题就是要将研究问题转换为陈述句，准确、清晰地描述研究的主要目的和类型（表2-1）。

表 2-1 研究问题和选题陈述举例

研究问题	选题陈述
老年患者皮肤撕裂伤有怎样的流行特征？危险因素有哪些？	老年患者皮肤撕裂伤流行特征及危险因素的研究
ICU护士的职业认同感现状如何？有哪些主要影响因素？	ICU护士职业认同感的现状及影响因素分析
用认知疗法能够减轻车祸致残患者的心理压力、焦虑情绪吗？	认知疗法对车祸致残患者心理健康状况的干预研究
312经络锻炼法能够降低肥胖性1级高血压患者的血压与体重吗？	312经络锻炼法对肥胖性1级高血压患者血压和体重的疗效观察
安宁疗护护士在首次亲历安宁疗护过程中患者死亡的心理体验是怎样的？	安宁疗护护士在首次亲历安宁疗护过程中患者死亡心理体验的质性研究
协同护理模式下居家老年阿尔茨海默病患者管理方案有效吗？	协同护理模式下居家老年阿尔茨海默病患者管理的实践研究
脑卒中患者睡眠障碍与抑郁情绪有相关性吗？	脑卒中患者睡眠障碍与抑郁情绪的相关性研究
构建基于移动端虚拟患者的培养模式是否能提高护理学专业本科生的问诊能力？	基于移动端虚拟患者的护理学专业本科生问诊能力培养模式的构建研究
老年慢性心衰患者的健康素养、服药依从性与自我护理能力是否相关？	老年慢性心衰患者健康素养、服药依从性与自我护理能力的相关性研究
新护士工作准备度现状如何？影响因素有哪些？	新护士工作准备度及其影响因素调查分析

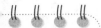

小 结

  选题是科学思维的过程，起始于初始意念，经查阅文献、反复研读文献、凝练问题，寻找理论支持，确定题目。选题需要符合科学性、实用性、创新性和可行性的基本原则。研究人员可以从护理临床实践、相关文献、课题指南、学术交流、学科交叉中选题。选题的程序包括提出问题、查阅文献、建立假说、明确研究问题、确定选题 5 个步骤。总之，选题是护理科研的第一步，需要研究人员及其团队系统检索，大量阅读，潜心挖掘，勇于创新，才能确定一个真正有研究价值的题目。

思考题

  1．请从"电子健康素养与脑卒中患者康复锻炼依从性"这个初始意念中提出可能的研究问题。

  2．请从"农村独居老年人的幸福感和生命质量"这个初始意念中提出可能的研究问题。

（王　涛）

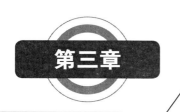

第三章　文献检索

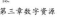

第三章数字资源

导学目标

通过本章内容的学习，学生应能够：

◆ **基本目标**

1. 描述文献检索基本步骤和策略。
2. 描述中英文文献检索数据库的检索途径和方法。
3. 分析文献检索在护理研究中的意义。

◆ **发展目标**

1. 根据确定的主题制定检索策略，利用中英文数据库进行文献检索。
2. 有效地组织、整理查询到的文献。

◆ **思政目标**

1. 具有勇于创新和跨学科合作的意识。
2. 具有科学的思维方法和全球视野。

案例 3-1A

随着老年人口数量的增加，老年衰弱发生率呈明显上升趋势，截至 2020 年，我国 60 岁及以上老年人口数量已达 2.64 亿，占总人口数的 18.7%，我国老年衰弱发生率达 12.8%。老年衰弱会导致不良健康结局（跌倒、骨折、失能、入住护理机构、死亡等），严重危害老年人的健康状况。有研究显示，体育锻炼可以有效地改善老年衰弱状况。

请回答：

1. 为了解体育锻炼对改善老年衰弱的效果，以及如何指导老年人进行体育锻炼，应检索哪些类型的文献？选用哪些数据库？
2. 为尽可能查全相关文献，研究者应如何制定检索策略？

在护理研究中，文献检索贯穿研究的全过程。在研究的准备阶段，通过文献检索，可以帮助研究者确定研究主题、寻找理论框架、进行研究设计、选择研究工具等；在研究的撰写阶段，通过查阅相关文献，可以协助研究者书写研究背景和讨论等部分。因此，文献检索是护理研究中不可或缺的重要环节。

第一节　概　述

　　科技文献汇集着世世代代千百万人对自然界认识的智慧，积累着无数有用的事实、数据、理论、技术、方法等科学的构思和假设，记载着许多成功的经验和失败的教训，是科学活动的重要产品，是科学技术得以积累、继承、创造和发展的基本途径。随着信息数据更新速度加快，要求医务工作者掌握文献检索的基本方法和常用的医学文献检索数据库，利用计算机快捷找到所需文献，解决临床问题。

一、概念

　　随着社会的发展、科学技术的进步，文字记录的方式和文字载体发生巨大变化，文献不仅包括传统图书、期刊、报纸印刷类文献，还包括音频、视频和数字载体文献。文献检索则需要通过检索数据库，进而查出更多所需文献。

　　（一）文献的定义及分类

　　1. 文献的定义　文献是一种存储信息或数据的载体，是记录、保存、积累和传递人类知识信息的一种工具。文献主要由所记录的知识、记录知识的符号、用于记录知识的物质载体、记录的方式或手段等要素构成。一般来说，文献在行文和格式上有特定的规范，如论文要有标题、作者、摘要、关键词、正文及参考文献等多个组成部分，其中标题、摘要和关键词3个部分能够比较精确地反映出文献的主要内容，同时也是进行文献检索的重要线索。

　　2. 文献的分类　按照出版形式，文献可分为科技图书、科技期刊、科技报告、政府报告、学位论文、会议文献及产品资料等。按照加工深度，文献可分为一次文献和二次文献。一次文献是指原始论著、期刊上刊登的原始研究、学位论文、研究报告、会议资料等。一次文献具有创新性、先进性、数量大、类型多等特点，是产生二次文献的基础。二次文献是指对原始文献进行收集、整理、归纳形成的文献，如综述、指南、教科书，二次文献是文献检索的主体。

　　（二）文献检索的定义

　　文献检索是指将文献根据外部特征（题名、著者、来源、卷期、页码等）或内部特征（关键词、主题词），按照一定的步骤和策略，在检索数据库中查出所需文献的过程。在护理实践中，文献检索帮助我们更新知识、解决问题。在护理研究过程中，通过文献检索，了解研究现状、解答疑问、完善研究方法、发现研究工具，寻找护理研究的前景与创新点。

随堂测 3-1

二、文献检索的意义

　　文献检索是利用文献获取知识、信息的基本手段。掌握合理的文献检索知识和技能，有助于我们便捷、高效地收集所需要的资料。

　　1. 文献检索是获取知识的重要途径　文献检索帮助我们更新知识、获取答案。医学的发展日新月异，我们所掌握的知识必须不断更新，才能满足临床的需要。在临床护理工作中，我们必须通过文献检索不断更新知识，为患者提供科学、系统的护理措施和健康教育。

　　2. 文献检索是科学研究的向导　文献检索是护理研究中非常重要的环节，贯穿从选题到论文形成的全过程。文献检索可以启发研究者的选题思路，帮助研究者明确研究方向，同时可以帮助研究者完善自己的科研设计。在研究过程中，通过文献检索，我们可以了解研究现状、确定研究问题、完善研究方法、发现研究工具、寻找科研的前景与创新点。

第二节 文献检索策略和常用数据库

在以知识创新和技术创新为特征的现代信息化社会中，护理工作者需要掌握医学文献检索策略和常用数据库的使用方法，从而高效地检索和利用医学文献，促进自身学习、工作和研究，成为善于学习的高素质人才。

一、文献检索策略

检索目的不同，对检索需求不同，选择的检索步骤也略不同。检索策略一般应包括确定检索词、选择数据库并确定检索思路、构建检索式、实施文献检索、调整文献检索策略等。同时，应根据需求定期更新及手工检索。

案例 3-1B

> 为明确目前已发表的文献中是否有"体育锻炼能否有效改善老年衰弱"相关的文章。
> **请回答：**如何确定检索词及检索策略?

（一）确定检索词

1. 将检索问题结构化 在进行文献检索时，应先将研究问题具体化。当对研究问题进行分析时，常用 PICO 策略进行具体化解析。

在案例 3-1B 中，为明确是否有"体育锻炼能否有效改善老年衰弱"的原始研究，首先要将以上问题分解为：

P：老年人。

I：体育锻炼。

C：无体育锻炼。

O：衰弱。

2. 确定恰当的检索词 检索词包括关键词（自由词）和主题词，即与所提临床问题有关的词，通常 PICO 中的 P 和 I 是进行文献检索时最重要的检索词。

（1）关键词：是指出现在文献的标题、摘要或正文中，对表达文献主题内容具有实质性意义的词语。关键词属于自然语言的范畴，未经规范化处理，检索时必须要考虑到与检索词相关的同义词、近义词等，提高查全率。

在案例 3-1B 中，关于老年人，可用的检索词可以是 aged，elderly，older people，older adults，senior 等；关于体育锻炼，可用的检索词可以是 exercise，physical activity，taiji，baduanjin，running，walking；关于衰弱，可用的检索词可以是 frailty，frail 和 prefrail。

（2）主题词：是经过优选和规范化处理的词汇，来自主题词表，常用的有美国国立医学图书馆（NLM）编制的《医学主题词表》（medical subject headings，MeSH）。主题词能提高文献的查准率和查全率，是课题检索的优先途径。同时可以利用主题词的树状结构，查找主题词的上、下位词及关联词，提高检索效率。目前支持主题词检索途径的数据库有中国生物医学文献服务系统和 PubMed。

在案例 3-1B 中，首先进入 PubMed 的 MeSH database 网址 https：//www.ncbi.nlm.nih.gov/mesh/，在检索框中输入"elderly"（图 3-1），查询到对应的主题词"aged"，在检索框中输入

"physical activity"，找到对应的主题词"exercise"，在检索框中输入"frailty"找到对应的主题词"frailty"，确定"aged""exercise""frailty"为主题词进行检索。

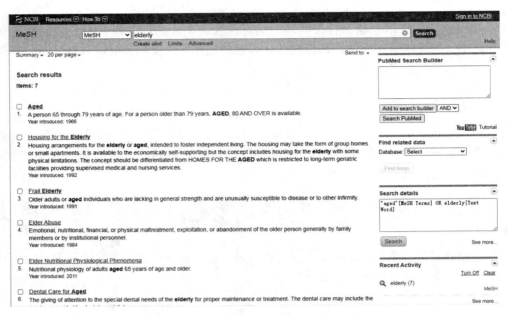

图 3-1　PubMed 主题词检索界面

（二）选择数据库并确定检索思路

研究者确定检索词后，面临的重要问题就是选择数据库。通常，文献检索是优先检索高质量的二次文献数据库，如 Cochrane Database of Systematic Reviews，收录了系统评价和指南；再检索原始研究数据库，如 PubMed，Embase，Cumulative Index to Nursing and Allied Health Literature（CINAHL），中国生物医学文献服务系统，中国知网（China National Knowledge Infrastructure，CNKI），万方数据知识服务平台，维普资讯中文期刊服务平台等。

（三）构建检索式

选择好数据库之后，还需要构建检索式。这是检索策略的具体表现。检索式由检索词和逻辑运算符组合而成。文献检索中常用的逻辑运算符主要有三种，即逻辑与（AND）、逻辑或（OR）、逻辑非（NOT）。

1. 逻辑与（AND）　表示概念之间的交叉或限定关系。在一个检索式中可有多个 AND，检索的文献同时含有两个或多个检索词，常用于缩小检索范围，提高查准率。

例如案例 3-1B 中，在数据库中进行检索时，在检索框中输入 aged AND exercise，表示检索的文献同时含有 aged 和 exercise 两个检索词。

2. 逻辑或（OR）　表示概念之间的并列关系。检索文献时，可同时含有或只含有两个或多个检索词中的一个，常用于扩大检索范围，提高文献查全率。

例如，案例 3-1B 中，在数据库中进行检索时，在检索框中输入 aged OR elderly，表示检索的文献含有 aged 和 elderly 两个其中的一个检索词。

3. 逻辑非（NOT）　表示概念之间的不包含关系或排斥关系。使用 NOT 运算符可用于缩小检索范围，从检出文献中剔除部分文献，提高查准率。

例如案例 3-1B 中，对数据库进行检索时，在检索框中输入 exercise NOT yoga，表示检索的关于 exercise 的文献中剔除包含 yoga 的文献。

（四）实施文献检索

下面以 PubMed 为例，对案例 3-1B 进行文献检索。通过网址 https：//pubmed.ncbi.nlm.nih.gov/ 进入 PubMed 检索界面，如图 3-2 所示，可提供基本检索和高级检索，检索时要将主题词和关键词相结合使用，避免漏检。

第一步，点击检索框下的 Advance 进入高级检索，选择检索途径主题 / 摘要 "Title/Abstract"，在检索框中分别输入 aged，senior，elderly，older people 和 older adults，五者逻辑关系为 OR（或）；同时选用主题词途径 "MeSH Terms"，在检索框中分别输入 aged，主题词途径和自由词途径之间用 OR 连接（图 3-3），点击 Search，得到 3 971 075 条结果。

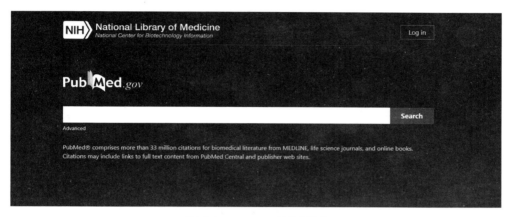

图 3-2　PubMed 检索界面

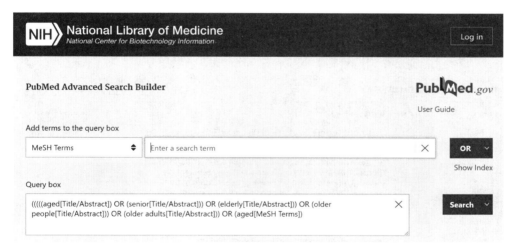

图 3-3　PubMed 高级检索界面

第二步，再次点击 Advance，选择检索途径 "Title/Abstract"，在检索框中分别输入 exercise，physical activity，taiji，baduanjin，running，walking，逻辑关系为 OR（或）；同时选用主题词途径 "MeSH Terms"，在检索框中分别输入 exercise，主题词途径和自由词途径之间用 OR 连接，点击 Search 进行检索，得到 582 402 条结果。

第三步，再次点击 Advance，选择检索途径 "Title/Abstract"，在检索框中分别输入 frailty、frail、prefrail，逻辑关系为 OR（或）；同时选用主题词途径 "MeSH Terms"，在检索框中分别输入 frailty，主题词途径和自由词途径之间用 OR 连接，点击 Search 进行检索，得到 31 357 条结果。

第四步，再次点击 Advance，可以看到 History（检索史），按照时间顺序列出每一步检索的序号、检索式、检索出文献篇数和检索时间（图 3-4）。点击旁边的“Add query”/“Add with AND”，对各步检索式进行组配检索，将第一步（# 1）、第二步（# 2）和第三步（# 3）通过 AND 组配，构建检索式（((((((aged [Title/Abstract]) OR (senior [Title/Abstract])) OR (elderly [Title/Abstract])) OR (older people [Title/Abstract])) OR (older adults [Title/Abstract])) OR (aged [MeSH Terms])) AND ((((((exercise [Title/Abstract]) OR (physical activity [Title/Abstract])) OR (taiji [Title/Abstract])) OR (baduanjin [Title/Abstract])) OR (running [Title/Abstract])) OR (walking [Title/Abstract])) OR (exercise [MeSH Terms]))) AND ((((frailty [Title/Abstract]) OR (frail [Title/Abstract])) OR (prefrail [Title/Abstract])) OR (frailty [MeSH Terms]))，进行检索，得到 3 840 条结果，即为案例 3-1B，在 PubMed 中初步检索文献，具体检索史及检索式见图 3-5。

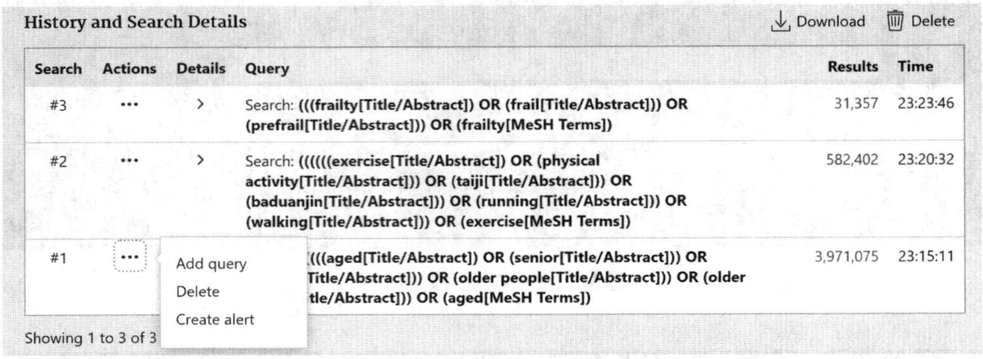
History and Search Details   Download   Delete

Search	Actions	Details	Query	Results	Time
#3	•••	>	Search: (((frailty[Title/Abstract]) OR (frail[Title/Abstract])) OR (prefrail[Title/Abstract])) OR (frailty[MeSH Terms])	31,357	23:23:46
#2	•••	>	Search: ((((((exercise[Title/Abstract]) OR (physical activity[Title/Abstract])) OR (taiji[Title/Abstract])) OR (baduanjin[Title/Abstract])) OR (running[Title/Abstract])) OR (walking[Title/Abstract])) OR (exercise[MeSH Terms])	582,402	23:20:32
#1	•••		Add query / Delete / Create alert … (((aged[Title/Abstract]) OR (senior[Title/Abstract])) OR … Title/Abstract])) OR (older people[Title/Abstract])) OR (older … tle/Abstract])) OR (aged[MeSH Terms])	3,971,075	23:15:11

Showing 1 to 3 of 3

图 3-4　PubMed 高级检索结果界面

History and Search Details   Download   Delete

Search	Actions	Details	Query	Results	Time
#4	•••	>	Search: ((((((aged[Title/Abstract]) OR (senior[Title/Abstract])) OR (elderly[Title/Abstract])) OR (older people[Title/Abstract])) OR (older adults[Title/Abstract])) OR (aged[MeSH Terms])) AND ((((((exercise[Title/Abstract]) OR (physical activity[Title/Abstract])) OR (taiji[Title/Abstract])) OR (baduanjin[Title/Abstract])) OR (running[Title/Abstract])) OR (walking[Title/Abstract])) OR (exercise[MeSH Terms]))) AND ((((frailty[Title/Abstract]) OR (frail[Title/Abstract])) OR (prefrail[Title/Abstract])) OR (frailty[MeSH Terms]))	3,840	23:30:02
#3	•••	>	Search: (((frailty[Title/Abstract]) OR (frail[Title/Abstract])) OR (prefrail[Title/Abstract])) OR (frailty[MeSH Terms])	31,357	23:23:46
#2	•••	>	Search: ((((((exercise[Title/Abstract]) OR (physical activity[Title/Abstract])) OR (taiji[Title/Abstract])) OR (baduanjin[Title/Abstract])) OR (running[Title/Abstract])) OR (walking[Title/Abstract])) OR (exercise[MeSH Terms])	582,402	23:20:32
#1	•••	>	Search: (((((aged[Title/Abstract]) OR (senior[Title/Abstract])) OR (elderly[Title/Abstract])) OR (older people[Title/Abstract])) OR (older adults[Title/Abstract])) OR (aged[MeSH Terms])	3,971,075	23:15:11

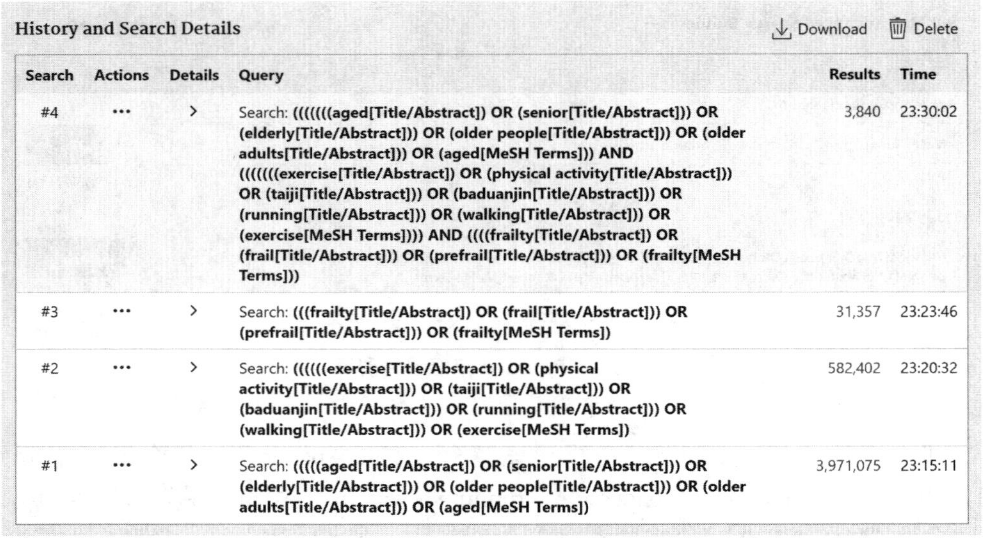

图 3-5　PubMed 检索史及检索式界面

（五）调整文献检索策略

在文献检索过程中，需根据检索目的不断改善和完善检索策略，通过扩大检索范围提高查全率，通过缩小检索范围提高查准率。

案例 3-1C

对"抗阻运动能否有效改善老年衰弱效果"相关文献进行检索时,研究者选用 resistance training AND frailty AND aged 检索式,通过 Title/Abstract 检索途径,在 PubMed 数据库中检索到 28 条文献。

请回答:为提高查全率,如何扩大检索范围?

1. 扩大检索范围,提高查全率　当检索出的记录过少时,可以使用以下方法提高查全率。

(1)对主题词进行扩展检索:当采用主题词进行检索时,可通过所选主题词的上位词进行检索,以进行主题词扩展检索;还可选用多个主题词检索,使用主题词表提示的相关主题词进行扩展检索。例如,案例 3-1C,若主题词 resistance training 换成其上位词 exercise,选用 exercise AND frailty AND aged,检索到 292 条文献,扩大了检索范围。

(2)用运算符 OR 扩大检索范围:检索时,将同义、近义的检索词用 OR 连接,如 aged OR senior OR older people OR elderly。

(3)采用截词检索:在检索词的词根或词尾加上截词符(*)进行扩展检索,如 exercise* 可检索出 exercise, exercises。

(4)使用通配符检索:将通配符(?)加在检索词中进行扩展检索,如 m?n,可检索出 man 和 men。

(5)去除连接符"-"检索:检索词之间有连接符"-",取消连接符以扩大检索范围。如 drug-abuse,去掉"-",drug abuse 可扩大检索。

(6)修改检索途径:检索途径由 Title/Abstract 修改为全文。例如,案例 3-1C,若检索途径由 Title/Abstract 换成 Text word,检索到 168 条文献。

2. 缩小检索范围,提高查准率　当检索出的文献过多时,可用以下方法缩小检索范围,提高查准率。

(1)采用主题词进行检索时,如所选用的检索词专指性不强,且该词下还有专指性更强的下位词,应选用专指性强的下位词检索。

(2)运用运算符 AND、NOT 缩小检索范围。

(3)将检索途径由全文修改为 Title/Abstract。

(4)通过限定论文发表时间和研究设计类型等缩小检索范围。

随堂测 3-2

二、常用医学文献检索工具和数据库

在以现代科技为核心、以知识创新和技术创新为特征的信息社会,护理人员需熟练掌握医学文献检索工具和数据库的使用,从而高效地检索和利用医学文献,促进自身学习、工作和研究,成为一名具有较强的情报意识和较高的信息素养,善于在现代信息社会中获取各类信息,善于终身学习的高素质人才。以下主要介绍常用的中英文医学文献检索工具和数据库。

(一)中文医学文献检索工具及数据库

1. 中国生物医学文献服务系统(SinoMed)　网址 http://www.sinomed.ac.cn,是中国医学科学院医学信息研究所研发的文摘型医学文献数据库。该数据库收录了我国 1978 年至今出版的 1000 余种生物医学及其相关期刊、汇编、会议论文的文献题录与文摘,学科涵盖基础医学、临床医学、预防医学、药学、中医学及中药学。该数据库检索系统具有主题词表、分类表、期刊表、索引词表等多种词表辅助检索功能,可从主题词、关键词、分类、著者、刊名等多种途径进行检索，还可进行截词检索、通配符检索及各种逻辑组配检索。

2. 中国知网（CNKI） 网址 http：//www.cnki.net，是目前世界上最大的中文学术期刊全文数据库，收录 1994 年至今（部分刊物回溯至创刊）国内出版的近 7400 种学术期刊，内容涵盖自然科学、工程技术、农业、哲学、医学、人文社会科学等各个领域，按出版内容分为 8 个专业总库和 10 个专辑。10 个专辑进一步分为 168 个专题和近 3600 个子栏目，是检索中文原始研究最重要的数据库之一。CNKI 以互联网和光盘两种载体传播，按光盘版、中心网站版、镜像数据库版 3 种版本定期连续出版。

3. 万方数据知识服务平台 网址 http：//www.wanfangdata.com.cn，收录理、工、农、医、哲学、人文、社会科学、经济管理和科教文艺八大类 100 余个类目的 6000 余种各个学科领域的核心期刊，并实现全文上网、论文引文关联检索和指标统计。2008 年 2 月，中华医学会与北京万方数据股份有限公司就数字出版领域的长期合作达成战略共识，签署了中华医学会 115 种医学期刊数据库独家合作协议。数字化期刊已经囊括了我国所有统计源期刊和重要社会科学类核心期刊，成为中国网上期刊的第一大门户。在万方数据知识服务平台界面，可按期刊分类方式浏览数据库，并可实现刊名检索、经典检索、专业检索和高级检索。

4. 维普资讯 中文期刊服务平台（维普网）网址 http：//www.cqvip.com，是重庆维普资讯有限公司推出的一个功能强大的中文科技期刊检索系统。收录 1989 年至今 12 000 余种期刊的 1000 万余篇文献，并以每年 180 万篇文献的速度递增。涵盖自然科学、工程技术、农业科学、医药卫生、经济管理、教育科学、图书情报和社会科学八大类 28 个专题。提供 5 种检索途径，即快速检索、传统检索、高级检索、分类检索和期刊导航。

（二）英文医学文献检索数据库

1. PubMed 是由美国国立医学图书馆（The United States National Library of Medicine，NLM）附属的美国国家生物技术信息中心（National Center for Biotechnology Information，NCBI）开发的数据库，是 NCBI 的 Entrez 检索系统中的数据库之一，其网址为 https：//pubmed.ncbi.nlm.nih.gov/。目前网上免费检索 Medline 数据库的网站有 30 余个，PubMed 是其中使用频率最高的网站，具有收录范围广、内容全、检索途径多、检索体系完备等特点，部分文献还可在网上直接免费获取全文。

（1）检索规则：PubMed 支持布尔逻辑检索，但布尔逻辑检索符号"AND""OR""NOT"必须大写。逻辑符号的运行次序是从左至右，括号内的检索式可作为一个单元，优先运行。此外，PubMed 也支持截词检索，截词符用 * 表示，如 bacter*，可以检出以 bacter 为词干的单词 bacteria、bacterium 等。截词功能只限于单词，对词组无效。

（2）检索结果处理

1）检索结果显示：①结果显示格式。检索结果的默认显示格式是 Summary，即题录格式，包括作者、标题、出处和 PMID 号。②每屏显示数量。限定每屏显示的篇数，选项包括每屏 10 条、20 条、50 条、100 条至 200 条。③排序。对当前显示的记录，可按出版时间、第一作者、期刊和标题进行排序。

2）检索结果输出：检索结果显示页上提供了 Save，Send to 和 Email 输出方式。保存操作时，可先用鼠标对记录左边的复选框打标记，点击 Save，在显示的对话框中选择保存格式，例如 Summary（text），之后点击 Create file，完成保存；Send 操作时，点击"Send to"，选择"Clipboard"，将所有记录（或选定的记录）添加到临时的粘贴板中。Clipboard 适用于将多个检索式查到的文献记录集中保存到一个文件中。点击"E-mail"，将检索结果发送到指定的电子邮箱中。

2. Embase

（1）Embase 光盘数据库：Embase 是由 Elsevier Science B.V 出版的荷兰《医学文摘》的光

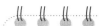

盘版，是目前世界上最常用的生物医学文献库之一。Embase 收录来自世界 70 余个国家出版的 4550 余种期刊的医药文献题录和文摘，其中药物信息的比重较大，欧洲期刊占 54%。收录文献的时间从 1974 年起，近年来 80% 以上的记录有文摘。

（2）Embase.com（http：//www.embase.com）：是由 Elsevier 公司推出的针对生物医学和药理学领域信息、基于网络的数据检索服务，将 Embase（荷兰《医学文摘》）的 1100 万余条生物医学记录（1974 年以来）与 7000 万余条 Medline 特有的记录（1966 年以来）相结合，囊括了 70 余个国家 / 地区出版的 7000 余种期刊，覆盖各种疾病和药物信息，尤其涵盖了大量欧洲和亚洲医学刊物。其检索规则、方法及结果处理与 PubMed 类似。

3．CINAHL 护理及相关健康文献累计索引（Cumulative Index to Nursing and Allied Health Literature，CINAHL）是专门面向护理及相关专业的数据库，是护理学领域中应用最为广泛的数据库。该数据库收录美国护理联盟（National League for Nursing）及美国护理学会（American Nurses Association）所有的英文护理学期刊和出版物，涵盖护理学、心理学、行为科学、营养学、康复等相关学科。CINAHL PLUS with full Text 是 CINAHL 的全文版，收录了包括 770 余种期刊和 270 余种图书在内的全文资源，以及多种会议论文、护理学学位论文、护理案例、多种疾病的循证护理说明等。其检索规则、方法及结果处理与 PubMed 类似。

4．Web of Science 进入 Web of Knowledge 平台后，选择 Web of Science，就进入了 Web of Science 检索界面，其界面语种有简体中文和英文两种，默认为中文界面，其检索方法包括一般检索（Search）、被引参考文献检索（Cited Reference Search）、高级检索（Advanced Search）4 种，系统默认一般检索。

（1）检索方法

1）一般检索：是一种组合检索，可选择一个字段输入相应检索词进行检索，也可选择一个以上的字段进行组合检索。系统默认 3 个字段，可点击"Add Another Field"添加字段。

2）被引参考文献检索：可回溯某作者撰写论文时引用的参考文献，跟踪该论文发表后的被引用情况。其优点主要是基于以往的、已知的信息，搜集新的、未知的信息，追踪同行专家的研究情况；通过参考文献回溯某个研究的起源；可以将参考文献作为检索主题词；探索研究论文之间的隐藏关系。被引参考文献检索提供 Cited Author（被引作者）、Cited Work（被引文献来源）、Cited Year（被引文献出版年）3 个字段检索，可以单独使用，也可配合检索。

3）高级检索：可将多个字段或历次检索顺序号组配检索。要求检索者熟练掌握检索字段代码，可直接在检索输入框中构造检索式。高级检索的逻辑运算符有 NOT、AND、OR 以及括号和位置运算符。

（2）检索结果处理

1）检索结果显示：分为题录格式和全记录格式两种。①题录格式：每页默认显示 10 条记录，可根据需要设置显示记录数。每条记录均与全文数据库链接。文献标题和被引次数均采用超链接方式，点击文献标题即可进入全记录格式，点击"Times Cited"可浏览引用文献。②全记录格式：在题录格式状态点击文献标题即可进入全记录格式界面，可浏览包括文摘等详细内容，还可利用其超链接功能获取更多信息，并对全记录进行存盘、打印、标记等处理。在全记录格式下，点击文献的作者，可以直接进行作者检索，了解作者发表的文献情况；点击"Times Cited"，可以查看引用文献；点击"References"，可以查看参考文献；点击"Citation Map"，可以查看引证图谱。

2）检索结果的优化：在题录格式下的检索结果优化区（界面左侧），可进行二次检索，并按照主题、文献类型、作者、来源、出版年、机构、语种、国家和地区等对检索结果进行分析，可进一步了解相关内容的详细信息。

3）检索结果标记：在题录格式下，选中文献记录前面的复选框，点击"Add to Marked

List"，可将选中记录添加到标记列表，也可在检索结果输出区域按提示操作将需要的记录添加到标记列表。

4）检索结果分析：点击检索优化区最下方的"Analyze Results"或题录显示区右上方的"Analyze Results"，可得到以图表方式对检索结果进行详细统计分析的显示。

5）生成引文报告：在题录格式下，点击右上方的"Create Citation Report"链接，可生成本次检索结果的引文报告。内容包括近几年发表文献统计的柱状图、近几年被引用文献统计的柱状图、总被引次数、篇均被引次数，以及每篇文献的年被引次数、被引总次数、平均年被引次数。

6）检索历史：可对检索历史进行组配检索，也可保存到本地硬盘、建立检索跟踪服务、导入检索历史进行重新检索等。

三、文献检索中的常见问题

随着信息技术的发展，网络检索成为文献检索的重要手段。检索人员需要制定检索策略，使用常用的医学文献检索数据库，否则会导致漏检或误检。文献检索中的常见问题如下。

1．检索词确定不恰当　检索词要根据专业实际、文献数量、检索要求来确定。如果只选择使用频率高的词，会造成漏检。语义间的关系包括同义、属分和相关关系。在词表中只显示同义关系就会造成标引分散，降低检全率；如果属分关系不正确，对于非专业人员来说，会因不知其上、下位概念而造成漏检；如果无相关关系显示，检索范围则无法扩大，不能提高检全率。一般来讲，在词表中若能够排除一词多义现象和同形异义情况，则可能提高检准率，否则会增加漏检率。例如，检索体育锻炼相关文献，检索词选用 exercise OR aerobic exercise，exercise 这个检索词本身已经包含了 aerobic exercise，则检索范围无法扩大，不能提高检索率。

2．检索方法选择不恰当　在检索电子文献时，有些研究者常常不加考虑地使用系统默认的检索方式，这些通常仅仅是初级的检索方式。事实上，无论是中文数据库还是外文数据库，一般都提供了多种检索方式，比较经典的检索方式有初级检索、高级检索和专业检索，此外有些数据库还提供分类检索等。一般来讲，初级检索提供的检索框较少，字段有限，不能选择布尔逻辑关系，这些特点决定了初级检索难以胜任更全面、更精确的检索需求。高级检索通常提供更多的检索框，检索项可以自由选择，可以选择检索途径，如题目、摘要、全文，并能选择布尔逻辑关系，所以高级检索比初级检索的检索能力要强。专业检索可以通过各种运算符构建专业检索表达式，其灵活性和检索能力又比高级检索上了一个层次。分类检索是指通过限定检索的类目范围，以去除不相关文献的一种检索方式。例如，检索养老机构老年人衰弱相关文献，选用高级检索，通过检索式（nursing home [Title/Abstract]）AND（frailty [Title/Abstract]），可以检索到在题目或摘要中含有 nursing home 和 frailty 的所有文献。

3．侧重于期刊类数据库，忽视其他文献类型数据库的利用　高校购置的数据库种类相当丰富，除期刊类数据库之外，还有电子图书、电子报纸、会议论文、学位论文、科技报告、标准及专利等数据库。但在检索课题资料时，很多学生仅仅选择期刊类数据库，而忽视其他文献类型数据库的利用。当前，很多数据库平台本身集成了很多文献类型的子库，如 CNKI 集成了期刊库、学位论文库、报纸库。在默认的多个数据库内检索，很多学生即使检索到学位论文等非期刊类文献，也不会选择去下载和阅读，也鲜有主动到专门的会议论文库、标准库和专利库里检索文献。不同类型的文献有各自的特点和作用，它们相互补充，共同构成学术研究的文献保障体系。针对特定课题检索资料时，仅仅选择一种文献类型是片面的和不科学的。例如，某研究者检索"养老机构衰弱老年人生命质量"相关的文献，仅选择下载期刊库中的文献，忽视了学位论文库、报纸库及会议论文库中的文献，导致学位论文"养老机构老年人生命质量及其影响因素研究"及"养老机构老年人生命质量轨迹及其预测因素"等重要文献被遗漏。

4．报道存在时差性　刊物一般分为周刊、半月刊、月刊、双月刊、季刊、半年刊和年刊。首先，由于各种刊物受办刊宗旨和办刊性质决定，办刊时间长短不一，在一定程度上影响了检索。其次，各编辑部在处理文稿时，由于受各自条件的影响，现代化程度高，处理文稿速度快，文献报道时差则短；反之，文献报道时差则长。最后，大量文献发表后，尚需一段时间才能被收录到数据库内，这段时间就造成文献检索的空档。因此，在查阅文献时，应充分利用计算机网络技术，提高查阅文献和获取信息的效率，如可查阅一些期刊的网络优先版。此外，可通过咨询相关期刊编辑、某领域相关专家学者的最新研究成果等，尽量缩短报道时差。

5．忽视多次检索的重要性和必要性　在数据库中检索文献时，当检索一次得不到满意的结果时，有些研究者就认为这个数据库里没有相关的文献，或者转到其他数据库中检索。这是初学者容易走入的误区，同时也是文献检索的大忌。事实上，针对特定课题进行文献检索时，即使是熟练的专业检索人员，也很难做到一次检索即得到满意的结果。应通过检索结果的反馈，仔细分析检索策略的缺陷，并进行适度调整，多次、反复检索，才能获得满意的结果。例如，在 CNKI 中检索"风险预测"时，如发现检索结果不是很满意，可增加检索词"危险因素、成因、影响因素、原因、风险"等，以避免漏检。

第三节　文献管理

研究人员通过文献检索，得到大量的文献信息，如果不进行合理的整理，不仅会耗费大量的时间与精力，还会造成文献的引用不完整、不系统。因此，文献管理也是科研工作中的重要环节。

一、传统文献管理

文献检索后，首先要进行文献信息整理。研究者在广泛阅读文献的基础上，对代表性、相关性强的文献给予标记，并做好笔记。

（一）文献记录

文献的记录和整理是在检索、筛选、阅读文献的过程中随时进行的工作。传统的文献记录主要通过笔记、复印、文献记录表等方式进行整理。研究者可以根据自己的阅读习惯及文献数量选出合适的记录方法。特别是在撰写综述时，研究者可以尝试将重要的文献列于一个表格中，便于对文献进行比较、分析、综合。通常，文献记录表包括文献的研究目的、研究设计、研究对象、研究场所、干预方法（干预性研究）、资料收集方法、统计分析方法、研究结果及结论。表 3-1 为文献记录表的示例。

表 3-1　文献记录表（描述性研究）

题目	研究目的	研究设计	样本量及抽样方法	资料收集方法	统计分析方法	研究结果	结论
文献 1							
文献 2							
……							

（二）文献引用

在利用文献信息时，不要抄袭已有文献。对已有文献观点、数据等的引用，必须注明出处，引用不得改变或歪曲被引内容的原意。教育部社会科学委员会于 2004 年讨论通过的《高等学校哲学社会科学研究学术规范（试行）》中，对学术引文规范规定如下：①引文应以原始文献和第一手资料为原则。凡引用他人观点、方案、资料、数据等，无论曾否发表，无论是纸质或电子版，均应详加注释。凡转引文献资料，应如实说明。②学术论著应合理使用引文。对已有学术成果的介绍、评论、引用和注释，应力求客观、公允、准确。伪注、伪造、篡改文献和数据等均属学术不端行为。

> **■■知识链接**▶
>
> **毕业论文查重**
>
> 　　按照《中华人民共和国学位条例暂行实施办法》第三条，完成毕业论文是授予本科生学士学位的必要条件之一。由于教学体系、管理体制、学生就业压力等问题，本科生毕业论文的质量问题凸显。为加强本科生毕业论文监管，打击学术造假、学术不端等行为，国内高校非常重视毕业生学位论文的质量，同时也加强了学位论文查重的检测。研究报道显示，国内大部分高校制定的本科生毕业论文文字复制比最高为 15% ~ 20%。在论文答辩之前，学校进行论文复制比检测结果若超过 20%，原则上该学生将推迟或不得参与论文答辩。NoteExpress 涵盖中国学术期刊数据库、中国学位论文全文数据库、中国学术会议论文数据库、中国学术网页数据库、中国专利文献数据库，可以对论文进行检测，详见 http://jc.inoteexpress.com/dynamo/index.html。

二、文献管理软件

　　随着信息技术的发展，为满足科研人员高效、准确、便捷地管理大量文献的需求，信息技术人员开发了一系列文献管理软件。文献管理软件包含了文献的检索、整理、分析、引用等功能，有助于快速、准确地处理大量文献信息，可以为科研人员节省大量的宝贵时间。常用的文献管理软件主要有国外的 EndNote、Reference Manager，国内的 NoteExpress 等。

　　（一）文献管理软件的主要功能

　　1. 高效检索收集文献　通过个人电子计算机和网络数据库，大量的文献数据可以通过文献管理软件直接检索和导入文献管理软件。网站网页、网站 PDF 等文献通过文献管理软件可以被识别出文献标题、作者等字段，文献自动根据文献内容创建题录。

　　2. 智能组织管理文献　文献的添加、删除、编辑、排序、去重等管理高度自动化。在文献管理软件中，可以通过附件将文献全文添加在相应的文献题录下，进行文献阅读，可以随时对文献进行标记、做笔记。

　　3. 文献管理云共享　网络版文献管理软件与个人计算机文献管理软件连接，两者之间相互独立，也可以同步更新数据，将文献与文献、文献与个人连接起来，实现人与人之间文献与知识的共享。

　　4. 引文写作一体化　WPS 或 Word 办公软件与文献管理软件相关联。当用户撰写文档时，能直接从文献管理软件数据库中搜索到指定文献，并插入文中指定的位置，无须手工输入。同时，文献管理软件提供了多种文献格式，用户可以根据期刊要求自动调整文献格式。

文献管理软件

科研工作者面对大量检索到的文献，如果采用传统手工记录进行文献管理，会消耗大量的时间和精力，还会造成对文献引证的不完整、不系统，此时可以使用文献管理软件进行文献管理。

（二）NoteExpress 文献管理软件

1. NoteExpress 介绍　NoteExpress 是北京爱琴海乐之技术有限公司研制的软件，支持WPS 和 Word 文字处理器应用程序。通过 http：//www.inoteexpress.com/aegean/ 可下载个人免费版。NoteExpress 的特点：①可获取丰富的文献资源的互联网数据；②在 NoteExpress 客户端、浏览器插件不同屏幕、不同平台之间，利用碎片时间，高效地完成文献追踪和收集工作；③智能识别全文文件中的标题、DOI 等关键信息，并自动更新、补全题录元数据；④内置的写作插件，使用 Word 或 WPS 撰写科研论文时，实现边写作边引用参考文献；⑤内置标准的参考文献格式，支持格式一键转换，支持生成校对报告，支持双语格式化输出。

2. NoteExpress 功能及操作方法

（1）文献收集：首先，NoteExpress 可通过添加目录将电子计算机文件夹全文导入进行收集文献。具体操作方法：在数据库目标文件夹上点击鼠标右键，选择［导入文件］，点击［添加目录］，或直接将电子计算机中多个文献全文拖拽到 NoteExpress 文件夹或题录列表中，点击工具栏［智能更新］，则完成题录更新。其次，NoteExpress 可对格式文件进行批量导入。具体操作方法：在电子数据中进行文献检索后，选择 NoteExpress 格式进行文献导出，保存于电子计算机中，打开 NoteExpress 软件后，选中导入目标文件夹，单击鼠标右键，选择［导入题录］，找到格式文件所在位置，选择［NoteExpress］过滤器，即完成批量格式文件导入。最后，NoteExpress 支持数百个电子数据库，如中国知网、万方数据知识服务平台、维普网、PubMed、Web of Science，系统检索后，通过勾选题录，进行文献收集，并可下载全文。

（2）文献整理：NoteExpress 可对已收集的文献进行查重（本数据库中文献是否重复）、标记及做笔记。①文献查重：提前选中待查重文件夹，点击工具栏［查重］，视情况可勾选［大小写不敏感］和［忽略标点符号和空格］，点击确定后，重复题录会高亮显示，即可进行删除。②文献标记：在题目的标题上，可点击标签进行筛选定位相应与文献题录，同时可对题录进行排序，如按照重要性、作者、发表时间、期刊进行排序。③文献做笔记：点击文献信息栏［笔记］，阅读文献时可随时随地做笔记，并可一键插入写作文档中，如图 3-6 所示。

（3）文献使用：文献检索的主要目的就是写论文、做研究课题，NoteExpress 支持 Word、WPS 写作软件，在论文撰写过程中，可完成插入引文、插入笔记、修改文献格式等。具体操作方法：先打开 Word、WPS，鼠标停留在需要插入引文之处，回到 NoteExpress，选中要应用的题录，点击工具栏［引用］或回到文档，点击［插入引文］，即可自动生成参考文献。根据期刊要求，若要修改参考文献格式，点击文档的工具栏［格式化］，选中目标文献格式，即可一键替换，NoteExpress 自带 4000 余种文献格式。文献引用结束后，点击文档工具栏［去除格式化］，选择［清除域代码］，即可生成纯文本格式文档。因清除域代码后将不能对文档进行格式化，此过程不可逆，应注意备份。

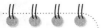

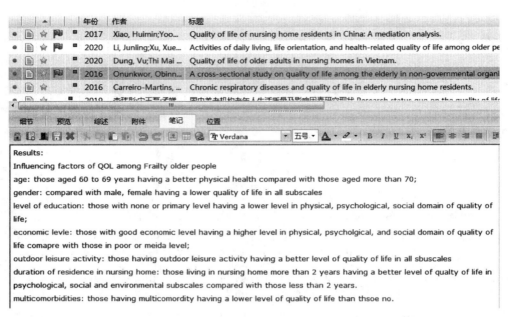

图 3-6　NoteExpress 文献整理操作界面

知识链接

EndNote 简介

　　EndNote 是由 Thomson ResearchSoft 公司研制开发的文献管理软件。该软件为收费软件，通过 https：//endnote.com/ 可下载。EndNote 的特点：英文文献兼容好；辅助协作，可以在 Word 中实现插入引文、格式化引文等功能；可根据期刊要求自动调整参考文献格式；可建立个人参考文献与图像数据库。详见 https：//endnote.com/。

小 结

　　文献检索贯穿研究的全过程，是护理研究中非常重要的环节。文献检索策略包括确定检索词、选择数据库并确定检索思路、构建检索式、实施文献检索、调整文献检索策略五个步骤。文献管理工作包括文献的记录和引用，常用的文献管理软件主要有国外的 EndNote、Reference Manager，国内的 NoteExpress 等。

 思考题

　　1．某研究者要检索抗阻训练对绝经后患者骨质疏松影响的相关文献，请列出检索文献时采用的检索词和可利用的数据库。

　　2．某研究者要检索社会参与对社区老年人生命质量影响的文献，请列出文献检索策略。

（许丽娟）

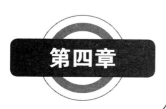

研究设计

导学目标

通过本章内容的学习，学生应能够：

◆ **基本目标**

1. 解释研究设计的基本概念。
2. 陈述研究设计的内容。
3. 概述护理研究设计的常见类型。
4. 描述研究效度的概念。
5. 陈述不同类型偏倚的概念。

◆ **发展目标**

1. 根据研究问题确定研究类型，并进行研究方案的设计。
2. 识别研究中存在的偏倚及提出改进方法。

◆ **思政目标**

1. 具备严谨求真、评判创新的科研思维。
2. 具备团队协作精神。

护理研究是以人为主要研究对象的科学研究，由于研究个体的经济、文化、民族及宗教信仰各有不同，其生理特点、疾病特点、治疗要求也不相同，患病后受社会、心理、生理综合因素的影响，研究对象对护理研究的依从性也各不相同。因诸多不可控因素的影响，导致护理研究容易出现偏倚和随机误差，从而影响研究的真实性和可靠性。因此，在研究问题确立之后，如何对研究内容做出计划、安排，构建科学、合理、可行性好的设计方案，是确保护理研究质量的关键。本章主要介绍研究设计的内容、护理研究常见的设计类型以及研究中的质量控制。

第一节　研究设计概述

案例 4-1A

糖尿病的管理一直备受各方关注。在应用互联网＋慢性病管理模式对 2 型糖尿病患者进行管理的研究中，采用随机对照试验，基于患者体征信息大数据，构建糖尿病并发症预警模型，建立互联网＋糖尿病管理云平台，旨在探讨社区有效管理慢性病患者的模式。

请回答：本研究的设计可包括哪些内容？

研究设计是对科学研究具体内容的设想和计划安排，是科研工作的一个重要环节。在确定选题之后，研究者应根据研究目的选择合理的设计方案，对研究的全过程制订全面的计划，用以指导研究过程的步骤和方向，从而保证研究的科学性与可靠性。

一、研究设计的概念

研究设计（research design）是在进行研究之前，利用专业知识和研究设计的原理、原则和方法，对科研项目的目的和意义、目标与内容、研究对象和观察指标、研究方法和设计路线等内容进行全面的计划和安排，并制定具体方案的过程。研究设计通过对设计内容的具体实施完成研究目的，实现研究目标。

二、研究设计的内容

研究设计的内容一般包括确定研究对象、设立对照、确定干预措施、观察指标、研究变量、确定研究资料的收集和分析方法，从而获得真实、有效的研究结果。

（一）确定研究对象

研究对象是根据研究目的而确定的，主要指人群、患者、实验动物及各种标本等。理论上，研究对象是符合要求的全体，但在实际研究过程中，根据需要选出一部分个体来组成研究对象，统计上称为样本（sample），并且通过这些样本的研究结果来推论总体（population）。所以确定研究对象时，要根据总体的特征选用合适的抽样方法及足够的样本量，确保满足总体的条件及样本的代表性。在实际研究中，选择研究对象时应注意以下几点。

1. 严格规定目标人群　研究者应根据研究目的界定研究对象的纳入标准与排除标准（详见第五章）。以人为受试对象时，受试对象可分为患者、高危者或健康的人。病例选择最基本的要求是明确诊断标准与分期。此外，还应考虑所选病例能否与研究者合作，以及是否符合伦理学原则。

2. 按随机原则选取样本　在选取样本和将研究对象分组时，为避免来自研究者与研究对象两个方面的主观因素的干扰，保证样本的代表性和提高组间的均衡性，在确定研究样本后，需进一步采取随机的方法选取样本和对研究对象进行分组，使每个被选者选中的机会是均等的，或者是研究对象以同等的机会分配至实验组或对照组。随机的内涵包括两个方面，即随机抽样（详见第五章）和随机分组。护理研究中常用的几种随机分组方法如下。

（1）简单随机法（simple randomization）：研究对象以个体为单位，采用掷硬币、摸球法、抽签法、随机数字表等方法，从目标人群中按同等的概率抽取个体，分别纳入试验组和对照组。

案例 4-1B

在应用互联网＋慢性病管理模式对2型糖尿病患者进行管理的研究中，研究采用随机对照试验设计，选取从综合医院转介社区的2型糖尿病患者100例作为研究对象，利用随机数字表将研究对象分为实验组52例和对照组48例。实验组接受互联网＋医院社区一体化的慢病线上健康管理模式，对照组接受常规慢病健康管理。

请回答：本案例是采用哪种随机化方法对100例研究对象进行如何分组的？

（2）分层随机法（stratified randomization）：先将受试对象按某些特征（如年龄、性别、病情轻重程度）分成不同层次，然后在每层内随机地把研究对象分配到试验组和对照组。案例

4-2 采用的就是分层随机法（图4-1）。分层的目的是提高主要混杂变量在两组分布的均衡性，从而提高组间的均衡性。

案例 4-2

　　我国失能老人照顾者资源短缺，照顾负荷较重，心理健康状况不容乐观。本研究预采用认知重评团体对失能老人照顾者进行辅导干预，以减轻其焦虑和抑郁水平。现将193名失能老人照顾者以分层随机法进行分组：将研究对象根据性别、学历、被照护者失能程度等对情绪影响较大的因素进行分层（2×2×3层），然后将每层内同质个体使用计算机随机分配到对照组（96人）和观察组（97人）。观察组采用认知重评团体辅导；对照组采用以支持性心理护理为主的干预措施对两组失能老人照顾者进行干预。

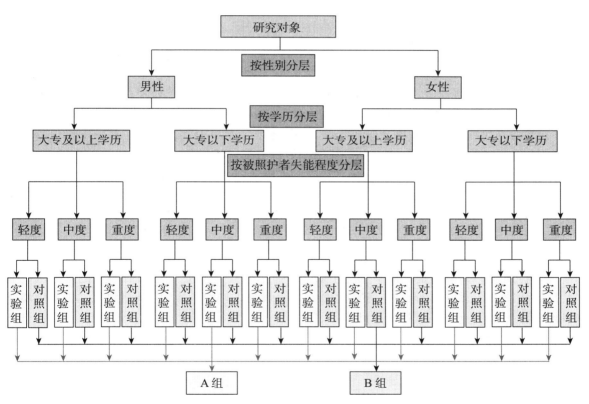

图 4-1　分层随机法图例

　　（3）区组随机分组法（blocked randomization）：将影响研究结果的主要非处理因素作为划分区组的特征，将全部研究对象分为若干个区组，使每个区组内研究对象的一般情况（如性别、年龄、职业、病情）相同，每个区组内的研究对象与研究因素的水平数相等，然后分别使每个区组内的研究对象随机地接受研究因素某一水平的处理，从而保证组间的均衡性。

案例 4-3

欲研究三种不同的压疮护理方法哪一种更有效，研究者按照随机区组设计，分配 5 个区组的 15 只小白鼠接受 A、B、C 三种不同的方法护理压疮。将小白鼠的体重从轻到重编号，体重相近的 3 只小白鼠配成一个区组，然后按照随机数字表排序，各区组中的 1 号接受 A 方法、2 号接受 B 方法、3 号接受 C 方法。

请回答：本研究设计采用哪种随机分组法？为什么？

（4）整群随机法（cluster randomization）：是将研究对象以社区或团体（如家庭、学校、医院、村庄或居民区等）为单位，进行随机分组，抽到的群体中所有观察单位都将作为研究样本。通常情况下，如采用相同样本量，整群随机抽样误差最大，但此方法具有节约人力及物力、方便、易实施等优点，在实际工作中可行性较好，适用于大样本研究。

案例 4-4

某"工作场所戒烟计划"项目课题组以邀请函件和电子邮件的方式，在香港不同规模、不同行业的公司招募成年吸烟者（92.0% 为男性，90.9% 在未来 30 天内没有戒烟准备）参加本次研究。以公司为研究单位，按照整群随机法分组。其中，对照组的研究对象接受文本短信宣传干预进行戒烟，实验组的研究对象接受专门 App 互动聊天进行戒烟。对照组与吸烟危害、戒烟技巧等短信无互动，试验组与参与咨询指导的戒烟师有互动，两组均在 1 周、1 个月、3 个月、6 个月和 12 个月时接受简短的电话咨询。

请回答：本研究设计是如何按照整群随机法进行分组设计的？

---

3. 保证足够的样本量　样本量（详见第五章）所谓"适量"，是指有一定把握得出正确研究结论时所需要的最小样本量，避免资源浪费。足够的样本量是为了保证结果的可靠性和准确性。因此，应避免样本量过大或过小。

（二）设立对照

对照（control）又称控制，在干预性研究中，除干预因素对研究结果产生影响外，还有一些非干预因素也会对结果产生影响，而设立对照的目的就是控制实验干预以外的能影响研究结果的干扰因素的影响。设立对照时，要求所比较的各组间除干预因素不同外，其他非干预因素应尽可能相同，以此保证客观评价干预效果。如案例 4-2 "认知重评团体对失能老人照护者焦虑抑郁的影响"在选择实验组和对照组时，将性别、学历、被照护者失能程度这些容易对干预结果产生影响的因素作为分层条件，将每个分层同质个体随机分配到实验组和对照组。通过分层控制混杂变量，提升研究结果的准确性和有效性。设立多少个对照组，是依据研究的目的和需要控制因素的多少而定，常见的对照形式有以下几种。

1. 按照对照组的处理措施分类

（1）标准对照（standard control）：以现有的标准值或某病的护理常规等作对照，与试验组的干预措施效果比较，是临床研究中常用的对照方法。标准对照还可用于研究某种新的方法能否代替传统方法。例如，快速流程与标准护理在腹腔镜高位直肠癌癌前病变切除术患者中应用的对比研究中，将实施择期腹腔镜高位直肠癌癌前病变切除术患者随机分为两组，对术后接受快速流程康复方案组（实验组）和标准护理方案组（对照组）的护理效果进行对比分析。

（2）空白对照（blank control）：对照组不施加任何处理措施。由于通常是非盲的，容易引起试验组和对照组受试者的心理差异及护理与观察上的区别对待，从而可能影响到实验结果的正确评价。空白对照一般适用于病情轻且稳定的患者，即使不给予任何处理，也不会产生伦理道德方面的问题。如进行家庭整体与个体干预模式对肥胖儿童健康知识 - 态度 - 行为（KAP）影响的试验研究，随机选取 3 所小学，以全校肥胖儿童为研究对象，分为家庭整体干预组、个体干预组和空白对照组，比较干预前后各组肥胖儿童 KAP 的变化。

2. 按照研究设计方案分类

（1）同期随机对照（concurrent randomized control）：将研究对象按严格规定的随机化方法同期分配到试验组和对照组，可较好地保证各组之间的均衡性，有效地避免了潜在未知因素对实验结果的影响。设立同期对照，可以同时对各组进行观察，有效地避免了实验先后顺序对结果的影响。因同期随机对照需要一半的样本作为对照，所以需要的样本量较大，且在有些情况下可能会涉及伦理问题。

（2）非随机同期对照（non-randomized concurrent control）：有同期对照，但实验组与对照组未严格按照随机化原则进行分组。由于护理对象为人，该对照一般用于避免出现伦理问题或者出现实验干扰（即研究组对象与对照组对象的交流）而影响实验效果时所使用。如某研究小组对一所养老院的糖尿病老人进行饮食干预的研究。如果单纯对随机分组的实验组进行干预，对对照组不公平，也难以避免两组对象进行交流而影响实验效果。因此选择了非随机对照，在其他变量相近的两所养老院，一所作为实验组，另一所作为对照组，进行试验干预。这种方法简便易行，易被研究者或研究对象所接受。但由于非随机分配，可能因选择偏倚导致两组基线不一致，可比性相对较差。

（3）自身对照（self-control）：对照和试验在同一受试对象身上进行，主要用于研究对象个体差异较大或者变量不稳定的研究。例如应用某种心理干预方法减轻癌症患者的疼痛，患者个体差异较大，其疼痛阈值因人而异，经常大量饮酒或经常使用镇痛药的患者其疼痛阈值低，而精神敏感患者其疼痛阈值高。此种情况即便使用同期随机对照，也有可能影响实验结果，因此使用自身对照较好。

（4）配对对照（matching control）：将研究对象以可能对研究结果产生影响的混杂因素（如年龄、性别、病情）为配比条件配成一对，通常采用 1∶1 或 1∶2 配对。再分别给予不同的处理因素，并比较两组的处理效应。本方法的优点是可以保证比较组之间主要影响因素的均衡性。

案例 4-5

上海市普陀区脑卒中后抑郁危险因素的配对病例对照研究中，选取 142 例脑卒中并发抑郁患者，按照 1∶1 配对选取 142 例脑卒中后未出现抑郁的患者，采用多因素 logistic 回归分析。

请回答：本研究设计可按照哪些配对条件将脑卒中后患者分配至观察组和对照组？

（5）历史对照（historical control）：在研究中仅设实验组，将以往的研究结果作为对照，属于不同期的非随机对照组设计，其对照的资料可来自文献和医院病历资料。历史对照比较方便，可缩小研究样本，节省人力、物力，但偏倚较大。在特殊情况下，如对一些预后极差的疾病，采用历史对照具备一定的说服力。

（三）确定干预措施

干预措施（intervention）又称处理因素，是指研究者根据不同的研究目的对研究对象进行干预的具体方法，干预后可引起直接或间接效应反应。它可以是主动施加的某种外部干预或措施，也可以是客观存在的固有因素或自然条件等，这就是区别实验性研究还是非实验性研究的要点。在整个研究过程中，应该保持干预标准化，即处理因素的性质、强度、施加方法、时间、频次及实施干预者等应始终保持一致，才能保证效应的一致性和准确性。

（四）观察指标

观察指标（observation indicators）在实验和类实验研究中又称测量标准，是用于测量和评定实验效果的指标。如研究一种新的降血糖药，血糖值是判断该药物降糖作用的重要观察指标之一。再如，案例 4-1A 中 2 型糖尿病患者空腹和餐后 2 小时血糖值、糖化血红蛋白值等是该研究实施慢病管理模式效果的观察指标。研究中可根据研究目的和内容选择多个指标。选择指标时要注意如下几点。

1. 特异性 指所选用的指标可明显地反映处理因素的作用，不受其他因素的干扰。如偏瘫患者预防泌尿系感染不同护理方法的比较研究中，可选择尿菌培养、膀胱刺激征等作为判断泌尿系感染的特异性指标，而体温、血常规白细胞计数指标对于判断泌尿系感染是非特异性指标。

2. 客观性 客观指标常用定量的方法测量，如患者的血糖、血压。在护理研究中，有很多主观指标，如疼痛、生命质量评价，这些主观指标常以一定的评分标准予以量化，使其具有客观性。例如评价疼痛常采用语言评价量表（VDS）、面部疼痛表情量表（FPS-R）、主诉疼痛分级法（VRS）、视觉模拟评分法（VAS）、数字评价量表（NRS）等来量化疼痛的程度和等级。

3. 稳定性 观察指标应考虑其稳定性，指标不随着研究时间推移或研究环境的不同而变化，但该指标会随着研究干预因素的变化而变化。因此，选择观察指标时，应尽量选择在研究中变异程度小的指标。如选用糖化血红蛋白值作为监测糖尿病患者血糖变化的指标，其稳定性优于血糖值。

4. 可行性 应考虑所选指标能否真正获得科学的数据，有时虽然课题选得很好，但因确定的指标达不到要求或不可行，只能考虑修改内容或观察项目。如在校的护理本科生设计孤独症儿童护理干预措施研究，但孤独症儿童的护理干预需要多年，对其长时间实施和跟踪观察才能反映出干预效果，而学生在校的时间有限，因时间限制，无法完成本研究设计。另外，研究设计时，观察指标还存在伦理不允许、经费不足等情况，也需要更换或修改观察指标。

5. 标准化 根据效应指标的特点，可采用同一测量仪器、同一测量方法、同一测量时间段、固定操作或观察者等，保证准确测量效应指标，以增加代表性和可比性。如某项糖尿病患者干预研究中，效应指标是要测量研究对象的空腹血糖值，则应固定专门的护理人员，使用统一调试好的同一批血糖仪，在固定时段测量研究对象的血糖值，才能保证观察指标在统一标准下具备可比性和代表性。

（五）研究变量

变量（variable）又称研究因素，是指研究对象所具备的特性或属性，是研究所要解释、探讨、描述或检验的因素。一个具体的研究课题往往涉及多个变量及其相互关系。变量可分为自变量、因变量和外变量 3 种类型。

1. 自变量（independent variable） 是研究假设中的"原因"，是由研究者主动操纵而变化的变量，它是引起某一现象或结果的主要因素。例如，"延续性护理干预对乳腺癌术后患者化疗依从性的影响"研究中，自变量就是延续性护理干预。

2. 因变量（dependent variable） 是研究假设中的"后果"，是由自变量的变化引起研究对象的行为或相关因素、特征性的相应反应的变量，是要研究探讨、解释或预测的变量。例如"延续性护理干预对乳腺癌术后患者化疗依从性的影响"研究中，因变量就是患者化疗的依从性。

3．外变量（extraneous variable） 是指研究中可能伴随主要变量出现的研究对象的其他特性，又称混杂变量、控制变量。虽然不是欲研究的因素，但这些因素可能会对实验结果造成影响，设计时事先明确混杂因素，才能控制这些因素的混杂作用。因此，研究者在确定干预措施的同时，应根据专业知识与实验条件明确主要的混杂因素，尽可能保持组间混杂因素的均衡一致，以减少混杂效应的产生（详见本章第三节）。例如，"延续性护理干预对乳腺癌术后患者化疗依从性的影响"研究中，可能的混杂因素包括患者的年龄、文化程度、婚姻状况、手术术式及肿瘤分期等。

总的来说，自变量是研究问题的"因"或"影响因素"，而因变量是"果"或"被影响因素"，大多数研究都可以事先确认变量，再通过研究结果解释变量之间的相互关系。

（六）确定研究资料的收集和分析方法

资料的真实、准确及科学的分析方法直接关系到研究结果的真实性和科学性，是科研工作的一个重要环节。应严格按照设计方案规定的方法和要求进行资料积累，并选用正确的方法对资料进行整理和分析，从而得出相应的研究结果。收集资料的方法详见第七章，科研资料的整理与分析详见第八章。

随堂测 4-1

第二节 护理研究常用的设计类型

护理研究对象和研究内容的复杂性，决定了护理研究设计方法的多样性。护理研究的设计类型可依据研究设计方法的不同进行分类。按照研究性质，可分为量性研究和质性研究。按照设计内容，可分为实验性研究、类实验性研究和非实验性研究。按照设计特点和论证强度不同，可分为干预性研究和观察性研究。干预性研究又分为随机对照试验和非随机对照试验。观察性研究又称非实验性研究，包括描述性研究和分析性研究。描述性研究又分为横断面研究（现况调查）、纵向研究等。分析性研究又可分为前瞻性队列研究和回顾性病例对照研究。

一、干预性研究

干预性研究（intervention study）是研究者根据研究目的人为地对研究对象施加干预措施，按重复、对照、随机化原则控制干预措施以外的影响因素，总结干预措施的效果。干预性研究分为随机对照试验和非随机对照试验。随机对照试验必须遵循对照原则和随机化原则。非随机对照试验有对研究对象的干预措施，但可能缺少随机分组或没有设立对照，或两个条件都不具备。本节分别介绍随机对照试验和非随机对照试验。

（一）随机对照试验

随机对照试验（randomized controlled trial，RCT）是采用随机分配的方法，将合格的研究对象分配到实验组和对照组，然后对研究对象施加某种干预措施，在一致的条件或环境中，同步进行研究和观察干预效果，并用主观和客观的方法对实验结果进行科学测量和评价。此类研究设计能准确地解释自变量和因变量之间的因果关系，其研究结果的科学性较高。

1．设计要点 在确立研究问题的基础上提出研究假设，采用公认的诊断标准确定实验的研究对象，采用随机或非随机抽样，再根据实验设计确定纳入和排除标准，选择符合标准自愿参加试验的研究对象，然后随机分配至实验组和对照组。两组分别接受相应的干预措施，并按照设计好的观察指标进行观察，测量干预后的效果。然后，应用实验设计中选择的统计方法进行分析、处理数据资料，实施评价。随机对照试验可充分考虑研究对象的代表性和可比性，采用随机、对照、盲法等原则，减少偏倚，降低混杂因素的干扰（图4-2）。

R	E	O_1	X_A	O_2		
R	C	O_1	X_B	O_2		
或						
R	E	O_1	X_A	O_2	O_3	O_4
R	C	O_1	X_B	O_2	O_3	O_4

R = 随机分组
E = 实验组
C = 对照组
X = 施加干预或处理因素
O_n = 第 n 次观察或测量

图 4-2　随机对照试验的设计要点

案例 4-1C

　　在应用互联网＋慢性病管理模式对 2 型糖尿病患者进行管理的研究中，该研究设计实验组采取的干预措施包括三大版块 8 个模块：资源库版块（包括健康档案、知识教育、线上问诊 3 个模块）、游戏互动版块（包括线上签到、互动游戏、亲友共享 3 个模块）、评价版块（包括多维评测、线上随访 2 个模块）的慢病在线平台管理；对照组采取 2 型糖尿病常规管理。在干预 3 个月、6 个月、12 个月时，分别测量两组空腹和餐后 2 小时血糖、糖化血红蛋白、自我管理能力与生活质量等指标，并通过 t 检验和方差分析比较实验组和对照组在干预前后观察指标的差异。

　　请回答：本研究是如何进行 RCT 实验设计的？

2．优点

（1）对照设计：可人为控制研究对象的条件和暴露情况，对结果进行标准化评价。实验组和对照组同时观察，外部因素对结果影响较小，检验结果最具说服力。

（2）可比性好：通过随机分组，甚至做到先分层、后随机，再进入实验组和对照组，保持组间均衡，增加可比性。

（3）控制偏倚：随机原则可以较好地防止干扰因素，维持组间平衡，控制了选择和信息偏倚；采取盲法可有效地控制信息偏倚。

（4）易统计分析：经常使用的卡方检验、t 检验、方差分析或非参数检验等可完成大部分统计分析工作。

3．局限性

（1）需严格控制混杂变量：因研究对象和研究环境、场景的复杂性，导致混杂因素难以控制，也降低了它在护理研究设计中应用的普遍性。

（2）难度：因伦理考虑，很难做到完全随机设计和分组。在实际工作中，很难找到完全对等的对照组。

4．适用范围

（1）可用于临床护理干预或预防性研究：探讨和比较某一新的护理措施对疾病的影响效果，验证变量之间的因果关系，为正确决策提供科学依据。

（2）用于病因研究：当研究因素被证明对人体确实没有危险性，但又不能排除与疾病的发生有关时，可采用此方法。但如已有研究证明某一因素对人体有害，就不允许将该因素用于人体进行随机对照试验。

（3）用于预防和群体干预研究：如评价碘盐对减少甲状腺功能减退效果的试验研究，属于群体干预研究。

（4）用于护理教育研究：如课堂融入思政教育与传统的课堂教育对培养学生家国情怀效果的比较研究。

5．其他类型随机对照试验

（1）准随机对照试验（quasi-randomized controlled trial）：又称半随机对照试验，是按照半随机分配方式，如按照研究对象的生日、住院日、住院号等的末尾数字的奇数或偶数，干预措施同随机对照试验，其结果的真实性和可靠性不及随机对照试验。

（2）不对等随机对照试验（unequal randomized controlled trial）：由于样本来源或研究经费有限，研究者希望尽快获得结果，将研究对象按一定比例（2∶1 或 3∶2）随机分配入实验组或对照组，但会降低检验效能。

（3）整群随机对照试验（cluster randomized controlled trial）：以一个家庭、一个小组、甚至是一个乡镇等作为随机分配单位，将其随机分配到试验组和对照组，分别接受相应的措施，进行研究。

知识链接

JBI 循证卫生保健中心对随机对照试验的质量评价原则

1．是否真正采用了随机分组方法？
2．是否对研究对象实施了盲法？
3．是否对分组者采用了分配隐藏？
4．是否描述了失访对象的结局，将其纳入分析？
5．是否对结果测评者实施了盲法？
6．试验组与对照组在基线时是否具有可比性？
7．除要验证的干预措施外，各组接受的其他措施是否相同？
8．是否采用相同的方式对各组研究对象的结局指标进行测评？
9．结果测评方是否可信？
10．资料分析方法是否恰当？
引自：北京中医药大学循证护理研究中心，https：//ebn.bucm.edu.cn/xzffxzy/wxzlpjgj/54182.htm。

（二）非随机对照试验

非随机对照试验（non-randomized controlled trail，NRCT）未按随机化原则将研究对象进行分组，由研究者人为分组，经过一段时间观察后比较两组的疗效。它是一种前瞻性研究，常用于比较临床不同干预措施的实际效果。由于人为的因素，常会造成实验组和对照组基线不同的状态，研究过程中也难以盲法评价试验结果，影响测量结果的真实性。NRCT 设计属于实验性研究类型，由于缺乏随机原则，因此属于类实验研究。

1．设计要点 NRCT 的设计模式，除没有随机分组之外，其他与 RCT 完全相同（图4-3）。

2．优点 NRCT 的可行性和依从性好，易被临床医护人员和患者接受，研究工作容易开展。一般对照组和实验组是依据临床条件设立的，在一定程度上避免了伦理学限制，另外，所

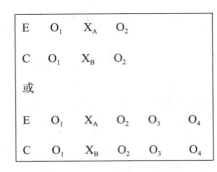

| E | O_1 | X_A | O_2 | | |
| C | O_1 | X_B | O_2 | | |

或

| E | O_1 | X_A | O_2 | O_3 | O_4 |
| C | O_1 | X_B | O_2 | O_3 | O_4 |

E = 实验组

C = 对照组

X = 施加干预或处理因素

O_n = 第 n 次观察或测量

图 4-3　非随机对照试验的设计要点

需样本量较少。

3. 局限性　因两组非随机分配，基线不同，缺乏严格的可比性，可能导致结果偏差，降低结果的真实性。

4. 适用范围　某些疾病的临床护理治疗性试验并不完全适合做随机对照试验，如患者对某种护理措施的主观选择，可考虑采用非随机对照试验，但其结果的论证强度远不如 RCT。

案例 4-6

　　在学龄儿童骨科全身麻醉术后早期进食、进水的研究中，为了评价患儿早期进食、进水的安全性和可靠性，研究者在实验设计中于 2016 年 9 月至 2017 年 7 月采用便利抽样方法，选取北京某三甲医院骨科学龄期接受全身麻醉手术 750 例患儿为研究对象，以小儿骨科 1、2 病区为单位，各选择 375 例患儿。实验组的干预措施包括术前禁食、禁水，术后经评估合格后即指导患儿进食、进水；对照组评估患儿合格后，常规 6 小时后指导患儿进食、进水。评价指标包括一般资料，术后恶心、呕吐、口渴、饥饿的发生情况，术后疼痛程度等，计量资料比较采用 t 检验，计数资料比较采用卡方检验和秩和检验。

　　请回答：本研究设计采用哪种对照类型？

知识链接

JBI 循证卫生保健中心对类实验性研究的真实性评价

1. 研究目的是否明确？立题依据是否充分？
2. 是否清晰描述了样本的入选过程、分组过程、入选标准和排除标准？
3. 是否对研究对象和结果测评者实施了盲法？
4. 实验组和对照组在基线时是否具备可比性？
5. 是否描述样本流失情况？流失的样本是否也纳入分析？
6. 是否采用相同的方式对各组研究对象的结局指标进行测评？
7. 除要验证的干预措施外，实验组和对照组接受的其他措施是否相同？
8. 是否描述了评估不良反应和副作用的方法？
9. 结局指标的设立是否恰当？测评方法是否可信？
10. 资料分析的方法是否恰当？

引自：北京中医药大学循证护理研究中心，https://ebn.bucm.edu.cn/xzffxzy/wxzlpjgj/54183.htm。

二、观察性研究

观察性研究（observational study）又称非实验性研究，是在完全自然的状态下，通过观察、测量等手段，调查、分析研究对象的分布，影响分布的因素，以及观察自然状态下变量之间的关系，从而揭示事物的客观规律。观察性研究只观察客观存在的现象，不对研究对象施加任何人为的护理干预和处理。这种方法简便、易行，可以同时收集较多的信息，适用于对研究问题了解不够深入或研究问题比较复杂的情况，用于描述、比较各种变量的现状。因为没有干预，所以它虽无法解释因果关系，但却能明确主要变量以及变量间存在的各种相关性，是实验性研究的重要基础，这也是与实验性研究的重要区别之一。护理研究中常见的非实验性研究方法有其各自的特点（表4-1）。尤其在护理研究领域，观察性研究中的描述性研究和分析性研究是非常实用的方法。

表 4-1　3 种非实验性研究方法的比较

特点类型	现况调查	回顾性病例对照研究	前瞻性队列研究
样本组成	暴露者、现患者或存活者	病例与对照	无病个体
分组标准	暴露情况或患病情况	患病或未患病	暴露或未暴露
时间顺序	现况	回顾性（从"果"到"因"）	前瞻性（从"因"到"果"）
比较内容	暴露者的患病情况或患者的暴露情况	病例与对照过去的暴露情况	暴露者与未暴露者的发病或死亡情况
率	现患率、暴露率	暴露百分比	发病率或死亡率
优点	暴露资料较正确；可计算发病率；可同时研究一种暴露与多种疾病的关系；用于检验假设	样本量小，获得结果快；费用低；无失访偏倚；同时研究一种疾病与多种暴露的关系；可用于少见病研究	在短时间内获得所需结果；论证因果关系的能力较强，一次调查可同时观察多种因素，偏倚较少
缺点	因果关系不易确定；仅调查存活者，不适用于病程短和死亡快的疾病、罕见病研究	易出现回忆偏倚、选择性偏倚；论证因果关系的能力没有队列研究强；只能计算危险比	需大样本和长期随访；费用高；常见失访偏倚；不适用于罕见病研究

（一）描述性研究

描述性研究（descriptive study）是目前护理领域应用最多的一种研究方法。当对某病的情况了解不多时，通过描述性研究提供病因或疾病转归影响因素的线索，如护理研究中的现况调查、影响因素的调查、需求的调查。描述性研究常见的类型主要包括横断面研究、相关性研究等。

其中横断面研究（cross-sectional study）又称现况调查，是护理研究中最常用的一种方法，是将专门调查或常规记录所获得的资料，按照不同地区、时间和人群特征分组，描述人群中有关疾病或健康状态，以及有关特征和暴露因素分布特点的一种观察性研究。根据研究对象的范围，可分为普查和抽样调查。普查（census）是在特定时间对特定范围内的全部人群进行调查，该方式调查全面，但相对费时、费力，质量较难控制。抽样调查（sampling survey）是以调查某一人群中具有代表性的部分人群结果，估计出该人群疾病的患病率或某些疾病的情况，揭示该病的分布规律等。该方法以样本估计总体，调查省时、省力，工作易开展，但不适用于变异过大的资料和发病率低的疾病。

案例 4-7

　　现代社会突发事件频发，为了解居民家庭应急准备的现状，分析其影响因素，为社区居民开展有针对性的卫生应急宣传、教育、演练提供理论依据。研究者采取抽样调查方法，使用自行设计的《社区居民家庭卫生应急准备水平调查问卷》开展家庭卫生应急准备的现况调查。

　　请回答：该研究属于普查还是抽样调查，为什么？

　　1．设计要点　按照事先设计的要求在某一人群中应用普查或抽样调查，收集特定时间内特定人群的疾病或健康状况和相关因素的资料，以描述疾病或健康状况在不同特征人群中的分布，观察某些因素与疾病或健康之间的关联。

　　2．适用范围　①描述群体事件的发生率、疾病的患病率与感染率等；②初步了解事件或疾病发生的有关因素；③研究人群中医疗卫生服务的需求及其质量的调查。

　　3．实施步骤

　　（1）明确调查目的和研究指标：需要把研究总目标转化为可操作的、能用调查指标来表达的具体目标。

　　（2）选择调查方法：根据现有的人力、物力、技术条件，以及具体研究目的确定是选择普查还是抽样调查。案例 4-7 选择的是抽样调查，采用多级抽样，分别在我国中、东、西、南部四个地区，按照城市、城镇、农村三类居民抽取 3650 户家庭开展现况调查，以提升抽样样本的代表性。

　　（3）确定研究对象：研究方法确定后，确定目标人群，包括研究对象纳入标准和排除标准的规定、所需样本量的计算等。除普查之外，调查研究一般采用抽样调查，因此样本的代表性成为研究结果能否推至总体的首要前提。案例 4-7 研究对象为抽样选取到的城市、城镇和农村居民。纳入标准为在当地居住 1 年以上的在籍居民或村民，年龄在 18 周岁以上，头脑清醒可独立回答问题且自愿参加调研者；排除标准为生活不能自理、意识不清或存在精神心理问题等的居民或村民。

　　（4）设计调查问卷：调查问卷或调查表是进行现场调查的内容和提纲，包含研究的所有内容。根据研究内容初步设计出调查表之后，在正式实施之前，要进行预调查，对问卷的信度和效度进行评价，并根据预调查结果进行修改和完善。案例 4-4 按照家庭卫生应急准备相关的 6 个部分的问题，以 14 个应急准备水平测量指标来设计问卷，并开展预调研，检测问卷的信度和效度，并根据预调研结果反馈修订完善问卷，确定问卷内容后方可开展现况问卷调查。

　　（5）资料收集和整理：当收集资料时，按照标准的方法对调查员进行统一培训，保证收集资料方法和标准的统一和规范，且应答率一般应高于 80%。

　　（6）资料的分析及结果解释：①对疾病或某健康状态按规定的标准归类及描述，如定量资料计算平均数，定性资料多采用现患病率、检出率等指标来描述数据分布特点；②按不同时间、人群描述分布特征和差异，进行显著性检验。如 t 检验、方差分析、相关分析、回归分析等。

　　（7）质量控制：在现况研究的研究设计、实施和分析的各个阶段进行质量控制，减少干扰因素，正确、真实地描述事物和事件的真实情况。具体包括严格遵照随机化原则选择研究对象，并提高其依从性和受检率，培训调查员，做好资料的复核，选择正确的统计方法，详见本章第三节。

　　4．优点和局限性

　　（1）优点：①常用抽样调查，获得的是有代表性的样本，结果有较强的推广意义；②一次调查可同时分析多种因素。

（2）局限性：①在同一时间点估计暴露和疾病状况，不能判断谁前谁后，即难以确定先因后果的时相关系；②研究某个时间点上的患病情况，不能获得发病率资料；③如调查的疾病处于潜伏期或经过治疗后体征不明显，容易误认为正常人群，会影响研究结果。

（二）分析性研究

分析性研究（analytical study）是在自然状态下，对两种或两种以上不同的事物、现象、行为或人群的异同进行比较的研究方法。分析性研究的特点在于其暴露是研究前已经客观存在的，不是人为和随机施加的干预，这是与实验性研究根本的区别。其研究设计必须设立对照组，这是与描述性研究的区别。根据分析性研究的性质和目的，可将其分为队列研究和病例对照研究两种。

1. 队列研究（cohort study） 是重要的医学前瞻性研究方法之一，是选定暴露和未暴露于某种因素的两个人群，追踪其各自疾病的发展结局，比较两者结局的差异，从而判断暴露因素与疾病有无因果关联及关联性大小的一种观察性研究方法。暴露是指研究对象接触过某种欲研究的因素或具有某种特征和行为，主要分危险因素和保护因素。尽管队列研究属于分析性研究，但其循证等级仅次于随机对照试验，是临床护理防治措施评价的重要证据来源之一。

案例 4-8

吸烟是重要的心血管事件危险因素，但部分研究却发现吸烟与高血压无关。本研究基于中国健康与养老追踪调查（China Health and Retirement Longitudinal Survey，CHARLS）数据，按照概率比例多阶段规模抽样，探索 45 ～ 80 岁无心血管疾病的中老年人吸烟对血压的影响。

请回答：本研究中暴露组和非暴露组分别是哪些人群？结局是什么？

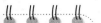

（1）设计要点：①研究从时间顺序上看是由"因"到"果"，研究方向是纵向的，属于前瞻性研究，详见图4-4；②暴露因素吸烟是客观存在的，研究对象按暴露与否分暴露组和非暴露组，并具有可比性；③获得各组发病率或死亡率并相互比较，分析暴露与疾病的联系。案例4-8设计的"因"（即吸烟）对"果"（即血压值）变化的影响，按照由"因"到"果"的时间顺序开展前瞻性队列研究设计。研究设计的基线：2011年45～80岁中老年人吸烟对高血压的影响；2011年、2013年、2015年的吸烟状况均纳入分析，作为暴露；2011年、2013年、2015年的血压值均纳入分析，作为结局。暴露组是吸烟人群，非暴露组是非吸烟人群。随访2013年和2015年吸烟人群和非吸烟人群的高血压发病情况，解释吸烟与血压水平升高以及高血压发生风险之间的关系。

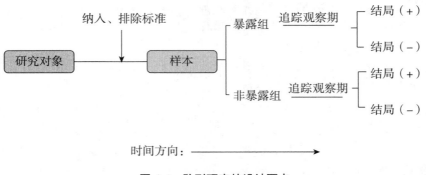

图4-4　队列研究的设计要点

（2）适用范围：第一，探索疾病病因。例如，关于吸烟与肺癌关系的队列研究，可检验吸烟诱发肺癌的假设，也可同时观察吸烟对人群其他疾病或健康状态的影响。第二，评价疾病预后及影响因素、防治措施效果、药物的不良反应等。例如，综合治疗对急性心肌梗死远期预后影响的研究应用了队列研究设计。

（3）实施步骤

1）确定研究因素：明确主要暴露因素和混杂因素。如暴露因素为吸烟，这是一个自变量，将其定量为每日吸入几支。

2）确定研究结局：结局是指研究者预期的结果事件。如肺癌发病率为因变量，其定量评价标准为肺部病理诊断率。

3）确定研究人群：从目标人群中抽出具有代表性的人（未患所研究的疾病），一般分为暴露人群和非暴露人群。暴露人群的选择有4种情况：职业人群、特殊暴露人群、一般人群、有组织的团体。非暴露人群的选择应注意其与暴露人群的可比性，包括内对照。同一研究人群中部分没有暴露的人员即为内对照，是最理想的对照。此外，还有外对照、总人口对照和多重对照。案例4-8研究人群为2011年、2013年、2015年45～80岁无心血管疾病的中老年人。

4）确定样本量：查阅文献资料，结合抽样方法、暴露组和非暴露组的比例、失访率等因素综合考虑后估计样本量，保证研究对象的代表性。案例4-8研究纳入6667名研究对象，其中暴露组样本量为4047人，非暴露组样本量为2620人。

5）资料的收集、随访与分析：首先，获取所需的资料并做好质量控制；其次，随访观察对象，进行追踪观察、定期测量和记录，失访率控制在20%以内是比较理想的；最后，对资料进行核对、整理和分析，包括结局的发生率、病死率，并对其差异作显著性检验，计算有关联系强度，如相对危险度（RR）、归因危险度（AR）、人群归因危险（PAR）及标准化死亡比（SMR）。

（4）优点和局限性

1）优点：①资料可靠，无回忆偏倚，但有失访偏倚；②结果中可以计算事件发生率，计算 RR、AR 等反映疾病危险强度的指标，直接分析暴露因素与结果之间的因果关系；③结果相对可靠，由于病因在前，疾病在后，因此检验假设的能力较强，一般可证实病因联系；④有时还可能获得多种预期以外疾病的结局资料，分析一种病因与多种疾病的关系。

2）局限性：①难以收集大量样本，尤其是观察罕见或不常见的疾病时（如发病率低于5%）；②研究的周期长，由于随访时间较长，容易产生各种各样的失访偏倚，目标人群失访比例超过 10% 可造成偏倚；③研究耗费的人力、物力、财力和时间较多，其组织工作也相当艰巨；④在随访过程中，未知变量引入人群，或人群中已知变量的变化等，都可使结局受到影响，使资料的收集和分析复杂化。

知识链接

JBI 循证卫生保健中心对队列研究 / 病例对照研究的真实性评价

1. 样本对总体是否具有代表性？
2. 患者在疾病或暴露进程中是否具备相似的特征？
3. 选择病例组和对照组时是否尽力降低了选择偏倚？
4. 是否确定采取措施控制了混杂因素？
5. 是否采用客观的评价标准对结果进行测评？
6. 病例追踪或回顾时间是否足够？
7. 是否描述了失访对象的结局，并将其纳入分析？
8. 结果测评方法是否可信？
9. 资料分析方法是否恰当？

引自：北京中医药大学循证护理研究中心，https://ebn.bucm.edu.cn/xzffxzy/wxzlpjgj/54184.htm。

---

2. 病例对照研究（case-control study） 是一种由"果"及"因"的回顾性研究，是选择有特定疾病（或具有某种健康状态）的人群作为病例组，与未患这种疾病（或不具有这种健康状态）的人群作为对照组，比较两组人群过去暴露于某种可能危险因素的比例，判断暴露危险因素是否与疾病（或健康状态）有关联及其关联程度的一种观察性研究方法。

案例 4-9

某研究通过妊娠期膳食因素在妊娠高血压发生中的作用，为制定有效的膳食预防措施提供科学依据。研究中病例组选取住院待产的妊娠高血压孕妇 204 例，对照组为同期同一所医院正常妊娠的孕妇 204 例，进行食物摄入种类和频率的问卷调查。比较两组孕妇妊娠期食物摄入的种类和频率，采用单因素分析和多因素 logistics 回归分析，筛选出与妊娠高血压发生相关的膳食因素。

请回答：
1. 该研究设计是什么？
2. 本研究的排除标准应该包括什么？

（1）设计要点：①属于观察性研究，客观地收集两组暴露因素（膳食），收集的暴露因素是自然存在的，不是研究者人为控制的；②研究对象按发病与否分成病例组与对照组，并具有可比性；③从"果"到"因"追溯调查，在疾病发生后进行，研究开始时已有一批可供选择的病例，被研究因素的暴露状况是通过回顾获得的，其调查方向是回顾性的；④不能确定因果联系，收集暴露因素的方法是依据对象回忆或查阅有关记录，不是按从"因"到"果"前瞻性地观察其发展过程，因此，发现的联系一般不能确定是因果联系；⑤仅能了解两组的暴露率或暴露水平，不能计算发病率，详见图4-5。

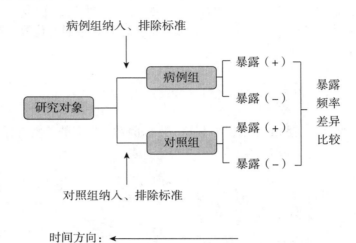

图4-5 病例对照研究的设计要点

（2）适用范围：①病因探索，如在胃癌危险因素的研究中，曾对家族遗传因素、精神因素、血型、先前胃部所患疾病、社会经济状况、职业、饮食因素、烟酒嗜好等因素进行研究，获得了一些有价值的信息。②检验病因假说，对描述性研究提出初步的病因假说，再用病例对照研究进行深入检验。如最初的探索研究提出吸烟与肺癌有联系的病因假说，后来围绕吸烟与肺癌的关系经过许多次大型病例对照研究，表明吸烟与肺癌的联系存在一致性，为进一步前瞻性研究提供明确的病因线索。

（3）实施步骤：①制订研究计划，主要考虑提出该疾病的病因假设；病例与对照的匹配方式；明确病例与对照的来源、选择方法及病例的诊断方法；样本量大小的估计；设计调查表；整个研究过程中可能出现的偏倚及质量控制措施；资料的收集与整理、统计分析方法；所需费用、人员分工与需要的协作单位等。②培训调查员与预调查，完善调查表。③实施调查及质量控制，做好各种偏倚的控制工作。④资料的整理与分析，了解病例组与对照组除研究因素以外的其他主要特征方面有无可比性。通过统计推断分析暴露与疾病的关联强度等。

（4）优点和局限性

1）优点：①病例对照研究所需样本量小，病例易获取，所需人力、物力较少，并且较易于组织实施；②可以同时对一种疾病的多种病因进行研究，特别适合于探索性病因研究；③适合对病因复杂、发病率低、潜伏期长的疾病进行研究。

2）局限性：①出现的偏倚控制不理想，易出现回忆偏倚、混杂偏倚及选择性偏倚；②不适于研究人群中暴露比例很低的因素，因为需要很大的样本量；③难以为病例选择到适宜的对照，难以完全控制外变量，因此论证因果关系的能力没有队列研究强；④无法确定暴露组与非暴露组疾病的发病率，只能计算危险比（OR）。

随堂测 4-2

第三节 护理研究中的质量控制

在研究的各个阶段，由于存在各种干扰因素，导致误差的产生，进而影响研究的结果。如何分析这些干扰因素，尽可能排除或减少各种干扰，提高结果的准确性和科学性是十分重要的。影响科研质量的因素是多方面的，本章主要围绕护理研究常见偏倚及其控制方法进行讨论。

一、相关的基本概念

研究效度或真实性是指研究收集的数据、分析结果和所得结论与客观实际的符合程度，研究误差是研究真实性的反面。

（一）研究效度

研究设计时，要考虑如何确保研究的内部效度和外部效度及质量控制等多方面，以此保证研究结果的真实性。

1. 内部效度（internal validity） 又称内部真实性，指研究结果与实际研究对象真实情况的符合程度。它回答一个研究本身是否真实或有效。一项研究中的因变量除受到自变量的影响之外，还受到外变量的影响。其内部效度越高，意味着对各种外变量的控制越好，进而说明自变量与因变量之间关系的确实性程度高。

2. 外部效度（external validity） 又称外部真实性，指研究结果与推论对象真实情况的符合程度，即研究结果的普遍代表性和适用性。它回答一个研究能否推广应用到研究对象以外的人群，如从一个研究所得出的结论能够同样推广到不同的人、环境和时间上的程度。

内部效度与外部效度不是两个独立的主体，既有相对性，又有统一性。如果内部效度确保了研究结果的真实性，探究的是研究的深度，则外部效度确保了研究结果的推广性，探究的是研究的广度。

（二）误差的产生

误差（error）是指研究结果与实际结果之间的偏差。按其产生原因和性质可粗分为随机误差（random error）与系统误差（systematic error）两类。其中随机误差包含多种无法控制的因素，是一类不恒定的、随机变化的误差，如被测定的研究指标的随机变异，以及测量方法本身的随机变异等所引起的误差，此类误差往往是不可避免的，可影响研究结果的精确性，但可以通过统计方法予以估计或评价。系统误差又称偏倚（bias），发生在研究的各个环节。①选择偏倚：包含调研问题的界定不充分、调研方法的确定不合理、抽样设计不科学、问卷设计错误等方面；②信息偏倚：是研究实施阶段由于实施人员调研或干预方法使用不当、责任心不强、对实施过程的控制不力、调查对象不配合等原因造成的误差；③混杂偏倚：是由于资料整理和分析错误所造成的误差。因此，尽可能设法预见到各种系统误差的具体来源，力求通过严谨的研究设计、客观科学的测量方法和适当的分析手段加以消除或控制，从而使研究结果具有较高的真实性和可靠性。

二、偏倚的类型及控制

偏倚指某一研究（观察）结果与真实值之间出现了某种差值的现象或结果，是由于人为因素造成的误差，其值或恒定不变，或遵循一定的变化规律。偏倚的存在会影响研究的真实性。偏倚贯穿整个研究过程，从研究设计到实施，以及最后的资料分析，都可能产生，有多种表现形式，一般将其分为选择偏倚、信息偏倚和混杂偏倚。

（一）选择偏倚的类型与控制

选择偏倚（selection bias）常出现在研究的初始阶段，可能与选择研究对象方法的错误或缺点有关，也可由于在资料收集过程中研究对象的失访或无应答等造成，使入选的研究对象与目标人群在某些特征上存在差异。选择偏倚有多种，在不同的流行病学研究中会发生不同的选择偏倚。

1. 选择偏倚的类型

（1）入院率偏倚（admission rate bias）：又称伯克森偏倚，是指将医院就诊或住院患者作为研究对象时，由于入院率或就诊机会不同而导致的偏倚。当单纯用医院病例作为试验组时，病例只是该医院或某些医院的特定病例，暴露与疾病的关联增加了入院率，从而导致在病例中暴露率显著高于院内对照，因此这些病例并不能代表该人群或社区的所有病例，会造成外部效度（外推）受限。

（2）志愿者偏倚（volunteer bias）：在有志愿者参加的研究中，经常会出现选择性偏倚。往往志愿者与非志愿者在关心健康、生活行为习惯等方面存在差别，如远程护理干预在高血压健康管理的应用效果中，试验组都是志愿者，而将非志愿者作为对照组，以此比较该项措施的效果，显然难以得出正确的结论。

（3）无应答偏倚（non-response bias）：在研究过程中，被选入的研究对象可能会由于各种原因拒绝接受研究，由此产生的偏倚称为无应答偏倚。失访是无应答的另一种表现形式，在队列研究中很容易发生，是选择偏倚的主要原因之一。要保证研究结果的真实性，应保证一定的应答率，一般要求达到 90% 以上。

（4）非同期对照偏倚（non-contemporary comparison bias）：对照组和试验组的病例选择不同时期时，因病情、治疗情况、研究条件等的变化而使得两组的可比性差，从而产生偏倚。

（5）现患病例 - 新发病例偏倚（prevalence incidence bias）：又称奈曼偏倚，在病例对照研究或现况研究中的病例为现患病例或存活病例，这些病例反映的很多信息可能只与存活有关，而未必与该病的发病有关，从而高估了某些暴露因素的病因作用；还有可能这些病例常常因疾病改变了生活习惯，从而降低了某个危险因素的水平。这些病例常常与队列研究或干预性研究中反映的结果有所不同。由于存活病例与轻型病例、重型病例和死亡病例在一些特征上存在差异，只研究现患病例导致的偏倚称为现患病例 - 新发病例偏倚。

（6）排除偏倚（exclusive bias）：常见于病例对照研究。在研究对象的确定过程中，没有按照对等的原则或标准纳入研究对象，在观察组或对照组中排除某些不符合标准的研究对象，这样导致错误地估计了因素与疾病之间的联系，称为排除偏倚。如在一项关于阿司匹林与心肌梗死关系的病例对照研究中，病例组与对照组均不应包括慢性关节炎患者，也不应包括慢性胃溃疡患者，因前者倾向于服用此药，而后者倾向于不服用此药。

（7）易感性偏倚（susceptibility bias）：有许多主观及客观因素影响研究对象暴露与某种危险因素的机会，使这些因素可能直接或间接影响观察人群或对照人群对所研究疾病的易感性，导致某因素与某疾病间存在虚假联系，由此产生的偏倚称为易感性偏倚。如对某些有毒物质与健康的关系进行研究时，一般会发现暴露于某种毒物的职业人群往往比一般人群对毒物的耐受性强，对疾病的易感性降低，从而使某种危险因素与疾病间的关系被错误估计。

（8）时间效应偏倚（time effect bias）：又称错误分类偏倚。许多慢性疾病患者在接触有效暴露至出现临床症状之前会有一段很长的潜伏期，因为没有明显的症状或使用早期检测手段未检出，所以在研究时常被错误地归入健康对照组，由此造成的偏倚称为时间效应偏倚。

（9）检出征候偏倚（detection signal bias）：又称揭露伪装偏倚（unmasking bias），指某因素与某疾病在病因学上虽无关联，但由于该因素的存在而引起该疾病症状或体征的出现，从而使患者及早就医，接受多种检查，导致该人群较高的检出率，以致得出该因素与该病相关联的错误结论。

2．选择偏倚的控制 减少偏倚的关键在于对整个研究中可能出现的各种选择偏倚有充分的了解，并采取相应的措施减少此类偏倚的产生。

（1）严格控制纳入与排除标准：在确定研究对象时，应制定明确的纳入与排除标准，并严格按照标准选择研究对象，使研究对象能较好地代表其总体，如在病例对照研究中可选择社区人群为研究对象，或采用多家医院的患者组成对照组。

（2）遵守随机化原则：在设计阶段，应严格按照随机化原则进行抽样，保证样本的代表性。常用的随机抽样方法包括单纯随机抽样、分层抽样、整群抽样、系统抽样等（详见第五章第二节）。在实验性研究中，采取随机化的方法将研究对象分配到各组，使各种因素（包括混杂因素）均衡地分布在各组中，使得研究结果具有良好的可比性。

（3）设立对照：在研究中，为了有效地评价研究结果的真实性，可设立对照，使干扰因素在各组中分布均衡，避免偏倚。对照的形式有随机对照和非随机对照。随机对照能较大限度地控制混杂因素的干扰，但护理实践中由于客观原因、伦理学问题等限制，有时无法进行随机对照。非随机对照多见于类实验性研究与非实验性研究，由于缺乏随机分配，多产生选择性偏倚，降低各组间的可比性。

（4）提高应答率：在研究中，要采取相应的措施提高应答率，减少失访率。如队列研究或干预性研究等前瞻性研究中，无应答偏倚很难避免，因此在研究中要做好宣传工作，尽量取得研究对象的合作，并采取简便、易行的调查方法，处理好调查内容中的敏感问题等。如无应答率过高（如高于10%），则应评价失访对结果影响。对无应答者，要分析原因，并针对原因采取补救措施。

（二）信息偏倚类型与控制

信息偏倚（information bias）又称测量偏倚，常发生在研究的实施阶段，由于测量或资料收集方法存在问题，使得获取的资料存在系统误差，影响结果的真实性。信息偏倚同样影响描述性研究和病例对照研究、队列研究、干预性研究等各种类型的护理研究的结果。

1．信息偏倚的类型

（1）回忆偏倚（recall bias）：是指两组研究对象在回忆过去的暴露史或既往史时，由于记忆失真或不完整，其准确性、可靠性与真实情况间存在系统误差所产生的偏倚。回忆偏倚常发生于病例对照研究中，如小学生伤害回顾性调查研究中，对小学生是否曾受伤害、伤害的种类、伤害地点和伤害部位等几个问题进行回顾性调查，在回忆时资料可能与实际有偏差，很难避免回忆偏倚的产生。

（2）报告偏倚（reporting bias）：又称说谎偏倚，指研究对象因受主观因素的影响，有意夸大或缩小某些调查信息而导致的偏倚，常见于敏感问题的调查，如不注意调查方法、方式和措辞，不应答情况就会很高，且有些人会有意掩盖阳性事件，从而得不到真实的信息，会影响研究结果的准确性。如调查职业危害对健康的影响时，研究对象可能会夸大某些暴露信息，或对职业人群进行健康体检时，为了从事该工作，故意掩盖某些患病信息等，从而使反馈的信息与真实情况有一定的偏差，进而影响研究结果的真实性。

（3）诊断怀疑偏倚（diagnostic suspicion bias）：由于研究者事先了解被研究者的暴露或分组情况，以一种主观偏见或愿望在诊断过程中去搜索某种结果，如对暴露者或干预组对象进行非常细致的检查，而对非暴露者或对照组对象则不然，这样显然带有倾向性，使研究结果出现偏差。诊断怀疑偏倚多见于干预性研究、队列研究等，在对研究对象进行确诊时，如亚临床症状、不典型患者的确诊、疾病间的鉴别诊断等。

（4）测量偏倚（measurement bias）：指研究者在对研究对象进行某些指标的测量时所产生的系统误差。使用的仪器、设备不正确，测定方法的标准或程序不统一，调查工具不科学，以及研究者技术不熟练、工作态度不认真等均可影响收集信息的准确性，从而导致测量偏倚。

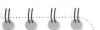

（5）暴露怀疑偏倚（exposure suspicion bias）：研究者若事先了解研究对象的患病情况或某种结局，主观上认为某病与某因素有关联，在病例组和对照组中采用不同的方法或使用不同深度和广度的调查方法探索可疑的致病因素，从而得出错误的研究结论，由此引起的偏倚称为暴露怀疑偏倚。

2．信息偏倚的控制

（1）明确资料收集方法和进行严格的质量控制：选择明确、统一的调查工具，尽量采用客观量化指标来进行测量。研究中使用的仪器、设备、试剂等应严格符合测试要求。制订有效的质量控制计划，对研究人员进行统一培训，使研究人员具备科学的态度。对研究对象做好宣传、组织工作，以取得研究对象的合作，从而获取客观、准确的信息。

（2）尽可能采用盲法收集资料：在评价护理措施实施效果的研究中，当研究者和研究对象本人的主观偏见影响资料的真实性和有效性时，为避免这种信息偏倚，最有效的控制方法是盲法。盲法即不让研究者或研究对象知晓干预措施的分配情况，以避免双方的行为或决定对信息测量、效果评价等的干扰和影响，可以克服研究中那些主观的、暗示性的各种偏倚。盲法可分为单盲、双盲和三盲。

1）单盲（single blind）：是仅研究者知道受试者所接受的护理干预，而受试者自身并不清楚，从而可避免受试者主诉时所致的报告偏倚。

2）双盲（double blind）：是指研究者和受试者均不知道受试者进入到哪一组，以及不知道接受的是何种干预方法。双盲可大大降低受试者主诉时所产生的报告偏倚和研究者作评价时所产生的诊断怀疑偏倚。

3）三盲（triple blind）：不仅研究者和受试者不了解分组情况，而且试验的其他有关人员，包括临床试验的监察员、统计人员也不清楚各组的分配情况，这样可以更客观地评价反应情况。

如果在研究中使用盲法收集资料有一定的困难，则尽可能利用实验室检查结果、查阅研究对象的诊疗护理记录或健康体检记录等作为调查信息的来源。

（3）合理应用调查技巧：在资料收集过程中，尽量保证客观、公正，在询问时，可同时收集一些与调查内容看似无关的变量（虚变量），以分散被受试者的注意力，尽量把敏感性问题放在最后，并采用随机应答技术等方法来减少主观因素对信息准确性的影响，从而提高应答率和真实性。

（4）考虑重复原则，确定适合的样本量：在研究设计中，重复原则的一个主要方面就是确定合适的样本量，即在保证研究结论具有一定可靠性的条件下，确定最少的研究对象。样本量的估计内容详见第五章。

（三）混杂偏倚类型与控制

混杂偏倚（confounding bias）常出现在研究设计阶段和资料分析阶段。在流行病学研究中，由于一个或多个潜在的混杂因素的影响，掩盖或夸大了研究因素与疾病之间的联系，从而使两者之间的真正联系被错误地估计，这种误差称为混杂偏倚。

1．混杂偏倚的类型　常见的混杂因素有年龄、性别、婚姻状况、疾病的严重程度以及并发症等，它本身不是要研究的暴露因素，是一个外变量。如果混杂变量在各组间分布不均衡，就会产生混杂偏倚。如探讨信息支持对阿尔茨海默病家庭照顾者负担的影响时，如果试验组和对照组中患者的病情严重程度不同、照顾者与患者的关系不同，这些外变量的分布不均衡会影响研究结果。

2．混杂偏倚的控制

（1）在研究设计中，对研究对象多采用以下措施来减少混杂偏倚。①限制：在研究设计阶段，对研究对象的选择条件加以限制，不将已知存在混杂因素的对象纳入研究，规定各比较组在人口学特征上近似或在疾病特征上相同。如研究年龄对急性心肌梗死预后的影响，研究对象限制为 40～69 岁男性患者，且无并发症。这样的限制就控制了年龄、性别、并发症的混杂作用。当研究中存在较多的混杂因素，且混杂因素较为复杂（如混杂因素为多分类变量或连续变量）时，常选择多因素分析法处理资料。常用的多因素分析法有协方差分析、Logistic 多元回归分析等。临床研究的成功与否，与是否有效控制偏倚有关。②配比：在设立对照组时，将最主要的几个混杂因素作为配对因素，使其在各组间分布均衡，以此来消除混杂作用。通常将年龄、性别、病情严重程度等作为配比因素，但应注意，在一项研究中配比因素不能过多，要防止配对过度而降低研究效率。③随机化：通过随机分配使混杂因素均匀地分布在各个研究组之中。常用的随机化分组方法有简单随机化分组和分层随机化分组，前者适用于对混杂因素不了解的情况，而对主要混杂因素的分布情况充分了解时，采用分层随机化分组方法。

（2）在资料分析阶段显现出来的混杂偏倚，从统计分析方面进行控制。如可以按分层分析、多元回归分析及标准化等方法加以处理，以识别混杂因素的影响，提高研究结果的真实性。

1）分层分析：在研究资料的分析阶段，将已知的或可疑的混杂因素按其不同水平分层，再分别用单纯分层分析法或 Mentel-Haenszel 分层分析法加以分析。如在对乳腺癌患者身心健康状况进行分析时，年龄就是一个混杂因素，只有按年龄进行分层分析，才能反映不同年龄段心身健康状况的真实情况，否则就会出现与实际情况不符的结论。这种方法适用于设计和实施阶段已经出现误差，此时无法更改资料，经过分层分析，可以控制混杂因素的影响。

2）标准化法：按照统计学标准化方法，将需比较的率进行调整，使可疑的混杂因素在比较组中得到同等加权，从而获得有可比性的标准化率，以避免混杂因素的影响。

3）多因素分析法（multiple factor analysis）：分层分析常需要足够的样本量，当样本量不足以进行分层分析时，就需要借助统计方法分环节严格把关，才能有效地控制或减少偏倚的影响，得出真实的结果。

临床研究的成功与否，与是否有效控制偏倚有关。只有从设计、实施到统计处理的每个环节严格把关，才能有效地控制或减少偏倚的影响，否则将影响研究对象的代表性，使研究结果的推论受到限制，影响研究的外部效度。

三、研究设计中的常见问题

科研设计决定了研究的质量和科研水平。没有严谨的设计，不但达不到预期的结果，还会产生错误的结论。现在护理科研越来越受到重视，科研水平较之前也有很大的提高，但还是存在很多问题。下面阐述研究方案设计中存在的几个常见问题。

（一）采用的设计方案不清

研究者在做研究前应该十分清楚自己的研究属于什么设计类型，要根据自己期望得到的结果、因果联系强度、可行性（是否有足够的病例、是否有经费、是否有足够的时间等）来确立研究设计方案。例如疗效评价最好选择随机对照试验；如果是有关生存时间、生存率等的预后研究，较好的研究设计是队列研究；如果是疾病影响因素研究，较好的设计是相关性研究、病例对照研究。如有一项已发表的研究，以医院为基础的病例对照研究方法分析生活方式、体质量指数、腰围等指标与食管癌之间的联系。根据原文的描述，暴露和结局都是在同一时间进行测量的，并不满足病例对照研究追溯既往暴露的条件，因此该研究方法不是病例对照研究，是横断面研究。

（二）样本量的估计不合理

护理研究中没有绝对的样本量标准。不同的研究方法、目的、要求和资料决定了样本量。

研究者在抽样设计中需要事先估计适合的样本量。如果样本量过少，会有较大的抽样误差，把握度低，得出的结论代表性差。在确定样本量时，研究者应该重视样本量的意义，根据研究的类型、变量的性质、指标的敏感性，还需考虑研究经费、时间及现场可操作性条件等各方面因素，综合确定足够的样本量。样本量的估计中常见问题详见第五章。

（三）随机对照试验的随机化不到位

随机化是在干预性研究设计尤其是实验性研究中要考虑的重要基本原则之一，可以控制和减少误差，保证科研质量。但在实践中，很多研究名义上为随机对照试验，但不是真正的随机化分组。RCT 中的随机分配是指采用真正随机分配的方法，如简单随机法、分层随机法等产生不可预测的分配序列，将符合入选标准的受试对象分配进入不同的研究组。但为了保证患者按照预先设置的分配序列入组，尽量实施分配方案隐藏（allocation concealment），从而避免选择性偏倚。如一项研究，选择稳定期慢性阻塞性肺疾病（COPD）合并便秘患者共 80 例，按照入院的先后顺序随机分为研究组和对照组，然后分别实施常规的化痰、止咳等常规护理，而研究组则在对照组干预的基础上实施综合护理干预。但在此项研究中，既无具体随机方法的描述，也不清楚是否进行了分配方案隐藏，这种描述方式在一些期刊发表的 RCT 文章中比较常见，根据作者报告的信息，无法判断随机分配方法的实施是否正确、成功。

科研小提示

随机分配方案隐藏

RCT 中随机分配方案隐藏已逐渐被广泛应用，但在应用中，对其理解、描述仍不准确，且与盲法的概念常常混淆。随机分配方案隐藏是产生和保存随机分配序列的人与参与试验并确定受试对象合格性的人不应是同一人，以确保患者、研究人员和其他参与试验的人员不会预先知道分配序列，避免选择性偏倚，从而保证研究结果的真实性。

（四）研究对象纳入、排除标准不明确

护理研究对象多数为患者或健康人。因此根据研究对象的性质，明确规定入选标准，如疾病的正确诊断、正确分期，以及对健康人的正确判断。如某研究探讨第一产程不同时段分娩镇痛的效果。在选定研究对象时，要考虑各种干扰因素（产妇的年龄、孕周、是否经产、胎位、有无产科并发症等）对研究结果的影响。如果不对这些因素进行限定，这些混杂因素的存在将对结果带来干扰。选择研究对象过程中常见的问题详见第五章。

（五）没有对照或设立不合理的对照

对照组的设立和选择合适的对照是研究设计的重要内容。设立对照组时，如果各组之间的干扰因素不均衡分布，就起不到对照组的作用。如有一项研究内容为探讨新开发的康复仪器对脑卒中患者功能恢复的效果观察，选择了 100 例脑卒中患者，每日 2 次使用康复仪治疗半小时，评价治疗前、后功能恢复的程度，并对一些功能指标进行检测。所谓的自身前后对照，其实是对照不合理，这些受试对象不使用康复仪，随着时间的推移，功能也会有所恢复。应该设计同期、平行对照，另外选择 100 例脑卒中患者，不使用康复仪，在年龄、病程、疾病严重程度等方面都均衡可比的情况下，比较两组的差异，最大限度地保证研究结果的真实性。

（六）干预性研究中采取的处理方法不妥

在有些研究中，只有试验组接受干预措施，而对照组被剥夺本该享有的措施，这样违背伦理原则。如在社区 60 岁以上老年人群主要慢性病的危险因素干预这一研究中，在调查的社区随机抽样，研究者根据干预方案，对试验组定期实施综合护理干预，而对照组未采取任何措施，并评价干预措施的效果。由于慢性病健康教育已成为社区慢性病服务管理中一项常规的服务，如果为了研究而剥夺研究对象本该享有的权利，则可能人为地增加患者的不适或导致并发症出现，从而违反伦理原则。

（七）研究指标及研究工具不当

科研资料的准确性与可靠性关系着研究工作的质量。在研究方案中，资料的准确、全面收集是关键。选择恰当的测评工具和方法，才能获得准确、可靠的结果。在护理研究中，研究工具中常采用量表将主观资料进行量化。但是，如果量表选用或使用不恰当，也会导致调查结果不可靠。在没有公认的量表时，研究者需自行设计问卷。问卷的质量对于获得真实、可靠的资料至关重要。问卷设计或量表使用过程中的常见问题详见第六章。

（八）统计学分析方法不当

正确选择统计学分析方法是护理科研和论文撰写的重要组成部分之一，它直接关系到科研成果的准确性、科学性。统计学分析方法的选择应先考虑研究的设计类型，然后再看资料是否满足拟采用的统计分析方法的前提条件，进而选择正确的分析方法。资料分析中统计方法的常见问题详见第八章。

随堂测 4-3

小　结

研究设计的内容一般包括确定研究对象、设立对照、确定干预措施、观察指标、研究变量、确定资料收集和分析的方法等。护理研究设计的原则包括随机、对照、盲法。护理研究类型按照研究的性质，可分为量性研究和质性研究。量性研究按照设计特点和论证强度不同，可分为干预性研究和观察性研究。干预性研究必须具备干预、设立对照与随机化三个要素。干预性研究按照是否有随机和对照分为随机对照试验（即实验性研究）和非随机对照试验（即类实验性研究）。观察性研究又称非实验性研究，常见设计类型有描述性研究（包括横断面研究、纵向研究等）、分析性研究（包括前瞻性队列研究和回顾性病例对照研究）。研究不同阶段的质量控制侧重点不同。如在研究设计阶段，要严格规定研究对象的纳入和排除标准，确定样本量，保障随机抽样和分组、设对照等，以减少选择偏倚和混杂；在实施阶段，应提高应答率，改善依从性，尽量使用盲法等减少信息偏倚；在资料分析阶段，通过分层分析、标准化、多因素分析法等控制混杂偏倚，从而保证研究结果真实、可靠。

 ## 思考题

1. 简述随机对照试验设计中研究方法的撰写要点。

2. 病例对照研究与队列研究的主要区别是什么？（从研究设计、应用等方面描述）

3. 在随机对照试验中实施的随机分配一定能保证组间的基线可比性吗？处理组间混杂因素不均衡分布时，用什么方法处理？

4. 资料分析：研究主题内容为互联网＋、延续护理干预、健康素养、糖尿病患者健康结局。某研究者采用便利抽样从某两个社区卫生服务中心中各抽取 100 名老年糖尿病患者作为研究对象，对不同社区的研究对象分别用传统门诊健康教育和互联网＋延续护理方法对患者实施健康素养干预，并选用慢性病健康素养量表、血糖达标率、生命质量等指标的教育前后变化来评价其干预效果。请根据主题内容，回答以下几个问题：

（1）请分析可能存在的偏倚是什么。为了控制此偏倚，应采用何种分组方法？

（2）请根据研究问题提出研究假设。

（3）请判断干预效果的评价指标的类型。（如计量指标、计数指标、等级指标）

（4）当分析两组的效果评价时，可以采用的资料分析方法有哪些？

（许伟岚　吴善玉）

导学目标

通过本章内容的学习，学生应能够：

◆ **基本目标**

1. 解释总体、样本、观察单位和误差的概念。
2. 比较有限总体、无限总体、目标总体、可得总体的区别。
3. 比较系统误差、随机测量误差和抽样误差的区别。
4. 解释抽样的原则。
5. 比较不同抽样方法的异同点。
6. 解释影响样本量估算的影响因素。

◆ **发展目标**

1. 设计合理的抽样步骤。
2. 设计合理的抽样方法。
3. 根据研究设计类型及研究内容，计算所需样本量。

◆ **思政目标**

1. 具有敬业、精益求精、专注、追求卓越的职业精神。
2. 具备严谨细致、求真务实、开拓创新的科学精神。

案例 5-1A

走向工作岗位的新护士，由学生角色转型为陌生的护士角色时，受角色、关系、知识及责任的影响，可能会在身体、心理、知识与技能、社会文化与发展方面出现迷茫、怀疑、困惑及定位不明的感受和体验，出现转型冲击，随后通过不断进化、成长，从不熟悉的紧张焦虑期进入独立完成的满足舒适期。在此过程中，新护士如何快速进入工作角色、顺利适应工作环境，是护理管理和护理教育领域普遍关注的问题。研究者拟了解全国新护士的转型冲击现状及影响因素，以期为国家卫生主管机构和护理管理者提供重要的决策依据。

请回答：

1. 可以采用何种抽样方法选择研究对象？
2. 如何估算样本量？

在护理研究设计的最初阶段，研究者需要确定研究对象。研究对象可以是整个目标人群的所有个体，但是在实际的护理研究中，往往涉及总体容量，规模很大，受研究时间、人力、精力、财力等因素的限制很难做到，这就需要从整个目标人群中抽取一部分个体作为研究对象，即样本。探讨选择研究对象遵循的原则、过程和方法，有助于研究者尽可能地减少误差，保证样本有效地代表实际研究对象，保证研究结果的真实性与可靠性。

第一节　基本概念

研究对象的选择涉及总体、样本、抽样、观察单位和误差等相关概念，准确地把握这些概念的含义，是科学地选择研究对象的重要保证。

一、总体

总体（population）是根据研究目的确定的全部同质个体的某个（或某些）变量值。同质（homogeneity）是指观察单位间被研究指标的主要影响因素相同或基本相同。在实际研究中，当被研究指标的主要的、可控制的影响因素为相同或尽可能相同时，认为是同质。总体又分为有限总体、无限总体、目标总体和可得总体等。

（一）有限总体

总体通常限于特定的空间、时间、人群范围之内，若同质研究对象的所有观察单位所研究变量取值的个数为有限个数，则这个总体称为有限总体（finite population）。如案例 5-1A，如果限定调查 2021 年全国三级医院新护士的转型冲击现状及影响因素，则该总体具有了时间（2021 年）、空间（全国）和人群范围（三级医院新护士）的限制，该研究总体为有限总体。

（二）无限总体

如果总体是假设的或抽象的，没有时间和空间的限制，观察单位数量是无限的，称为无限总体（infinite population）。如案例 5-1A，如果只是调查新护士，但未限定年份、国家和医院的级别，则组成该总体的个体为所有新护士，其观察单位的全体数量只是理论上存在，因而可视为无限总体。

（三）目标总体

目标总体（target population）是符合条件的所有个体的集合体，是研究者所要推论的整个集合体。如案例 5-1A，目标总体指的是全国三级医院的新护士的转型冲击现状，该研究所收集的新护士转型冲击获得的研究结果，可以推论到全国三级医院的新护士的转型冲击现状。

（四）可得总体

可得总体（accessible population）是目标总体的一部分，是研究者根据研究的需要能方便地抽取的总体。如案例 5-1A，目标总体指的是全国三级医院的新护士的转型冲击现状。因为一般来说，目标总体是一个理论总体的概念，很多时候，要想全部得到是可望而不可即的。可得总体是研究者根据研究需要获得的方便抽取的某个或某几个市三级医院的新护士的转型冲击现状。在此种情况下，样本从可得总体中获得，样本的研究结果首先适用于可得总体，然后再推广到目标总体。因此，可得总体往往是一项研究能够真正可及和结果推论的总体。

二、观察单位

观察单位（observation unit）又称个体（individual）或研究单位（study unit），是研究中最基本的单位。它可以是一个人，也可以是一个群体（如家庭、科室、社区），又可以是一个器官，或者是一个标本、一个细胞、一个细菌菌落等。护理研究常以人作为观察单位，如一名患者、家属、照顾者或护士。如案例 5-1A，如果限定调查 2021 年全国三级医院新护士的转型冲击现状及影响因素，则观察单位为每一位 2021 年入职三级医院的新护士。

三、抽样与样本

抽样（sampling）即从总体中抽取样本的过程。抽样的目的是通过对样本的研究，根据样本信息推断总体的特征。根据抽样方法的不同，可分为概率抽样和非概率抽样两大类，详见本章第二节。

样本（sample）是指从总体中随机抽取的部分观察单位，其研究变量的实测值构成样本。为了能用样本的特征推论总体的特征，必须保证被直接观察或测量的样本对于其所属的总体具有代表性（representative）。所谓代表性，就是指某观察指标在样本中的频数分布情况和该观察指标在总体中实际的分布情况比较接近，可以看作总体的缩影。否则，样本观察指标的结果向总体外推就缺乏可靠性。

四、误差

研究结果与真实情况的差异称为误差（error）。误差是客观存在的，任何研究得到的测量结果都不可能绝对准确，只能在一定条件下无限接近真实的情况。按照误差的来源和性质，可分为随机误差和系统误差。

（一）随机误差

随机误差（random error）又称机遇误差（chance error）或偶然误差（accidental error），是指由于研究对象个体差异、机会因素或偶然因素使测量结果偏离真实值的误差，表现为研究结果不恒定、随机变化。随机误差不可避免，只能通过一定的方法减小。随机误差可分为随机测量误差和抽样误差，在医学研究中，随机误差主要表现为抽样误差。

1. 随机测量误差（random error of measurement） 在控制或消除系统误差后，在同一条件下对同一对象进行重复测量，结果仍会出现随机变化，此为随机测量误差。随机测量误差是由于测量过程中的一些不稳定因素（如不同的操作者、测量时间、测量工具）造成的，可以通过增加平行测量的次数取平均值来减小随机测量误差。

2. 抽样误差（sampling error） 是由于抽样的偶然性造成的样本统计量与总体参数的差异。抽样误差越大，表明样本对总体的代表性越弱，结果越不可靠；反之，抽样误差越小，说明样本对总体的代表性越强，用样本信息推断总体信息的结果越准确、可靠。抽样误差是无法避免的，但却是可以控制的。可以通过扩大样本量和改进抽样方法而减小抽样误差，并通过统计方法对其影响做出具有一定概率保证的估计和推断。

（二）系统误差

系统误差（systematic error）常被称为偏倚（bias），是指除随机误差以外的，可导致研究结果与真实情况差异的误差。偏倚是因为研究对象的选择方法不当、收集信息的方法不当、统计方法不当、仪器故障、操作错误等，以及一些混杂因素的存在而产生。偏倚可发生于研究设计、实施、资料分析以及推论的各个阶段。系统误差的特点是测量结果向一个方向偏离，其数值按一定规律变化，具有重复性、单向性。研究者可以通过正确的实验设计、严格的技术措施尽可能控制、减小甚至消除偏倚。

第二节　抽样的过程及方法

科研项目的实施会受到时间、资金和人力等的限制，故大多数研究是从样本中收集数据，并通过样本数据来推测总体数据的性质。因此，样本的选取非常重要，如果样本不具有代表性，统计推断必然出现错误。

一、抽样的原则

抽样的原则是必须保证样本的可靠性和代表性。

（一）保证样本的可靠性

保证样本的可靠性是指样本中每一观察单位确实来自同质总体，需要对研究对象的确认有明确的纳入标准和排除标准。

纳入标准和排除标准需要根据所研究的主题来确定。纳入标准（inclusion criteria）是研究者根据其研究问题所确定的目标人群的关键特征。纳入标准具有排除性，即"是此即非彼"。例如，当规定一种疾病为研究目标疾病时，则其他疾病均被排除掉。排除标准（exclusion criteria）是符合纳入标准但具有可能干扰研究成功或增加不利结果风险的其他特征的潜在研究参与者的特征。例如，如果患这种疾病的患者同时患有其他疾病或具有某些特征可能对研究结果造成影响，就应该按照针对这些因素及其他因素制定的排除标准将这部分患者排除。两者的关系是：用纳入标准确定研究的主体，用排除标准排除研究主体中具有影响结果的因素的个体，进一步对研究主体进行准确定义（图 5-1）。如果二者的关系处理错误，可能会纳入不该纳入的患者而影响研究的准确性，或造成不必要的浪费。

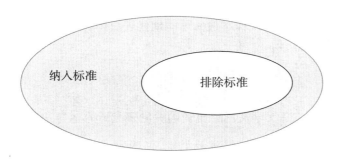

图 5-1　纳入标准与排除标准的关系

如果研究对象为患某疾病的患者，在纳入标准中通常包括诊断标准（diagnosis criteria）。诊断标准是对病种、病型、病程、病情等严格区分，给出正确诊断。确定疾病诊断标准应注重参考国际上公认的通用标准，如 WHO 发布的标准，采用一致的诊断标准，也便于国际交流。

案例 5-2

　　中重度阿尔茨海默病老人居家照护者困扰问题及需求调研，目的是调查中重度阿尔茨海默病老人居家照护者的困扰问题及对支持服务的需求。采用便利抽样法，选取北京、上海、天津、广东、四川、甘肃、山西、山东、辽宁、江苏、湖北、浙江共12个省市的401例中重度阿尔茨海默病老人的居家照护者为研究对象。纳入标准：①照护者家中有老人经临床医生根据世界卫生组织国际疾病分类（ICD-10）或美国精神障碍诊断和统计第四版（DSM-Ⅳ）确诊为阿尔茨海默病，且由临床痴呆量表（CDR）评定为中度、重度，且居家照护；②照护者为阿尔茨海默病老人的亲属，包括配偶、子女/媳婿、孙子女，连续承担主要照护任务≥3个月；③照护者与被照护的阿尔茨海默病老人同住；④自愿参与本研究。排除标准：照护者自身有严重躯体或精神疾病，如癌症、心衰、严重肝肾疾病、精神分裂症、抑郁症。

　　请回答：研究者从哪些方面编制纳入标准？为什么？

（二）抽取有代表性的样本

　　抽取有代表性的样本，指样本能充分反映总体的特征，要求样本必须满足以下两条原则。

　　1. 抽样要遵循随机化原则　随机化原则（randomization principle）是指在进行抽样时，总体中每一个体是否被抽取到，不是由研究者主观决定的，而是每一个体按照概率原理拥有均等的被抽取到的可能性。在一个人群中，某些因素或某些方面的特征并不是均匀分布的，这就要求在抽取调查样本时，不能随意或主观地进行选择，而应采用一定的抽样技术进行随机抽样，使样本能够代表总体。

　　2. 足够的样本量　即应保证样本中有足够的变量值个数。足够的标准要根据研究的精度和变量的变异程度确定。通常精度要求越高，样本量要求越大；变量的变异越大，样本量要求越大。

　　只有满足上述原则，才能保证样本最大可能地代表总体，才能保证以样本信息为依据的研究结果推断总体特征的可靠性。

知识链接

《文学文摘》与美国舆论研究所的博弈

　　1936年，美国《文学文摘》因准确预测了1920年、1924年、1928年和1932年这4年总统大选的结果，风头正劲，而民意调查的热度和可信度也随之不断上升。这一年，第32任美国总统罗斯福为了争取连任，和共和党的兰登对垒，打响了竞选战。《文学文摘》在对240万普通民众进行了民意调查后，把"宝"压在了兰登的身上。而1935年成立的美国舆论研究所只对50 000人进行了调查，却预测罗斯福会胜出。最终，罗斯福以大比分击败兰登，成功连任。《文学文摘》次年宣布破产，退出市场。

　　1824—1936年，民意调查的主要目标是追求调查群体的"大"。当时大多数人都相信，只有更大，才能更准。美国舆论研究所成功的法宝是"科学抽样"。他没有盲目地大面积访谈调查，而是根据选民的人口特点，确定家庭主妇、工人、农民、老人、中年人、青年人等各类人群在50 000人的样本中应该占有的份额，再确定电话访问、邮件访问、街头访问等各种调查方式所占的比例。由于样本找得准，所以能够以"小"见"大"，这就是我们常说的"一叶知秋"。《文学文摘》失败的原因也正是因为抽样不科学。它的调查对象主要是其杂志的订阅客户，虽然访问的对象多，但都集中在中高收入群体，由于样本不均匀，造成了结果的偏差。

　　引自：张健. 为"科学的"民意调查辩护——学科史视阈中乔治·盖洛普的民意调查理论[J]. 现代传播（中国传媒大学学报），2017，39（10）：12-19.

科研小提示

抽样技术

抽样技术的出现，使统计科学发生了一场革命，社会调查不必像人口普查一样把全社会的人都调查一遍，可以通过选取有代表性的样本完成。但与数据挖掘相比，统计技术已有明显的不足。抽样调查掌握的数据具有滞后性，而大数据时代实时的数据挖掘没有滞后性。请思考：在大数据时代，抽样技术面临怎样的机遇和挑战？

二、抽样的过程

抽样的过程主要包括明确目标总体、确定抽样方法、确定抽样框、明确合适的样本量和评估应答率。

（一）明确目标总体

根据护理研究的目的，明确定义目标总体，这是研究的关键环节。如果研究对象是患者，要根据研究目的，对研究对象的人群特征及范围有明确的规定，包括所依据的诊断标准、纳入标准和排除标准。还要考虑在这个人群开展研究的可行性问题。

（二）确定抽样方法

抽样方法的选择应根据研究对象的人群特征来进行。如果研究对象的人群特征差异较大，可采用分层抽样方法。如果调查样本量大，涉及单位多，且各单位情况比较一致，可采用整群抽样方法。如果是一项大范围调查，可采取多级抽样方法。

（三）确定抽样框

在抽样之前，有必要有一个完整的总体列表供选择，其中包含所有抽样单位的名录或排序编号。有些清单可以从各种不同的来源获得，如专业组织、中华医学会、中华护理学会、省护理学会等。

（四）明确合适的样本量

虽然样本量越大，研究结果出现偏差的可能性就越小，但当样本量超过特定规模时，回报率会迅速下降。因此，研究者需要根据研究目的、方法、要求和相关资料确定研究所需要的合适的样本量。

（五）评估应答率

应答率是同意参与研究的参与者数量。事实上，大多数研究的应答率达不到100%。而应答率很重要，因为每一个不应答者都可能使最终样本产生偏差。

在抽样完成之后，研究者还需要回顾、分析抽样全过程，保证抽样的全过程合理、正确，抽取的样本能够代表总体。

三、抽样的方法

抽样的方法有很多种，归纳起来可以分为概率抽样和非概率抽样两大类。通过概率抽样获得的样本，其代表性要优于非概率抽样。因此，在护理研究中，应首先考虑概率抽样。

（一）概率抽样

概率抽样（probability sampling）又称随机抽样，是用随机的方法抽取样本，总体中的每一个观察单位都有相等的概率被抽中。常用的概率抽样方法有简单随机抽样、系统抽样、整群抽样、分层抽样和多级抽样。

1. 简单随机抽样

（1）概念：简单随机抽样（simple random sampling）又称单纯随机抽样，是指总体中的每一个研究个体被选入样本中的概率完全相同，决定哪一个研究个体进入样本完全随机决定。它是概率抽样中最基本的一种方法，也被认为是最完全的概率抽样。简单随机抽样是其他抽样方法的基础。

（2）抽样方法：可采用抽签法、随机数字表（表5-1）或计算机抽取等方法来实施。其中，使用较多的是随机数字表或计算机抽取。以随机数字表为例，首先取得所有抽样单位的名录（即抽样框），对总体中的个体进行编号（每个号码位数一致）。其次，根据总体规模是几位数来确定从随机数字表中选几位数，再在随机数字表中随机地选一个数作为开始。再次，从选定的数开始按一定的方向读下去，若得到的号码在编号中，则取出；若得到的号码不在编号中或前面已经取出，则跳过，如此继续下去，直到取满为止。最后，根据选定的号码抽取样本。

表 5-1　随机数字表（部分）

编号	1	2	3	4	5	6	7	8	9	10	11	12	13	14	15	16	17	18	19	20	21	22	23	24	25
1	16	47	43	73	86	36	96	47	36	61	46	98	63	71	62	33	26	16	80	45	60	11	14	10	95
2	57	74	24	67	62	42	81	14	57	20	42	53	32	37	32	27	07	36	07	51	24	51	79	89	73
3	14	76	62	27	66	56	50	26	81	39	32	90	79	78	53	13	55	38	58	59	88	97	54	14	10
4	35	56	85	99	26	96	96	68	27	31	05	03	72	93	15	57	12	10	14	21	88	26	49	81	76
5	55	59	56	35	64	38	54	82	46	22	31	62	43	09	90	06	18	44	32	53	23	83	01	30	30
6	16	22	77	94	39	49	54	43	54	82	17	37	93	23	78	87	35	20	96	43	84	26	34	91	64
7	84	42	17	53	31	57	24	55	06	88	77	04	74	47	67	21	76	33	50	25	83	92	12	06	76
8	63	01	63	78	59	16	95	55	67	19	98	10	50	71	75	12	86	73	58	07	44	39	52	38	79
9	33	21	12	34	29	78	64	56	07	82	52	42	07	44	38	15	51	00	13	42	99	66	02	79	54
10	57	60	86	32	44	09	47	27	96	54	49	17	46	09	62	90	52	84	77	27	08	02	73	43	28
11	18	18	07	92	46	44	17	16	58	09	79	83	86	19	62	06	76	50	03	10	55	23	64	05	05
12	26	62	38	97	75	84	16	07	44	99	83	11	46	32	24	20	14	85	88	45	10	93	72	88	71
13	23	42	40	64	74	82	97	77	77	81	07	45	32	14	08	32	98	94	07	72	93	85	79	10	75
14	52	36	28	19	95	50	92	26	11	97	00	56	76	31	38	80	22	02	53	53	86	60	42	04	53
15	37	85	94	35	12	83	39	50	08	30	42	34	07	96	88	54	42	06	87	98	35	85	29	48	39
16	70	29	17	12	13	40	33	20	38	26	13	89	51	03	74	17	76	37	13	04	07	74	21	19	30
17	56	62	18	37	35	96	83	50	87	75	97	12	25	93	47	70	33	24	03	54	97	77	46	44	80
18	99	49	57	22	77	88	42	95	45	72	16	64	36	16	00	04	43	18	66	79	94	77	24	21	90
19	16	08	15	04	72	33	27	14	34	09	45	59	34	68	49	12	72	07	34	45	99	27	72	95	14
20	31	16	93	32	43	50	27	89	87	19	20	15	37	00	49	52	85	66	60	44	38	68	88	11	80
…	…																								

（3）优点及缺点：简单随机抽样是概率抽样的理想类型，具有样本代表性好的优点。但简单随机抽样仅适用于总体含量不大，并且内部变异小的研究对象。

21 世纪初期，美国医学研究所（Institute of Medicine，IOM）在"护理的未来：推动变革，引领健康"报告中，推荐所有医疗机构均应实施过渡性的护士培训项目。某医院拟了解本院新护士的转型冲击现状及影响因素，为进一步制订院内过渡性的护士培训项目提供依据。该医院每年招聘新护士 300 名。

请回答：如何用随机数字表完成 100 名护士的简单随机抽样？

案例 5-1B 采用简单随机抽样的步骤为：

第一步，先将 300 名新护士按入职工号统一编号，可以编为 000，001，…，299。

第二步，在随机数字表中任选一个数，例如选出第 6 行第 6 列的数 49。

第三步，从选定的数 49 开始向右读（读数的方向也可以是向左、向上、向下等），得到一个在 000～299 之间的数，将它取出；继续向右读，又取出 54，43，54，82，17，…，依次读下去，直到 100 个样本全部取出。这样就得到一个容量为 100 的样本。

注意：超出范围的数码不选，重复的数码不再选，直至达到预定的样本容量。

2. 系统抽样

（1）概念：系统抽样（systematic sampling）又称等距抽样或机械抽样，指在随机开始后的每 n 个观察单位被选择。

（2）抽样方法：首先将总体的全部观察单位编号，制订出抽样框；再根据抽样比例计算抽样间隔 H，即总体例数（N）与样本例数（n）之比（H=N/n）；然后用简单随机抽样方法确定一个小于 H 的数字 k，以 k 为起点，每间隔 H 个单位抽取一个观察单位组成样本。需要注意的是，抽样的起点 k 必须通过随机方法来确定。

（3）优点及缺点：与简单随机抽样相比，系统抽样无须多次使用随机数字表抽取个体，只需按间隔等距抽取即可，更易实施；被选入样本的个体在总体中的分布均匀，因此抽样误差比简单随机抽样要小，代表性较好，对总体的推断较准确，同样适用于总体含量不大，且内部差异小的研究对象。但是如果总体观察单位按顺序呈周期性变化，系统抽样得到的样本会有较大的误差。如案例 5-1B，若该院全体护士编号有一定的排列规则，如每个科室的护士排在一起，每个科平均有 10 名护士，而且都是按照入职考试成绩高低顺序来编号，那么编号为 9，19，29……的绝大多数都是新护士中成绩较差的护士。此时系统抽样就可能产生明显的误差，所得到的样本就缺乏代表性。为避免这种误差，可分段选用不同的随机数。另外，采用系统抽样法必须事先对总体的结构有所了解，分析总体观察单位是否在排列顺序上存在周期性变化趋势。

某医院拟了解本院新护士的转型冲击现状及影响因素，为进一步制订院内过渡性的护士培训项目提供依据。该医院每年招聘新护士 300 名。

请回答：如何用系统抽样完成 100 名新护士的抽样？

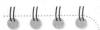

案例5-1C采用系统抽样的步骤为：

第一步，将300名新护士按入职工号统一编号，可以编为001，001，…，300。

第二步，确定分段间隔k，对编号进行分段。由于k=300/100=3，这个间隔可以定为3。

第三步，从号码为1~3的第一个间隔中用简单随机抽样的方法确定起始编号，假如为2号。

第四步，从编号2起，每间隔3个号码抽取1名新护士，就可得到一个容量为100的样本。

分析：相同的研究问题，采用了简单随机抽样和系统抽样两种方法，系统抽样在抽取样本时只需要随机选取一次，而简单随机抽样需要随机选取100次，且系统抽样的误差小于简单随机抽样。因此，系统抽样与简单随机抽样更易实施，代表性较好，对总体的推断较准确。

3.整群抽样

（1）概念：整群抽样（cluster sampling）又称聚类抽样，是指将总体中所有的观察单位按某种属性分成若干个群体，再从这些群体中随机抽取一部分群体，其内的全部观察单位构成样本。

（2）抽样方法：先对所研究的总体按某种标志划分为若干个群，并对多个群进行编号，注意通常采用自然存在的群，而不是人为地把各个单位重新构成群；然后采用简单随机抽样，抽取若干个样本群，即为整群抽样的样本单位。

（3）优点及缺点：整群抽样的优点是被调查的样本集中，易于组织实施，容易控制调查质量，还可节约人力、物力和时间，因而适用于大规模调查，尤其适用于组成总体的个体不明确，无法获得总体中所有个体的数目和名单的情况。但整群抽样时如果群间差异较大，会增大抽样误差，因此群间差异越小，抽取的群数越多，样本的代表性就越好。

案例 5-1D

美国医学研究所在"护理的未来：推动变革，引领健康"报告中，推荐所有医疗机构均应实施过渡性的护士培训项目，但是并未推荐统一的培训标准，其新护士的培训方案大多受医院要求和专业学会的影响。某省卫生健康委员会拟了解三级医院新护士的转型冲击现状及影响因素，为进一步制订过渡性的护士培训项目提供依据。该省有三级医院80家，每年招聘新护士8000名。

请回答：如何用整群抽样完成400名新护士的抽样？

案例5-1D采用整群抽样的步骤如下：

第一步，对该市80家三级医院按1，2，3，…，80编号。

第二步，预估抽取的医院数，80家医院每年共招聘新护士8000名，故每家医院每年估算需要招聘新护士100名，初步要抽取400÷100=4（家）医院。

第三步，按简单随机抽样的步骤实施，抽取4家医院，如果新护士人数不够400名，可再随机增加1家医院。

分析：该研究如果采用简单随机抽样或系统抽样，需对全省8000名新护士编号，可行性较差。采用整群抽样时，如果该市各三级医院之间招聘的新护士差异较大，会增大抽样误差。因此，整群抽样适用于大规模调查且群间差异较小的研究对象。

4．分层抽样

（1）概念：分层抽样（stratified sampling）又称分类抽样，是先按照某种特征将总体分为若干相互之间差异较大的组别、类型、区域等，称之为层（stratum），再从每一层内按比例随机抽取一定数量的观察单位，合起来组成样本。分层抽样适用于总体含量大、构成复杂、内部差异明显的研究对象。由于护理研究对象的复杂性和异质性程度较高，有必要将研究对象按不同的特征分为不同类型（或层）。因此，分层抽样在护理研究中获得广泛的应用。

（2）抽样方法：首先，选择分层变量，分层变量可以是所要分析和研究的主要变量或相关的变量，也可以选择突出总体内在结构的变量，或那些已有明显层次区分的变量。其次，确定样本比例，按各层次中的单位数目同总体单位数目间的比例来抽取子样本。最后，确定实际分层抽取的样本，根据比例确定各层样本量后，用简单随机或系统抽样的方法抽出适量的样本。在分层时，应遵循尽可能使层内差异小而使层间差异大的原则，同时要使分层的结果既不重复，又无遗漏。

（3）优点及缺点：与简单随机抽样或系统抽样相比，分层抽样能减少抽样误差，提高样本的代表性。分层抽样将一个异质性的总体分成多个同质性的层，同时确保总体中每个同质的层都有适量的个体被抽中，从而使样本状态偏离总体状态的机会减小，减少抽样误差，增大代表性。分层抽样的另一个优点是在不增加样本规模的前提下降低抽样误差，提高抽样的精度。此外，分层抽样非常便于了解总体内不同层次的情况，以及对总体中小的层次进行单独研究，或者进行比较。

上述 4 种抽样方法中，简单随机抽样是最基本的方法，也是其他抽样方法的基础。4 种抽样方法按抽样误差由小到大依次排列为：分层抽样＜系统抽样＜简单随机抽样＜整群抽样。在实际研究中，选用哪一种抽样方法需要根据观察单位在总体中的分布特征来确定。

案例 5-1E

某市卫生健康委员会拟了解该市三级医院和二级医院新护士的转型冲击现状及影响因素。该市每年招聘新护士 2000 名，其中三级医院招聘护士 1600 名，二级医院招聘护士 400 名。

请回答：如何用分层抽样完成 400 名新护士的抽样？

案例 5-1E 采用分层抽样的步骤如下。

第一步，按医院级别分层，即分为三级医院和二级医院。

第二步，按比例确定每层抽取新护士的人数，即不同级别医院抽取的新护士人数比例为 400÷2000=20%。故三级医院抽取新护士数为 1600×20%=320（名），二级医院抽取新护士数为 400×20%=80（名）。

第三步，按简单随机抽样的步骤实施，对各级医院新护士先分别进行编码，再分别随机抽取 320 名和 80 名新护士。

分析：该研究问题也可以采用简单随机抽样或系统抽样。采取这两种抽样时，需要对2000名新护士编号，可行性较差；且难以保证体现抽取样本中三级医院和二级医院的原有比例，样本的代表性难以保证。采用整群抽样，以医院为单位抽取，可以解决工作量大的问题，但因为三级医院和二级医院招聘的新护士之间存在很大的差异，会增大抽样误差。该案例也体现出了分层抽样适用于总体含量大、构成复杂、内部差异明显的研究对象。

5. 多级抽样

（1）概念：多级抽样（multistage sampling）是把抽取样本单位的过程分为两个或更多的阶段进行的抽样组织形式。各阶段的单位分别称作一阶单位、二阶单位、三阶单位等，直至最终样本单位。

（2）抽样方法：多级抽样分为二阶段抽样和三阶段以上的抽样，以二阶段抽样为例叙述样本单位的选取。第一步，对总体按某一标志分成 R 个群，每群包含 M 个单位，并且对群进行编号。第二步，按简单随机抽样，从 R 个群中抽取 r 个群，此为第一阶段抽样。第三步，从选出的 r 个群中，分别按简单随机抽样各抽取 m 个单位以构成样本，此为第二阶段抽样。多级抽样的抽样阶段数不宜过多，一般以两到三阶段为宜。划分的阶段过多，在理论上和实际工作中都会造成较大的困难。在多级抽样中，前几阶段的抽样都类似整群抽样，最后一阶段抽样类似于简单随机抽样、分层抽样。每一个阶段都存在代表性误差。

（3）优点及缺点：多级抽样的优点是样本分布相对集中，节约人力、财力、物力和时间，保证各阶段样本单位具有足够的代表性，以提高抽样效率。它有利于抽样的组织和实施。特别是对于散布于广大区域或诸多行政系统中的总体单位，将之划分为若干阶段，采用多级抽样是比较适合的。

案例 5-1F

护理管理者拟了解全国三级医院新护士的转型冲击现状及影响因素，通过调研，为进一步制订全国统一的过渡期护士培训项目提供依据。

请回答：如何用多级抽样完成 3000 名新护士的抽样？

案例 5-1F 采用多级抽样的步骤如下。

第一阶段抽样，从总体中按最大的单元抽取。①根据自然条件、经济基础、发展水平和对外开放程度，把全国划分为东部、中部、西部和东北四大地区，即 4 个群；②根据国家统计局经济区域划分数据，估算 4 个群抽取的省或直辖市的数量，即东部、中部、西部和东北分别抽取 3 个、2 个、4 个和 1 个省或直辖市；③按简单随机抽样，抽取相应数量的省或直辖市。

第二阶段抽样，采用整群抽样。根据各省预约挂号统一平台信息，获取抽取省份的全部三级医院信息，并进行编码，采用简单随机抽样从入选的省或直辖市中选取 3 所三级医院的新护士样本群。

分析：该研究问题如果单纯地采取简单随机抽样或系统抽样，均存在工作量大、可行性差的问题；且难以保证样本对不同经济区，同一经济区不同省份、不同医院具有很好的代表性。单纯采用整群抽样，也会存在样本代表性较差，抽样误差大的问题。单纯采用分层抽样，也难以保证样本对不同经济区，同一经济区不同省份、不同医院具有很好的代表性。本研究采用多级抽样，既有利于抽样的组织和实施，又保证各阶段样本单位具有足够的代表性，以提高抽样效率。

（二）非概率抽样

非概率抽样（non-probability sampling）又称非随机抽样，指抽样没有采取随机抽样的方法，总体中的每一个观察单位被抽取进入样本的概率是不确定的，研究者可以根据自己的方便或主观判断抽取样本。非概率抽样在抽样的正确性和样本的代表性方面都不如概率抽样，但是在社会学、护理学等专业的研究中仍是较实用的获得研究样本的方法。非概率抽样主要有方便抽样、定额抽样、目的抽样和雪球抽样4种方法。

1．便利抽样（convenience sampling） 又称方便抽样，是指从总体中选择最容易得到的观察单位作为研究对象。如护士调查本科室就诊的患者，教师调查自己的学生。偶遇抽样（accidental sampling）也是一种常见的便利抽样形式，是指研究者将在某一时间和环境中遇到的观察单位作为样本成员。如给街道上的行人发放调查表，在人群集中的广场实施调查。

便利抽样是非概率抽样中最简单的方法，其优点是方便、易行，能够节省时间和费用。其局限性是抽到的样本代表性差，抽样误差较大，是抽样方法中准确性和代表性最差的一种方法，应尽量避免使用。如果由于条件的限制，在研究中只能采用这种方法，在分析结果时应特别慎重。

案例 5-3A

随着全球人口老龄化进程的加速，阿尔茨海默病老人数量逐渐增加。我国60岁及以上人口中阿尔茨海默病患病率高达4.8%。某研究人员想了解北京市阿尔茨海默病老人居家照护者的需求，为制订以需求为导向的照护者支持服务体系提供参考。

请回答： 如何用便利抽样完成200名阿尔茨海默病老人的抽样？

案例5-3A采用便利抽样的步骤如下。

选取北京市阿尔茨海默病老人活动的场所，如医院或者老年护理院，将遇到的符合阿尔茨海默病诊断要求的老人的照护者纳入研究对象。

2．定额抽样（quota sampling） 又称配额抽样，根据总体的结构特征，先将总体按照某种特征分层，再从每一层按其在总体中所占比例抽取一定数量的观察单位，合起来组成样本。定额抽样与分层抽样相似，区别是分层抽样属于概率抽样，即分层抽样的各层样本是随机抽取的，而定额抽样的各层样本是非随机抽取的。

定额抽样没有采取随机的方法来抽样，所以缺点与便利抽样相同。但定额抽样在便利抽样的基础上增加了分层配额的特性，注重了样本与总体在结构比例上的一致性，因此其代表性比便利抽样好，在护理研究中较为常见。

案例 5-3B

阿尔茨海默病老人是特殊的老年群体，随着病程的发展，老年人的认知和记忆功能衰退、抽象思维和计算能力损坏、人格和行为等各方面都会发生变化，因此不同疾病严重程度的阿尔茨海默病老人（轻度、中度和重度）需要的照护形式和程度也是不同的。某位学者想了解北京市不同疾病严重程度的阿尔茨海默病老人居家照护者的需求。

请回答： 如何用定额抽样完成200名阿尔茨海默病老人的抽样？

案例5-3B采用定额抽样的步骤如下。

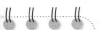

第一步，根据疾病严重程度将阿尔茨海默病老人分为轻度、中度和重度3个层次。

第二步，根据某调查的结果，轻度、中度和重度的比例为 1：5：4，配额计算后，分别调查轻度阿尔茨海默病老人20名、中度阿尔茨海默病老人100名、重度阿尔茨海默病老人80名。

第三步，采用便利抽样，分别抽取相应数量的轻度、中度和重度阿尔茨海默病老人。

分析：定额抽样注重了样本与总体在轻度、中度和重度3个组别老人结构比例上的一致性，因此其代表性优于便利抽样。

3. 目的抽样（purposive sampling） 又称主观抽样、立意抽样或判断抽样（judgmental sampling），是指研究者根据研究目的，结合自己的专业知识和经验以及对研究总体的了解，有意识地选择某些研究对象。一般来说，这些研究对象对所研究的问题应十分熟悉，或者在研究对象中非常典型。如欲建立介入科的专科护理质量评价指标体系，计划采用专家访谈的方式进行研究。研究者在详细了解几十名专家的情况后，有目的地选择了介入科护理管理者、临床护士和介入科医生进行访谈。

目的抽样虽然没有采取随机抽样，但是有很强的实用性，尤其在质性研究和探索性、前瞻性的研究中比较常用。其缺点是没有客观的指标来判断所抽得的样本是否真正具有代表性。

> **案例 5-4**
>
> 目前，我国阿尔茨海默病老人仍以居家照顾为主。随着阿尔茨海默病老人病情的不断进展，照顾者的负担逐渐加重，且在疾病进程中持续存在。针对居家阿尔茨海默病老人照顾者需求的研究现多为定量研究，研究者拟采用深入访谈的方法进一步探究居家阿尔茨海默病老人照顾者的支持性照护需求。
>
> **请回答：**如何用目的抽样完成居家阿尔茨海默病老人照顾者的抽样？

案例5-4研究采用目的抽样法，通过人为控制，有目的地选择具有代表性的样本。研究者经过综合考虑后选取某三级医院和某社区卫生服务中心的神经内科门诊作为研究场所，这样既保证研究对象的可及性，又能涵盖不同疾病严重程度的居家阿尔茨海默病老人照顾者。样本量以访谈资料不再有新的主题出现为标准。共访谈20位照顾者。

4. 雪球抽样（snowball sampling） 又称网络抽样（network sampling），指当研究者对总体的确切范围无法确定时，从少量个体入手，根据朋友间具有共性的特点，利用社会网络来获得足够的样本。具体方法是先调查已知的少数个体，再向他们询问还知道哪些符合条件的人，然后去找这些人进行调查，依此类推，如同滚雪球一样，可以找到越来越多的观察对象。这种抽样方法的误差较大，但是在寻找某些特殊总体中的个体时非常有用。这种方法最适用于由于封闭性而难以接近的小群体，如吸毒者、获得性免疫缺陷综合征患者、同性性取向者、酗酒者。因为这些个体一般不愿意让人们了解他们，很难找到他们，但是他们之间常常会有联系，应用雪球抽样就能够找到所需要的研究对象。

案例 5-5

公共卫生与医疗事业事关国计民生，完善公共卫生与医疗体系是我国全面建成小康社会与实现中华民族伟大复兴的必然要求。新型冠状病毒感染疫情的暴发，暴露出基层医疗是我国公共卫生与医疗事业的最大短板，基层医生的短缺严重影响基层医疗卫生机构基本功能的发挥。2021 年 10 月，国家卫健委发布《关于启用银龄医生进基层服务专栏的通知》，指出要进一步加强乡村基层卫生健康人才队伍建设，鼓励二级以上医疗机构的退休医务人员到乡村基层医疗卫生机构服务。研究者计划采用雪球抽样招募 150 名研究对象，了解银龄医生对该政策的认知态度及影响因素。

请回答：如何用雪球抽样完成银龄医生的抽样？

案例 5-5 采用雪球抽样的步骤如下。

第一步，联络身边之前认识并建立一定信任关系的银龄医生，告知研究目的并邀请其加入本次调研活动。

第二步，请每一位已加入本次调研活动的银龄医生各自推荐身边其他的银龄医生参加本次调研活动。如此重复，直至研究样本量达到 150 例。

第三节　样本量的估计

样本量（sample size）是指研究中样本观察单位的数量。在一项研究中，到底多少样本量才合适，这是研究者在设计时必须慎重考虑的问题。样本量过大，会增加调查工作量，造成人力、物力、财力、时间的浪费；样本量过小，则样本对总体缺乏足够的代表性，从而难以保证结果的精确度和可靠性。合适的样本量直接关系到研究结论的可靠性、可重复性，以及研究效率的高低。

一、影响样本量的因素

影响样本量的因素比较多，确定一个科学而合理的样本量需要考虑以下几个方面的因素。

（一）统计学参数

在护理研究中，研究者应该按照总体的性质与特征，以及研究者预计所承担的误差风险确定最小样本量。样本量的大小与一些参数有关，在估计样本量之前，必须先确定这些参数。

1. 检验水准（α 值）　指研究中允许的第一类错误概率，即假阳性率，是统计学上的显著性水平。通常，α 值设定为 0.05 或 0.01。规定的 α 值越小，即假阳性率越低，研究所需的样本量越大。另外，还应明确是单侧（α）或双侧（$\alpha/2$）检验，单侧检验的样本量会明显小于双侧检验的样本量。一般而言，医学研究领域的统计检验约定俗成地使用双侧检验，如果采用单侧检验，需要给出充足的理由。

2. 检验效能（$1-\beta$）　又称把握度（power），即在特定的 α 检验水准下，若总体间确实存在差异，该项研究能发现此差异的能力（真阳性）。检验效能用 $1-\beta$ 表示其大小。β 表示第二类错误概率，又称假阴性率，一般取单侧。检验效能（$1-\beta$）通常要求达到 80% 或 90%（即 $\beta=0.20$ 或 $\beta=0.10$）。样本量越大，检验效能越高；反之，样本量越小，检验效能越低。

3. 总体标准差（σ）或总体率（π）的估计值　总体标准差反映计量资料的变异程度，在其他条件相同的情况下，σ 越大，所需样本量就越大；反之，σ 越小，所需样本量就越小。总体率是反映计数资料特征的参数，π 越接近 0.5，所需样本量就越大；反之，π 越远离 0.5，所需样本量就越小。σ、π 一般未知，通常以样本的样本均数 $\bar{x}$、样本率 P、样本标准差 S 作为估计值。获取估计值的途径一般是根据前人经验或文献报道做出估计。如果没有前人经验或文献报道作为依据，可通过预实验取得。

4. 容许误差 即总体间差别 δ，指有研究意义或有临床实际意义的最小差值。如两总体均数的差值 $\delta = \mu_1 - \mu_2$ 或两总体率的差值 $\delta = \pi_1 - \pi_2$。这一参数可以通过查阅文献或由相关专业的专家根据经验来估计。在其他条件确定的情况下，容许误差越小，样本量就越大；反之，容许误差越大，样本量就越小。

（二）总体大小

在样本量确定的过程中，总体所起的作用因它的大小而有所差异。对于小规模总体，它起着重要作用，而大规模总体对样本量影响的作用很小。

表 5-2 是在置信度为 95% 下，误差限为 0.05，用简单随机抽样估计 P，对应总体大小所需的样本量（取 $P = 0.5$ 计算）。由表 5-2 可知，为达到要求的精度水平，随着总体大小的增加，样本量增加的比率逐渐减小到零。对于单位数为 50 的调查总体，需要 44 个有效单位的样本，而对两倍于此的调查总体，并不需要将样本量翻倍。对于很小规模的总体，通常必须调查较大比例的样本，以取得所期望的精度。因此在实际操作中，对小规模总体经常采用普查。

表 5-2 　总体大小与所需样本量表（取 $P = 0.5$ 计算）

总体大小	所需样本量
50	44
100	80
500	222
1000	286
5000	370
10 000	385
100 000	398
1 000 000	400
10 000 000	400

（三）研究设计类型

不同的研究设计类型，其样本量估计方法是不同的。比如观察性研究和干预性研究，在样本量估计中涉及的统计值，选用的样本量计算公式均有所不同，详见本节用公式估算样本量。

（四）研究的主要结局指标及类型

在制定研究设计方案之初，需要重新梳理研究目标，确定研究中需要探索或比较哪些指标，其中哪些是主要指标，哪些是次要指标。一般依据研究的主要评价指标进行样本量估计，因此在样本量估计时，需要寻找主要指标预期的结果。如果主要结局指标属于设计均衡、误差较小的计量资料，较小的样本量就可以达到显著的统计学意义；如果主要结局指标属于计数资料，无论设计是否均衡、误差控制严格与否，相对于计量资料来说，所需样本量均较大。

（五）统计分析方法

不同的统计分析方法，其样本量估计方法是不同的。当采用相关性分析探讨两变量或多变量相互关系时，样本量与自变量的多少有关，一般是其 10 倍，也可以采用公式 $N = (U_\alpha S/\delta)^2$ 计算。采用回归分析探索有关变量的影响因素时，样本量大多是根据统计学变量分析的要求，样本数至少是变量数的 10 ~ 20 倍。例如，如果研究老年人衰弱现状及影响因素，首先要考虑影响因素有几个，然后通过文献回顾，可知约有 20 个预测影响变量，如年龄、文化程度、跌倒次数、家庭月收入、体重、体育活动、社会活动、自评健康状况，那么研究的样本量至少为 200 ~ 400 例。这是一种较为简便的估算样本量的方法。

（六）无应答率

根据统计方法估计出的样本量是在给定条件下满足护理研究所需的最小样本量。在实际研究过程中，由于受试者依从性差、失访等原因导致受试者的脱落和剔除。因此，需要在样本量估计基础上适度扩大样本量，以保证最终的有效样本量可以满足最小样本量的要求。样本量调整通常会考虑不大于 20% 的无应答率，具体的无应答率的确定可以依据不同科研项目而定，或着重参考以往研究数据的 meta 分析结果。

二、常用的样本量估算方法

在护理研究中，样本量估算的一般流程是：①确定样本量估算所需的各项参数，如 α、β、均值、标准差、率、单侧或双侧；②根据总体大小、研究设计类型、主要结局指标类型和统计分析方法，选择适当的样本量估算过程；③在考虑到失访等因素的基础上，适当扩大样本量。样本量估算常用的方法有公式计算法和软件计算法。此外，查表法是利用数理统计已专门编制成的样本量查询表来获得样本量，其应用范围受到表的限制，且不适合应用于学位论文设计和研究计划书中。

（一）用公式估算样本量

公式计算法是使用样本量的计算公式来估算样本量。软件计算法是利用计算机软件协助计算的方法，其依据的仍然是统计学计算公式。本节重点介绍几种常用的公式计算法。

1. 观察性研究中样本量的估算 观察性研究有多种，其特点、原理和抽样估算方法都不相同。本节重点介绍横断面研究样本量的估算。

（1）横断面研究均数的假设检验中样本量的估算

案例 5-6

在三胎生育政策背景下，我国年分娩量增多，高龄产妇、高危新生儿比例上升，围产期健康管理面临着更大的挑战。产褥期健康管理对促进产妇身心恢复和婴儿健康成长、减少母婴产褥期并发症及提高母乳喂养率具有重要作用。某护士拟了解北京产妇健康管理期望与感知现状。研究设计为横断面调查性研究，计划采用简单随机抽样。取双侧 $\alpha=0.05$，$\beta=0.2$，经预调查，产妇条目平均期望得分的标准差为 0.66。

请回答： 该调查研究需要多少样本量？

分析：本研究设计为横断面研究，抽样方法为简单随机抽样，研究选取的指标健康管理期望和感知都为均数，属于计量资料，故选用的样本量公式为：

$$n = \frac{Z_\alpha^2 \sigma^2}{\delta^2}$$

其中，n 为样本量大小，α 为显著性水平，Z 是指统计学上标准正态分布的 Z 值，当 $\alpha = 0.05$ 时，$Z_\alpha = 1.96$，σ 此处选用总体标准差的估计值，此处可以用预调查得到的 0.66 来代替，δ

为容许误差，即样本均数与总体均数的差，是研究者根据实际情况规定的，本研究中取 0.1。故：

$$n = 1.96 \times 1.96 \times 0.66 \times 0.66 \div 0.1 \div 0.1 \approx 167$$

考虑 20% 的失访率，本研究至少需要纳入产妇 209 名。

（2）横断面研究率的假设检验中样本量的估算

案例 5-7

在三胎生育政策背景下，我国年分娩量增多，尽管妊娠分娩是一个自然的过程，但研究显示，分娩恐惧是女性孕期常见的心理问题。欧洲不同国家之间分娩恐惧的发生率为 4.5% ~ 15.2%。某护士拟通过横断面调查性研究，采用简单随机抽样，调查北京市产妇分娩恐惧发生率及影响因素。取双侧 α=0.05，β=0.2。

请回答：该调查研究需要多少样本量？

分析：本研究设计为横断面研究，抽样方法为简单随机抽样，研究选取的指标为分娩恐惧发生率，属于计数资料，故选用的样本量公式为：

$$n = \frac{Z_\alpha^2 PQ}{\delta^2}$$

其中，n 为样本量大小，α 为显著性水平，本研究中取 α=0.05；当 α=0.05 时，Z_α=1.96；P 为估计患病率。在本研究中，通过文献查阅了解欧洲不同国家之间分娩恐惧的发生率为 4.5% ~ 15.2%，本研究中 P 取 0.1；Q=1 - P；δ 为容许误差，即样本均数与总体均数的差，是研究者根据实际情况规定的，本研究中取 0.1。故：

$$n = 1.96 \times 1.96 \times 0.1 \times 0.9 \div 0.1 \div 0.1 \approx 35$$

考虑 20% 的失访率，本研究至少需要纳入产妇 44 名。

2. 干预性研究中样本量的估算

（1）均数的假设检验中样本量的估算

案例 5-8

全膝置换术（total knee arthroplasty，TKA）是膝关节被严重破坏、伴有进行性疼痛和功能障碍的患者在保守治疗无效后的最有效的治疗方法。TKA 术后的康复锻炼是恢复正常活动功能的重要保证。某护士拟研究早期活动方案对 TKA 术后患者首次下床时间的影响。研究采取平行设计的随机对照，分为早期活动组与对照组，比较两组患者在首次下床时间上有无差异。取双侧 α=0.05，β=0.2。

请回答：各组需要多少样本量？

分析：本研究设计为干预性研究，根据研究目的，将比较早期活动组与对照组两组患者在首次下床时间上有无差异，因此选用成组设计两均数的样本量的计算公式：

$$n = \frac{2(Z_\alpha + Z_\beta)^2 \sigma^2}{d^2}$$

其中，n 为样本量，Z_α 与 Z_β 分别为 α 和 β 对应的标准正态分布的分位数，可查表获得。d 为两个样本均数之差（一般为期望值）。σ 为估计的标准差。在本次样本量估算中，通过文献回顾获得。

以首次下床时间为主要结局指标，取 $\alpha=0.05$，$\beta=0.2$，查表得 $Z_\alpha=1.96$，$Z_\beta=0.84$；根据文献回顾，$d=23$，$\sigma=47$。故：

$$n_1=n_2=2\times(1.96+0.84)^2\times47\times47\div23\div23\approx65$$

考虑 20% 的失访率，最终计算早期活动组和对照组最少需要各纳入研究对象 81 例。

（2）率的假设检验中样本量的估算

案例 5-9

据全球最新调查数据显示，我国死胎率约为 9.5‰，每年约有 12.2 万例死胎，居世界第 4 位。如何控制和减少死胎是降低围生儿死亡率的一个重要课题。有研究显示，提高妊娠晚期妇女胎动自我监测依从性，及时发现并正确处理异常，对维护胎儿健康具有重要意义。某护士拟研究夫妻团体认知行为干预对妊娠晚期妇女胎动自我监测依从率的影响。研究分为夫妻团体认知行为干预组与对照组，比较两组孕妇胎动计数行为依从率有无差异。取双侧 $\alpha=0.05$，$\beta=0.1$。

请回答：各组需要多少样本量？

分析：本研究设计为干预性研究，根据研究目的，将比较夫妻团体认知行为干预组与对照组在胎动自我监测依从率上有无差异，因此可选用下面的样本量计算公式：

$$n=\frac{\left(Z_\alpha\sqrt{2\overline{p}\overline{q}}+Z_\beta\sqrt{p_0q_0+p_1q_1}\right)^2}{(p_1-p_0)^2}$$

其中，n 为样本量，Z_α 与 Z_β 分别为 α 和 β 对应的标准正态分布的分位数，可查表获得。p_0 和 p_1 分别为对照组与夫妻团体认知行为干预组估计的胎动自我监测依从率。$q_0=1-p_0$，$q_1=1-p_1$，$\overline{p}=(p_0+p_1)/2$，$\overline{q}=1-\overline{p}$

以胎动自我监测依从率为主要结局指标，取双侧 $\alpha=0.05$，$\beta=0.1$，查表得 $Z_\alpha=1.96$，$Z_\beta=1.282$；根据预实验获得夫妻团体认知行为干预组胎动自我监测依从率 p_1 为 0.556，对照组胎动自我监测依从率 p_0 为 0.278。故：

$$q_0=1-0.278=0.722 \qquad q_1=1-0.556=0.444$$

$$\overline{p}=(0.278+0.556)/2=0.417 \qquad \overline{q}=1-0.417=0.583$$

$$n_1=n_2=(1.96\times\sqrt{2\times0.417\times0.583}+1.282\sqrt{0.278\times0.722+0.556\times0.444})^2/$$
$$(0.556-0.278)^2\approx49$$

考虑 20% 的失访率，最终计算微信干预组和对照组最少需要各纳入研究对象 62 例。

（二）用软件估算样本量

目前常用的样本量估计软件有 nQuery Advisor+nTerim，PASS，DSTPLAN，G*Power，PC-Size，PS，SAS Power and Sample Size application（PSS），Stata 和 R 软件。其中最常用的是 nQuery Advisor+nTerim、PASS 和 G*Power。

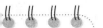

1．nQuery Advisor+nTerim 由爱尔兰 Statistical Solutions 公司开发，是一款收费软件，由 nQuery Advisor 7 软件加入 nTerim 模块组成，前者原先是一独立样本量估计软件，后者是专门用于期中分析的样本量估计模块。目前最新版本为 3.0，运行于 Windows 平台。该软件同时得到美国食品药品监督管理局（FDA）、欧洲药品管理局、日本、韩国的官方认可，被世界制药企业和生物技术公司 50 强中的 49 家所使用。内容几乎涵盖了各种样本量的计算方法。

2．PASS 由美国 NCSS 公司开发，是一款运行在 Windows 平台的商业软件，目前最新版本为 13。PASS 类似于 nQuery Advisor+nTerim，它也覆盖了几乎所有的样本量计算方法，其官方网站宣称用到的统计方法已经超过 230 种。

3．G*Power 是一款在 Windows 以及 Mac OS X 环境下运行的免费软件，由德国杜塞尔多夫大学开发。涵盖的统计分析方法有 t 检验、One-way ANOVA、回归分析、相关分析以及拟合优度分析。该软件在用户输入关键参数后就会立即给出效应量。

知识链接

样本量计算工具 PowerAndSampleSize

http：//powerandsamplesize.com/Calculators/ 在线网站提供了单样本均数，两样本均数和多个样本均数的比较，单个率，配对和成组的率比较，K 个样本率比较，生存数据等 30 个资料类型的样本量计算。其最大的优势是除协助计算出所需的样本量之外，还给出了该种计算方法的统计学公式和文献出处，非常方便在学位论文和研究计划书中应用。

鉴于 G*Power 的普遍可及性和操作简便性，下面介绍 G*Power 的基本应用方法。

案例 5-10

某护士拟研究互联网慢病管理模式对高血压患者血压控制水平的影响。研究采取平行设计的随机对照互联网慢病管理模式组与对照组，比较两组患者在血压控制水平上有无差异。经预实验测得，互联网慢病管理模式组的标准差为 12 mmHg，对照组的标准差为 14 mmHg，两组的血压差为 6 mmHg。取双侧 $\alpha=0.05$，$\beta=0.2$。

请回答：各组需要多少样本量？

以案例 5-10 为例：

1．选择检验类型 在"test family"中选择 t test，再从后面的"statistical test"中选择"Means：Difference between two independent means（two groups）"（图 5-2）。

2．选择分析类型 在"Type of power analysis"中选择"A Priori"。

3．计算效应量 点击"Determine"出现对话框（图 5-3），根据预实验或文献回顾填写两组的均数和标准差。研究中拟使两组样本量一样，故选择 $n_1=n_2$，"Mean group 1"和"Mean

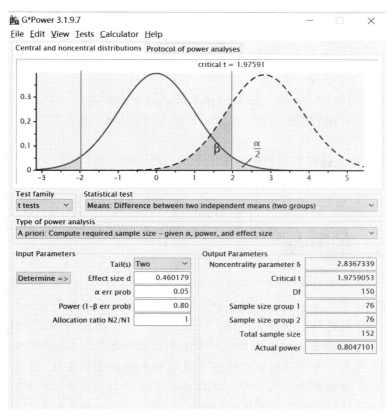

图 5-2　G*Power 软件主窗口

group 2"的具体数值可以任意填写，只要保证两者的差为 6 mmHg；"SD σgroup 1"和"SD σgroup 2"分别填写 12 mmHg 和 14 mmHg，然后点击"Calculate"，可以计算出效应量为 0.460 179。点击"Calculate and transfer to main window"，该效应量值即可以输到主窗口的"Effect size d"。

4．填写主窗口　其他"Input Parameters"，"Tails"选"Two"；"α error prob"填写 0.05；"Power（1 − β error prob）"填写 0.80；"Allocation ratio N1/N2"填写 1。

5．计算样本量　点击主窗口"Calculate"；在"Output Parameters"输出每组样本量为 76 例。

关于该软件进行样本量估算的其余应用方法，可以查看官网的"用户指南"进行学习。

三、样本量估算的注意事项

1．选择恰当的样本量估算方法　由于不同研究目的、研究设计、研究资料类型、抽样方法所适用的样本量估算方法及公式会有所不同，因此，应按照相关适用标准的说明，选用正确的样本量估算方法。

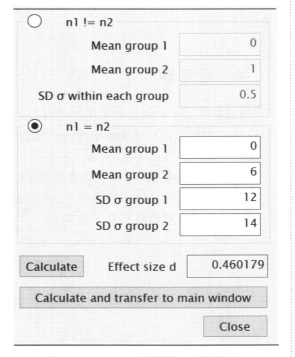

图 5-3　G*Power 软件效应量计算窗口

随堂测 5-3

2．多结局变量研究的样本量估算方法　当研究同时有多个结局指标时，以主要结局指标为主估算样本量。

3．多组设计的样本量要求　多组设计中，一般要求各组的样本量相等，以获得最佳的统计学假设检验效能。

4．需考虑样本的失访率　由于估算的样本量是最少需要量，在受试者中可能有不合作、中途失访、意外死亡等情况出现，这些都会减少有效观察对象，故当估算样本量时，还需增加 10%～20% 的样本量。

5．多种估算法中最佳样本量的确定方法　当采用多种方法估算样本量时，取最大值为最终样本量的估计值。

小　结

　　研究对象的选择直接关系到研究结论的真实性和可靠性，对整个研究的科学性、伦理性和研究投入都有重要影响。抽样过程中应遵循的原则是必须保证样本的可靠性和代表性。抽样过程主要包括明确目标总体、确定抽样方法、确定抽样框、明确合适的样本量和评估应答率。抽样方法有概率抽样和非概率抽样两大类。在抽样实施前，需要科学地估算样本量。确定一个科学而合理的样本量需要考虑统计学参数、总体大小、研究设计类型、研究的主要结局指标及类型、统计分析方法和无应答率 6 个方面的因素。根据以上因素合理地选择样本量的计算公式，并考虑 10%～20% 的失访率。研究者在选择研究对象的过程中，必须秉承严谨求实的科学态度、创新求实的精神和良好的科研道德。

（王　霞）

 思考题

　　《国务院关于实施健康中国行动的意见》（国发〔2019〕13 号）中明确提出"到 2022 年和 2030 年，居民心理健康素养水平提升到 20% 和 30%"。某市现有三级医院 20 家，其中三级甲等医院 6 家，三级乙等医院 14 家。某研究者拟调查某市三级医院护士的心理健康素养水平。经文献回顾，我国居民心理健康素养得分的标准差为 0.66。请问：

　　（1）该调查研究适宜选择何种抽样方法？

　　（2）该调查研究需要多少样本量？

第六章数字资源

导学目标

通过本章内容的学习，学生应能够：

◆ **基本目标**

1. 概述问卷编制的基本原则和方法。
2. 陈述研究工具测量属性的概念。
3. 列举评价研究工具信度与效度测定的常用指标。

◆ **发展目标**

1. 根据研究目的与研究变量选择恰当的研究工具。
2. 在研究中正确引进和应用国外量表。

◆ **思政目标**

1. 具有审慎、实事求是的科研态度与科研精神。
2. 具有无惧挫折、不断探索新知的勇气。

案例 6-1A

自我感知老化是指老年人处于生理、心理与社会老化威胁时所产生的主观感知与情绪反应，这种感知与反应会影响老年人老化过程的行为倾向。积极的自我感知老化有益于身体功能和心理健康，可以帮助老年人成功地适应老化过程。正在社区实习的本科护生小李同学对此很感兴趣，她想对"社区老年人自我感知老化现状及其影响因素"进行研究，需要选择和（或）设计合适的研究工具进行资料的收集。

请回答：

1. 小李需考虑使用哪些研究工具收集资料？
2. 如何根据研究目的选择或自行设计这些研究工具？

在护理研究中，为了收集与研究目的相关的研究资料，需采用恰当的研究工具对研究中涉及的相关变量进行准确测量与评价。研究工具（research instrument）是指研究人员针对某一概念或变量进行资料收集所采用的工具。广义上的研究工具也包括研究人员处理和解释资料的专业性技巧和手段。所谓"工欲善其事，必先利其器"，研究工具选择恰当，对研究结果的真实性与可靠性有着至关重要的影响。本章主要介绍护理研究中常用研究工具的类型、选择与设计，研究工具测量属性的概念和计算方法，以及国外量表的引进与应用过程。

第一节　研究工具概述

选择和设计恰当的研究工具是确保研究中收集的资料真实、可靠的关键环节。对于研究中的具体或抽象的研究指标，可采用相应的直接或间接的测量方法，如对身高、体重、心率、血压等生理指标进行直接测量；当某一抽象概念（如态度、观念、生命质量）不能够直接测量时，则需对可以解释此概念的某些指标或属性进行测量，这种情况下可以选择问卷或量表作为研究工具。

一、研究工具的分类

护理研究中常采用问卷法、观察法、生物医学测量法等收集资料，因此最常用的研究工具包括问卷、量表、生物医学测量法所用的测量工具等。

（一）问卷

问卷（questionnaire）是研究者围绕研究目的所提出的问题（条目）的集合。问卷以调查的研究内容为依据，主要是关于行为或事实的一些问题，可以调查年龄、性别、收入、生活习惯等，不一定具有特定的理论依据。在很多情况下，问卷调查是为了获得一些影响因素，而不是结局。例如，我们经常要自行设计研究对象的一般资料问卷，只是为了收集基本信息。

问卷的形式多样，有的问卷结构较严谨，用于评定人群某一特征的类型或水平，如生活质量综合评定问卷 -74；有的问卷结构较松散，只是为了了解人群某一方面的情况，如研究对象一般情况问卷、Russell 吸烟原因问卷。问卷中不同的题目可以设置不同数量的选项以及不同的答题方式，问题可以是封闭式的，也可以是开放式的。常用的问题类型包括单选题、多选题、评分题、开放题、填空题及排序题等。

总体来说，问卷要求较低，限制较少。编写时只要符合研究主题，将所关注的研究问题提出、罗列、编排即可。也正因为如此，问卷的数据分析相对简单，多以频数、百分比、条形图、卡方检验为主。问卷评价更倾向于问卷条目的重要性与可行性，设计好问卷后，进行预调查，看问题的设置是否合适，对问题的措辞、问题顺序等进行修改，经过几轮修订后，形成最终的调查问卷。

（二）量表

量表（scale）是由一组封闭式问题组成，以评分的方式衡量态度、认识、感受等特征在人群中水平的测量工具。量表以理论和概念为基础，整个架构常有理论依据支持，例如性格的内向和外向，可以根据荣格的性格理论中有关内向和外向的特点来选择一些典型的行为，然后进行编制。量表通常是为了测量某些结局，旨在揭示不宜用直接方法测量的主观性指标水平（如生命质量、健康状况、抑郁水平）。例如，人文关怀知信行量表、社会影响量表、领悟社会支持量表，量表的分数能够反映出研究变量的倾向或某种结局。

与问卷相比，量表的问题之间关系紧密，测量的是某一个概念主题或结构，量表的各项内容之间都与此主题相关，或者是这个主题的某个维度。量表根据事物特征的理论基础和问题之间的逻辑关联，按照一定的规则和标准将主观的、抽象的特征定量化。量表由经过量化的问题（条目）组成，量表内容全面而系统、等级清楚，例如常见的心理测评工具——症状自评量表（symptom checklist-90，SCL-90），以精神病症状学为理论依据，量表的内容包括躯体化、强迫症状、人际关系敏感性、抑郁、焦虑、敌对、恐怖、偏执、精神病性 9 个因子维度，每个维度包含若干个问题（条目），所有 90 个条目组成 SCL-90。量表的问题是封闭式的，是单选题，且每个题目的答案选项数量和答题方式是一样的，一般采取 1 ~ 5 分的 5 级评分标准。

量表编制工作量大、耗时长，需要一系列标准化过程。量表的测量结果是连续变量，一些量表可以根据需要转换为定性变量，对这些数据做各种探索性和解释性的统计，例如独立样本 t 检验、方差分析、卡方检验、回归分析。量表的评价更侧重于可靠性和有效性的衡量，要通过实际的数据来证明量表的科学性。量表的编制是标准化和数量化的过程，一般需要经过试测、初测、正式测试等多个环节，并经过相关分析、项目分析、探索性因子分析（及验证性因子分析）等进行信度和效度分析之后，才形成最终的量表。量表的信度和效度分析详见本章第二节。

知识链接

问卷与量表的特征比较

特征	问卷	量表
概念界定	是与研究目的有关问题的集合，通常为了获得一些影响因素	是一种测量工具，通常是为了测量某些结局
理论依据	以调查内容为依据，不一定具有特定的理论依据	编制需要一定的理论依据，包含的内容通常都是相关的
问题类型	封闭式和开放式问题均可，如单选题、多选题、评分题、开放题、填空题及排序题	封闭式问题，是单选题，要求每个题目的答案选项数量与答题方式保持一致
资料类型	通常按照各题的选项进行计数，得到的是各个选项的次数分配，属于计数资料或等级资料	按照一定的规则给每个选项赋分，将各维度中每个问题的分数相加，计算出量表的总分，属于计量资料
编制过程	往往出自编制者个人的经验推论，编写自由，限制较少，耗时较短。主要包括：①形成初始的问卷；②预调查；③问题措辞与顺序修订；④形成最终的问卷	需要一系列标准化过程，工作量大，耗时较长。主要包括：①明确目标和概念；②建立条目池；③初步确定条目，确定条目的尺度；⑤初步形成量表；⑥预调查及修订；⑦正式调查；⑧量表信度及效度检验
信度及效度检验	要求不高，尤其内容简单、条目之间关联程度低的问卷，一般仅需检测内容效度等简单指标	要求严格，必须对量表的信度及效度等特征进行严格检测

（三）生物医学指标和工具

在护理研究中，很多变量是通过仪器、设备等测量工具获取资料的，如血压、体温、脉搏、血氧饱和度、白细胞计数。这种借助相应的仪器、设备和技术来测量数据、收集资料的方法，称为生物医学测量法（biomedical measurement）。生物医学测量法相关内容详见第七章第四节。

二、研究工具的选择

在明确了研究想要测量的关键概念之后（如自我感知老化），研究者需以关键概念为检索词检索常见的中英文数据库（如中国知网、万方、PubMed），以了解国内外研究者对相关关键概念研究工具的开发情况。研究工具的选择如图 6-1 所示。①若已有评价过测量属性的中文版研究工具（国内研究者构建或汉化的量表），且评估研究工具测量了所有所需的维度，测量属性较好，条目数量适中，在联系国内研究者获取其使用权限的情况下，可以不修订研究工具条目，直接使用。②若认为现有中文版量表不适合本研究，则检索是否存在英文版研究工具，若评估英文版研究工具测量维度符合研究目的，测量属性较好，条目数量适中，则可联系研究工具开发者获得授权，进行研究工具的汉化（详见本章第三节）。③若评估认为目前尚没有合适的中英文版研究工具，则需要研究者自行设计研究工具（详见本章第一节）。

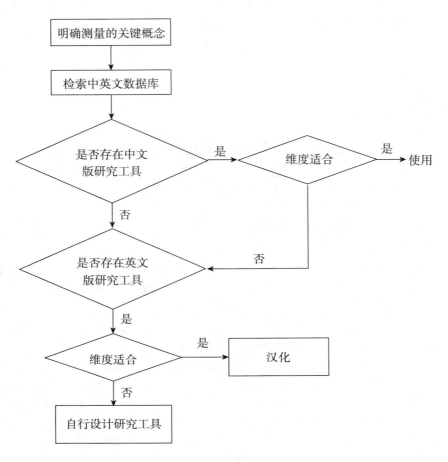

图 6-1　研究工具的选择

基于 COSMIN 方法的结局指标测评工具系统评价

当某一关键概念有多个研究工具时，研究工具的测量属性指标就成为工具选择的重要考量因素。研究者可通过阅读研究领域内已发表的基于选择健康测量工具的共识标准（consensus-based standards for the selection of health measurement instruments，COSMIN）方法的结局指标测评工具系统评价，或者自行制作结局指标测评工具 COSMIN 系统评价，比对所有研究工具的测量属性，为自己的研究选择最佳的研究工具。

结局指标测评工具 COSMIN 系统评价需应用 COSMIN 偏倚风险清单评价每项研究的偏倚风险；应用 COSMIN 质量准则评价每种测量属性的证据质量；汇总测量工具的评价结果，运用改良版 GRADE 系统形成证据等级。

三、研究工具的设计

在调查研究中，主要的研究工具之一就是问卷。研究者根据研究目的确定所需测量的内容，首选已在研究人群中使用、具有较好的测量性能、被广泛公认的已有问卷。如无此类问卷，则查询在不同文化背景人群中研究相同概念的问卷，可进行翻译及文化调适，以适用于本研究人群。若前两者均不能获得，则需要根据问卷的编制原则，通过查阅文献、专家咨询、研究对象访谈等方式进行自设问卷的编制。

（一）自设问卷编制的原则

1. 目的性强　根据研究的问题、研究的概念来编写问卷条目，要求研究目的明确、重点突出，避免出现一些无关紧要的问题。

2. 逻辑合理　问卷条目的排列应具有一定的逻辑顺序，符合回答者的思维程序，原则上先易后难、先简后繁、先具体后抽象。通常将人口学资料放在最前面，将抽象的生活满意度、敏感的性行为等话题放在靠后的位置；将封闭型问题放在前面，开放型问题放在后面。

3. 通俗易读　问卷内容简短、格式易读，如老年人可以设置较大字体、儿童可以使用视觉模拟问卷等。问卷的语气要亲切，使答题者愿意如实回答。问卷条目措辞应符合答题者的理解水平和认识能力，避免使用专业术语，避免主观性和暗示性，防止答案失真。对于隐私或敏感问题，可采取一定的调查技巧，如使用间接提问法或使用委婉的词代替刺激性词汇，也可以假设他人的一种情景，避免对答题者造成压力或心理不适感。

4. 时间适宜　根据一般的经验或预试的结果，确定适当数量的题目。用于成人的问卷，完成时间一般不超过 30 分钟；针对儿童的问卷，完成时间一般不超过 15 分钟。

5. 方便处理　编制问卷时就应充分考虑资料的统计分析方法，避免出现无法分析、处理或使处理过程复杂化的问题和答案。

（二）自设问卷的主要结构

在自设问卷时，一份完整的问卷通常包括指导语、填表说明、问题和结束语四部分。

1. 指导语　是在问卷首页上写给研究对象的简短说明，又称说明信。指导语主要包括调查者的身份、调查目的和意义、内容与要求、匿名保证、研究者身份或组织名称等。通过指导语，可以使研究对象了解研究的目的和意义，激励其参与。同时，明确调查者信息告知、匿名保证等，可增加研究对象的安全感，使其乐于合作。

例 6-1

"社区老年人自我感知老化现状调查表"自设问卷指导语

您好！我们是××大学护理学院在校本科生，正在进行关于社区老年人自我感知老化及其影响因素的调查研究。本研究的结果将对进一步提高社区老年人生活质量具有重要意义。我们按照便利抽样原则选取本社区老年人开展调查研究，您是其中的一位。当然，您可以自主决定是否参与研究，也可以在任何时间退出研究，这不会对您今后的生活造成任何影响。您只需花费20分钟左右填写一份基本情况调查表和一份社区老年人自我感知老化问卷，整个过程不会对您及您的家人造成任何伤害。本调查不记名，您所提供的资料仅作为科研及社区提高护理质量的参考，并严格保密。如果您对研究有任何问题，可与×××同学联系，电话是××××××××××。衷心感谢您的合作。

---

2. 填表说明 是用以解释问卷中某些指标的含义及填写问卷的方法。比较复杂的问卷每部分都有填表说明，也有研究者将此内容写在指导语中。如"请您认真阅读问卷中的每一道题目，并根据自身的实际感受作答。如果您对某些题目所说的内容不了解，您可以不回答。所有问题的回答都是一种主观判断，没有对与错、是与非之分"。

3. 问题

（1）问题的类型

1）开放式问题（open-ended question）：又称非结构型问题，只列举问题，不提供答案选项，调查对象根据自己情况自由回答。这种形式的优点是可得到研究者意想不到的结果，适用于探索性研究。其缺点是：①对研究对象的文化水平、知识层次要求较高，可能产生无用资料；②花费时间较多，易产生较高的拒答率；③资料难以编码和进行统计分析，也不易进行相互比较。

开放式问题在质性研究中常用。在量性研究中，某些问卷在最后会有几个开放式问题，以得到更全面的信息。在设计开放式问题时，应在卷面留出足够的空间让研究对象填写。

2）封闭式问题（close-ended question）：又称结构型问题，在题干之后提供几个可供选择的答案，让研究对象从中选择一项或几项。封闭式问题的优点：①答案标准化，便于统计分析；②回答简单，应答率高，尤其是调查对象不能用语言表达观点，或问题涉及其隐私时，封闭式问题更有优势。其缺点是：①研究对象只能在备选答案中进行选择，创造性被限制，不利于发现新的问题；②当备选答案中没有适合于研究对象的答案，或研究对象不理解所列举的问题时，容易随便选答，而使资料产生偏倚。

封闭式问题和开放式问题应互为补充，根据问题的性质和敏感程度、研究对象的表达能力、资料收集的时间等选择合适的形式。根据答案的设置不同，封闭式问题又可分为两分制式、单选题式、多选题式、编序式及等级式等。封闭式问题答案的设置需遵循详尽和互斥的原则。

详尽是指所设置答案包括了所有可能的选项，研究对象不可能再用其他的答案来回答问题。例 6-2 问题设置不符合详尽原则，对于这个问题，未接受正规教育或接受研究生教育的研究对象，对于这个问题就无法选择。如果研究者不知道所有可能出现的答案，增加一个"其他"选项并留空白，让研究对象填写，可以得到更全面的信息。

例 6-2

请选择你的文化程度
□A 小学　　　　　□B 中学　　　　　□C 大学

互斥是指答案选项相互不重叠，研究对象能快速辨别出适合其特点的选项。例 6-3 问题设置就不符合互斥原则。

例 6-3

您每个月要去健身多少次？
□A 0 次　　　　□B 1～2 次　　　　□C 2～4 次　　　　□D ＞4 次

---

① 两分制式：又称是非题，答案以"是""否"的回答方式表示，两分制的问题不仅适合收集事实性信息，也适合收集小儿的资料。

例 6-4

您在过去 1 周包括今天是否有口渴发生？

□A 是   □B 否

② 单选题式：一般提供 3 ~ 5 个备选答案，填写者仅能选择其中一个答案，该类问题适合于测评知识知晓度或掌握度的资料。备选答案的设置需要有且只有唯一合适的选项。

例 6-5

您对于目前的退休工资待遇满意吗？

□满意   □比较满意   □一般   □不太满意   □不满意

③ 多选题式：一般提供 3 ~ 8 个答案，适合于收集态度和意见方面的资料。该类答案设置需要一定的经验，应包含所有可能的答案。如果答案设计者不能确定是否已包含所有可能选项，可增设"其他"选项，以帮助研究对象准确表达信息。

例 6-6

您没有参加社区活动的主要原因是什么？

□生病或行动不便

□在外地或离家外出

□忘记了，年纪大记性不好

□没兴趣，认为参加的意义不大

□太忙了，与日常安排冲突

□其他（请写明）

④ 编序式：要求研究对象对所列的选择项目按某种特征排序，常见的有重要程度、偏向程度、难易程度等。排序具有多样性，可以是将所有选项排序，也可以排出前面几个，例如前三个。在此类问题的设计中，由于放在第一位的选项可增加其被选概率，为了减少偏差，可以将所有选项随机排序。

例 6-7

请您按自己的观点将下列项目从最重要到最不重要排序
（　　）成功和成就
（　　）家庭关系
（　　）友谊和社会关系
（　　）身体健康
（　　）金钱与财富
（　　）个人信仰

---

⑤ 等级式：要求研究对象对某一事物或事件进行程度评定，可用文字、数字、线段等表现。等级评分式问题又可分为数字评分法（如 1 ～ 10 评分）和 Likert 条目（Likert item）。

例 6-8

数字评分法

您的睡眠怎么样？0 表示睡眠非常差，10 表示睡眠非常好。请根据您的实际情况在相应数字上打"√"。

0　1　2　3　4　5　6　7　8　9　10

Likert 条目以心理学家 Rensis Likert 的名字命名，是对事物或事件的双向、对称评价，包括同意、评价和频度方面的评定。条目答案的选项一般可有 4 个、5 个、7 个，以 5 个选项多见。当选项数目为奇数时，有中间不表明态度选项；若为偶数，没有中间选项，研究对象一定要表明倾向。

例 6-9

您对目前的居住环境满意程度是
□非常不满意　　□不满意　　□不确定　　□满意　　□非常满意

（2）问题编写的注意事项

1）用词恰当：语言简洁、清晰，避免烦琐、冗长，尽量避免使用专业术语。如"您对我们的长期护理险是否满意"，由于研究对象对"长期护理险"不甚了解，会造成不知所云。

2）避免双重问题：在设计问题时，一个条目只能代表一个意思，避免在一个条目中问两个问题。如"精神障碍者是否应取消所有责任或权利？"这种问题容易引起偏差，因为不能够确定研究对象是回答问题的哪个方面。

3）避免暗示答案：答案使用一些倾向性或者情绪性词语，容易给研究对象造成暗示，造成群体答案偏移。如"您是否认为吸烟是很讨厌的习惯？"对于该类问题，应尽量使用中性词语。

4）阅读水平合适：问卷难度要与研究对象的文化水平相适应。如果研究者对研究对象的文化背景不是很确定，比较保守的阅读水平应在小学五年级。

5）确保匿名：在条目设计过程中，应遵循医学伦理中保护隐私的原则，问题不能暴露研究对象身份。一般问卷中不询问研究对象的姓名和家庭地址。

6）敏感问题的处理：①考虑问题（如家庭收入、婚姻关系）的措辞是否可能遭人拒绝，列出范围让研究对象选择比用开放式写出具体内容更能获得有效答案。②问题应无倾向性，应制造一种包容的氛围，对答案的对与错不加评判，例如文化程度中出现"文盲"往往具有歧视性。③某些敏感性问题采用第三人称的方法更能让人接受，如"我化疗后的脱发使我感到外出很尴尬"，改为"化疗后的脱发让人感到外出很尴尬"。④对某些敏感性问题，可以先表明调查者的态度，如询问性取向的问题，可以这样描述："有些人喜欢异性，有些人喜欢同性，有些人既喜欢异性也喜欢同性，这很正常。请问您喜欢的是？"⑤对一些可能暴露隐私的问题或是敏感性问题，提供"拒绝回答"的选项，以充分尊重研究对象的自主权。

7）不表态选项：提供不表态选项。对于一些知识、态度性问题，可以考虑提供"不知道"或"没有意见"这样的选项。

4．结束语　主要是对被调查者的合作表示感谢，同时提醒其不要漏填，并提出希望对答案进行复核的请求。也有问卷中省略该部分。如"对您所提供的帮助，我们表示诚挚的感谢！为了保证资料的完整与翔实，请你再花1分钟翻阅一下自己填过的问卷，看看是否有填错、填漏的地方。谢谢！"

（三）自设问卷的编制过程

1．明确问卷的结构框架　围绕研究目的，确定该问卷拟收集或测量什么内容、领域有哪些、范围有多广等问题。通过概念分析和广泛深入的文献研究来明确问卷的结构框架。

2．建立问题库　问题的来源主要有两个途径：①借用已有问卷中的条目。查找文献，在成熟问卷中查找测量相关概念的条目。征得原作者同意后，可进行适当修订，以满足自身研究需求。运用已有条目的一个优点是可以确保条目的表面效度，但将已有条目运用于不同文化人群，还需通过预调查以确保其适用性。②自行编写新条目。新条目一般按照相关的研究概念和理论推导而产生。该步骤一般通过查阅相关文献、回顾以往经验、参考专家意见、访谈相关研究人群、参考相关调查表等方式完成。在编写条目的初期，强调条目的丰富性，将尽可能多的条目纳入问题库，以备甄选。

3．设计问卷初稿　根据研究概念，将问题库中的条目进一步筛选，并进行分组；将问题进行标准化、规范化描述；根据问题答案种类，将类型相同的问题放在一起，或按一定逻辑结构安排问题的顺序；对有关条目进行量化处理；合理编排，组成结构完整的问卷初稿。

4．试用和修改问卷　初稿完成后，不能直接用于正式调查，必须经过试用并进行修改。具体方法有两种。①专家效度评定：请该领域资深专家对问卷初稿进行内容效度评价，指出不妥之处，并进行修订与调整。②预试验：在研究对象中随机抽取一个小样本进行问卷的预试验。认真检查和分析预试调查的结果，从回收率、有效回收率、填写错误、填答不完全等方面发现初稿的问题和缺陷，并进行修订。经过几次修订后，形成最终的调查问卷。

知识链接

问卷中的问题审阅清单

若以下项目中出现"否"，要及时修改问卷后再正式使用。

问题与研究目标相关。	☐是	☐否
问题没有使用倾向性的语句。	☐是	☐否
问题只含有一个调查指标。	☐是	☐否
问题没有使用文言文、倒装句、俗语、俚语、缩写等。	☐是	☐否
问题没有使用双重否定的语句。	☐是	☐否
问题文字说明浅显易懂。	☐是	☐否
问题文字数量适中。	☐是	☐否
问题已列出所有可能的选项。	☐是	☐否
问题选项之间具有互斥性。	☐是	☐否
问题没有涉及不受欢迎的语句。	☐是	☐否
问卷填写时间控制在30分钟以内。	☐是	☐否

第二节　研究工具的测量属性

研究工具的质量直接影响所收集资料的准确性和可靠性，从而影响研究结果的可信度。信度和效度是研究工具测量属性的两个重要方面，高信度与高效度的研究工具是良好科研的必需条件。

随堂测 6-1

一、信度

信度（reliability）又称可靠性，是指使用某种研究工具不受测量误差影响的程度。信度包括稳定性、内部一致性、测量误差三个方面。

（一）稳定性

稳定性（stability）指同一受试者采用同样的方法重复测量时所得结果的一致性程度。①重测信度：在不同的时间进行测量；②评定者间信度：由不同评定者在同一场合进行测量；③评定者（或受试者）内信度：同一个评定者（或受试者）在不同场合进行测量（或被测量）。

1. 计算方法　重测设计是评估测量工具稳定性最直接的方法。定量数据（如生命质量、自我效能等连续变量）首选的稳定性统计量是组内相关系数（intraclass correlation coefficient, ICC）。ICC 模型是双向随机效应模型，既考虑了受试者内部的变异，也考虑了时间变化引起的变异（即系统变异）。ICC ≥ 0.70，表明该测量工具的重测信度良好。若稳定性的测量没有涉及系统变异的问题，如计算评定者间信度或评定者内信度，可以应用 Pearson 或 Spearman 相关系数评价研究工具的稳定性。相关系数用 r 表示，范围为 0 ~ 1，相关系数越趋近于 1，表示研究工具稳定性越高。

案例 6-1B

在正式开展调查前，使用自我感知老化问卷对 20 名社区老年人进行重复测试，前后两次测试的时间间隔为 2 周，求其组内相关系数。将每个研究对象的两次问卷总分录入SPSS 软件中，点击菜单项"分析"，选择"标度"中的"可靠性分析"（图 6-2）。

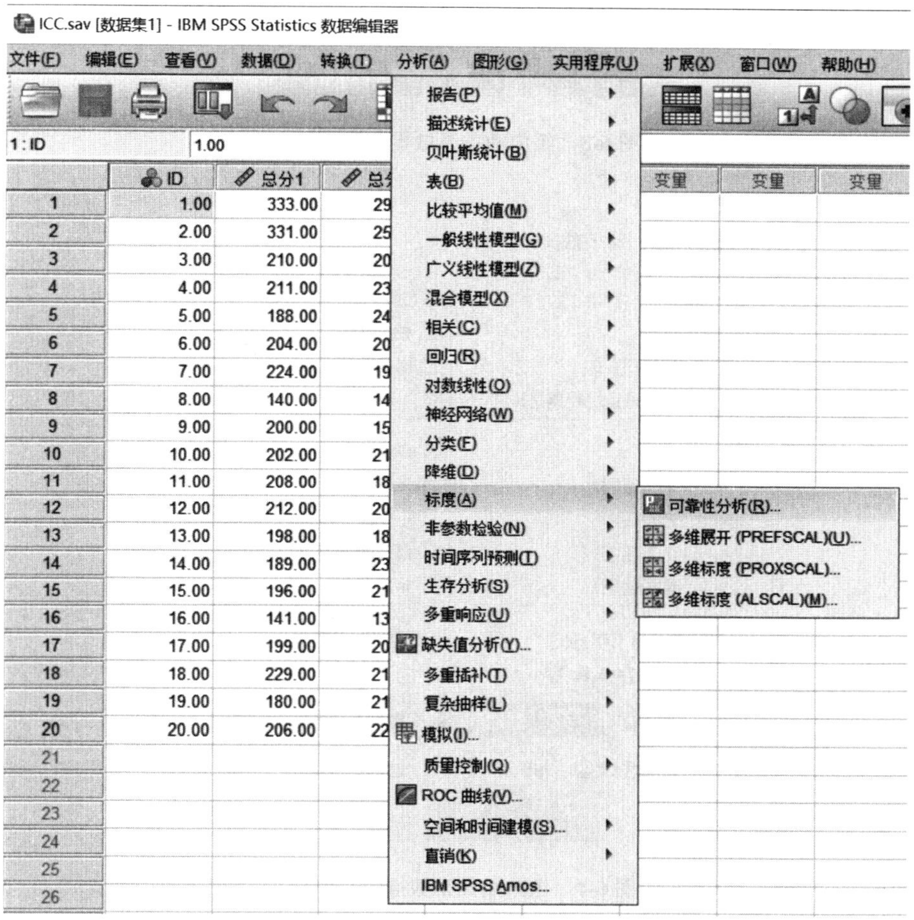

图 6-2　组内相关系数操作步骤一

　　然后在弹出的对话框中（图 6-3）将两次总分选进"项（I）"框内。点击"统计"按钮，勾选"同类相关系数"，在模型的下拉菜单中选择"双向随机"，类型的下拉菜单中选择"绝对一致"（图 6-4）。

　　点击"继续"按钮，点击"确定"按钮，得到组内相关系数的计算结果为 0.838（图 6-5）。

　　2. 注意事项　重测信度的注意事项：①所测量的变量（如身高、体重、价值观、个性特点、生活质量）必须是相对稳定的，可用重测信度来反映研究工具的信度。而对于一些不稳定的变量，如情绪、知识，随着时间的延长，变化较大，采用重测信度评估研究工具的稳定性是不合适的。②两次测量的时间间隔要适当：重复测量的时间间隔应该足够长，使第一次测量对第二次测量的结果不会产生影响，但也不能过长，以致客观事物情况已经发生了改变。具体的时间间隔要根据研究的具体情况而定。例如，要评估某体重计测量体重时的重测信度，可以在

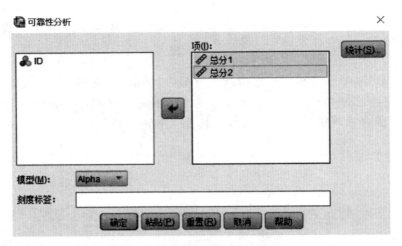

图 6-3 组内相关系数操作步骤二

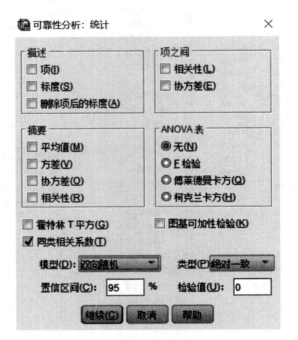

图 6-4 组内相关系数操作步骤三

		95% 置信区间		使用真值 0 的 F 检验		
同类相关性[b]		下限	上限	值	自由度 1	自由度 2	显著性
单个测量	0.722[a]	0.417	0.880	5.968	19	19	0.000
平均测量	0.838	0.589	0.936	5.968	19	19	0.000

同类相关系数

人员效应和测量效应均随机的双向随机效应模型。

[a] 无论是否存在交互效应，估算量均相同。

[b] 使用绝对协议定义的 A 类同类相关系数。

图 6-5 组内相关系数结果

第一次测量之后即刻进行第二次测量，因为测量本身不会对第二次测量产生影响，反而是时间间隔拉长后，研究对象本身的体重可能发生改变，从而影响重测信度的结果。而对于心理社会学量表等研究工具，要适当延长重测的时间间隔，避免研究对象根据第一次的记忆回答问题，造成信度偏高。一般来说，重测的时间间隔在 2 ～ 4 周为宜。③测量环境尽量保持一致：在进行重测时，应尽量保证第二次的测量环境与第一次的测量环境相同，以减少外界的干扰。如保持相同的受试者、相同的测量程序、相同的测量时间以及相同的周围环境。

护理研究中常用的量表或问卷多为研究对象自评式，自评式问卷或量表无须测定评定者间的一致性。而对于需要他评的问卷或量表，例如压疮危险因素评估表、患者自理能力评估表等，为了确保不同评定者使用同一工具评定同一患者时能获得一致的结果，需在使用前测定评定者间信度。如果评定者间信度较低，需对问卷或量表的条目进行修改，直至评定者信度达到满意。

（二）内部一致性

内部一致性（internal consistency）指组成研究工具的各项目之间相互关联的程度。当研究工具包含多个项目时，需评定各项目之间的同质性或相关性。内在相关性越大或同质性越好，说明组成研究工具的各项目都在一致地测量同一个变量，即说明该研究工具的内部一致性越好，信度越高。如用于测评护士科研能力的问卷，如果问卷所有项目都与科研能力相关，说明该问卷的内部一致性较好，信度较高。如果问卷中有一项或几项是有关护士操作技能的，那么该问卷的内部一致性就较差，信度较低，需对问卷项目进行修改。

定量数据通过计算克龙巴赫 α 系数（Cronbach's α coefficient）或 Omega 系数评价内部一致性。二分类数据通过计算 Cronbach's α coefficient 或 KR-20 值评价内部一致性。Cronbach's α coefficient 是目前最常用于评价研究工具内部一致性的指标。Cronbach's α coefficient 值建议在 0.7 和 0.95 之间，低 Cronbach's α coefficient 表明测量工具各个条目之间的相关性较低，限制了对总分的解释。高 Cronbach's α coefficient 表明条目冗余。

在计算 Cronbach's α coefficient 之前，应明确研究工具或其每个分量表是否具有"单维性"。"单维性"是解释内部一致性的先决条件，可通过因子分析进行评估。若研究工具是单维度量表，则计算总量表的 Cronbach's α coefficient；若研究工具是多维度量表，则计算每个分量表的 Cronbach's α coefficient。此外，还应注意各题目的评分方法应一致，如果有反向计分的题目，应进行相应调整后再计算。

案例 6-1C

采用 SPSS 软件检验感知老化问卷的内部一致性 Cronbach's α coefficient。将每个项目的数据录入 SPSS 软件中，点击菜单项"分析"，选择"标度"中的"可靠性分析"（图 6-6）。然后，在弹出的对话框中（图 6-7），将感知老化问卷的各个项目选进"项（I）"框内，点击"确定"按钮，得到 Cronbach's α coefficient 的计算结果为 0.776（图 6-8）。

（三）测量误差

测量误差（measurement error）包括系统误差和随机误差，是受试者真实变异（真分数）之外其他变异产生的原因。重测计算测量标准误（standard error of measurement，SEM）是评估定量数据测量误差的首选方法。$SEM=SD_{difference}/\sqrt{2}$，其中 $SD_{difference}$ 为两次测量差值的标准差。一致性限度（limits of agreement，LoA）和最小可测变化（smallest detectable change，

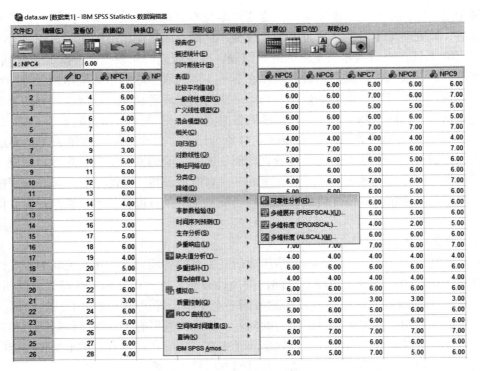

图 6-6　计算 Cronbach's α coefficient 步骤一

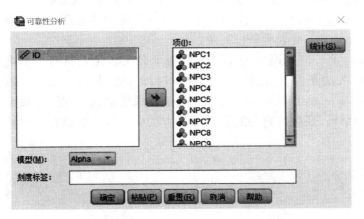

图 6-7　计算 Cronbach's α coefficient 步骤二

标度：所有变量

个案处理摘要

		个案数	%
个案	有效	260	100.0
	排除^a	0	.0
	总计	260	100.0

a. 基于过程中所有变量的成列删除。

可靠性统计

克龙巴赫 Alpha	项数
.776	35

图 6-8　Cronbach's α coefficient 结果

SDC）也可用于反映测量误差，而且这两个参数都与 SEM 直接相关。LoA 内的变异或小于 SDC 的变异可能是由于测量误差造成的，LoA 外的变异或大于 SDC 的变异被认为是受试者的真实变异。对于分类数据 / 有序数据，应计算一致性百分比（percentage agreement），以评价测量误差。

二、效度

效度（validity）是指某一研究工具能真正地反映它所期望研究的概念的程度。反映期望概念的程度越高，效度越好。可用内容效度、构念效度、效标效度来反映某一研究工具的效度。

（一）内容效度

内容效度（content validity）是最重要的测量属性，指研究工具中的项目能反映所要测量的内容的程度，包括是否有足够和恰当的项目，以及是否有恰当的内容分配比例，适用于对自设问卷效度的评价。内容效度建立在大量文献阅读、工作经验以及综合分析、判断的基础之上，多由该领域的专家委员会对项目的内容及分布合理性进行评议。

内容效度指数（content validity index，CVI）是常用于测评内容效度的指标，具体方法为：邀请对研究工具测量领域较熟悉的专家对问卷内容进行评阅，专家人数为 3 ～ 10 人，一般以 5 人为宜。例如，要评定糖尿病患者足部护理知识问卷的内容效度，所聘请的专家应熟悉糖尿病足部护理的内容。设计的专家咨询表见表 6-1，请专家对问卷中各项目是否与糖尿病患者足部护理相关做出评价：非常相关、比较相关但需少量修改、必须修改否则不相关、一点不相关 4 个等级，并对需要修改的部分提出修改意见。

表 6-1　专家咨询表

您是否同意下列条目，请您在相应的空格内打"√"，并填写修改意见

条目	评价意见				修改意见
	非常相关（4 分）	比较相关但需少量修改（3 分）	必须修改否则不相关（2 分）	一点不相关（1 分）	
1.××					
2.××					
3.××					
4.××					
5.××					

CVI 可以每个项目为单位计算，称为项目内容效度指数（item-level content validity index，I-CVI）。计算方法为：某个项目非常相关或比较相关的专家数除以专家总数（表 6-2）。也可以在 I-CVI 的基础上再计算整个问卷的内容效度指数（scale-level content validity index，S-CVI），即所有项目的 I-CVI 的均数。当 I-CVI 值达到 0.78 或以上，S-CVI 值达到 0.90 或以上时，则认为该研究工具的内容效度较好。当 CVI 值较低时，研究者需根据专家意见认真修改问卷的项目，然后再邀请专家进行重新测评。两次测评的时间间隔最好在 10 ～ 14 天或以上，避免因间隔时间过短，专家对第一次评价结果尚有印象而影响第二次评价。在报告研究工具的内容效度时，应写出请了几名、什么领域的专家进行测评，最好将 I-CVI 与 S-CVI 均报告出来。

表 6-2　I-CVI 和 S-CVI/Ave 的计算方法

条目	专家 1	专家 2	专家 3	专家 4	专家 5	一致同意的人数	I-CVI
1.××	是	是	否	是	是	4	0.80
2.××	是	否	是	是	是	4	0.80
3.××	是	是	是	是	是	5	1.00
4.××	是	是	是	是	是	5	1.00
5.××	是	是	是	是	是	5	1.00
6.××	是	是	是	否	否	3	0.60

S-CVI/Ave =（0.80 + 0.80 + 1.00 + 1.00 + 1.00 + 0.60）/6 = 0.87

注："是" = 勾选 4 分或 3 分；"否" = 勾选 2 分或 1 分；一致同意人数 = 判断为"是"的专家人数。

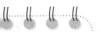

（二）构念效度

构念效度（construct validity）指研究者在研究工具真实反映所测构念的前提下可以指定假设，此时研究工具得分与所指定假设的吻合程度。构念效度测量属性子方面包括结构效度、假设检验以及跨文化效度 / 测量不变性。

1. 结构效度（structural validity） 是指测量工具维度与所测构念维度的吻合程度，该测量属性通常使用因子分析（factor analysis）进行评估。

在经典测验理论（classical test theory，CTT）中，因子分析是评估结构效度的首选方法。验证性因子分析适用于所测构念维度确定的情况，而探索性因子分析适用于所测构念维度不确定的情况。因子分析的样本量应达到条目数的 7 倍并且大于等于 100 例。当比较拟合度指标（comparative fit index，CFI）或 Tucker-Lewis 指数（Tucker-Lewis index，TLI）或类似标准 > 0.95 或近似平均误差平方根（root mean square error of approximation，RMSEA）< 0.06 或标准化均方根残差（standardized root mean square residual，SRMR）< 0.08 时，表明研究工具的结构效度较好。

通过因子分析，可以发现问卷或量表中的条目是否体现该问卷或量表所测概念或概念框架。由于问卷或量表的制定都是针对所研究的概念发展而来的，大多数时候，一个主概念往往由几个次要概念组成。例如，某研究者在发展照顾者负荷量表时，根据相关理论，从"负荷"这个主概念衍生出社会功能状态、情感健康、生理健康和经济负荷 4 个次要概念，然后围绕这 4 个次要概念发展具体的条目，每个概念均有具体的条目进行测评，最后发展成 15 个条目的初始量表。然后，研究者需通过因子分析检验该量表的结构效度，因子分析的结果可以发现量表中的条目反映了一个因子还是几个因子，从而进一步将结果与量表发展的最初构思相比较。一般而言，如果量表的公因子能解释 40% 以上的变异，而且每个条目在相应的因子上有足够的负荷（≥ 0.4），则认为该量表有较好的结构效度。

> **知识链接**
>
> ### 结构效度的计算
>
> 探索性因子分析可以使用 SPSS 软件实现。探索性因子分析前，先进行条件检验，采用主成分分析和最大方差旋转法，根据累计方差贡献率、碎石图和对条目负荷的评价，得出因子分析结果。验证性因子分析可应用 Amos 软件实现。

2. 假设检验（hypotheses testing） 是指研究者在研究工具真实反映所测构念的前提下制定假设，此时研究工具得分与所制定假设的吻合程度。假设检验是验证构念效度的一种方法，假设越具体，被检验的假设越多，就会有越多的证据证明测量工具的构念效度。常见的假设有两种：与其他测量工具的关系的假设（聚合 / 区分效度），以及对不同亚组间差异的假设（已知组别效度）。

3. 跨文化效度（cross-cultural validity）/ 测量不变性（measurement invariance，MI） 指在不同文化群体中进行测量时，测量工具各条目得分的一致程度。注意此处的跨文化效度不同于"跨文化调试"，因为"跨文化调试"是指两个不同语言版本的测量工具各条目在语义的一致性，其并不是一种测量属性。评估跨文化效度 / 测量不变性至少需要两个不同组别的样本，如不同语言群体、不同种族群体、不同性别群体、不同患者群体等"不同文化群体"。计算测量工具的测量不变性或是计算测量工具是否发生项目功能差异（differential item function，DIF）是评估跨文化效度的主要方法。MI 和 DIF 是指具有相同潜在特征的不同群体，对于测量工具某一特定条目的反应是否相似。若分组变量（如年龄、性别及语言）对多组因子分析（multiple group factor analysis）未造成显著差异或在各分组间未发现显著 DIF（McFadden R^2 < 0.02），则说明研究工具的跨文化效度较好。

（三）效标效度

效标效度（criterion validity）是指测量工具测得结果对金标准的充分反应程度。当测量工具与金标准的测量结果均是定量数据时，首选统计方法是计算相关关系；当测量工具的结果是定量数据，而金标准的测量结果是二分类数据时，首选的统计量是受试者工作特征曲线下面积（area under the receiver operating curve，AUC）。当两种结果都是二分类数据时，首选方法是计算敏感性和特异性。当与金标准的相关性 ≥ 0.70 或 AUC ≥ 0.70 时，认为研究工具的效标效度较好。例如，世界卫生组织开发的针对获得性免疫缺陷综合征患者的生活质量测量工具（WHOQOL-HIV）共有 120 个条目，后来为了减轻患者的测量负担，研究者又研制了该生活质量测量工具的简版（WHOQOL HIV BREF，31 个条目），以 WHOQOL-HIV 得分作为金标准，计算其与 WHOQOL HIV BREF 得分的相关系数，即可评价 WHOQOL HIV BREF 的效标效度。

> **知识链接**
>
> ### COSMIN 对测量属性的划分
>
> COSMIN 将患者报告结局测量工具（patient-reported outcome measures，PROMs）的测量属性分为 3 个维度，即信度、效度和反应度。反应度（responsiveness）是指 PROMs 测量出所测构念随时间发生变化的能力，即当受试者所测构念确实发生了变化时，测量工具应该能够将这种变化测量出来。此外，可解释性（interpretability），即 PROMs 的定量分数（或分数变化）被赋予定性意义（如临床意义）的能力，不属于测量属性，但它是测量工具的一个重要特征。在进行 COSMIN 系统评价时，也是对测量工具进行评价的一个重要方面。

> **科研小提示**
>
> ### 所有问卷都需要检验信度和效度吗？
>
> 在问卷中，并不是所有的内容都需作信度和效度检验，如研究对象的一般情况调查表，包括性别、年龄、受教育程度、宗教信仰、职业、年收入、民族、出生地及居住地等，就不需要进行信度和效度检验。

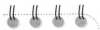

第三节　国外量表的使用

案例 6-1D

　　某研究者拟开展关于社区老年人自我感知老化及其影响因素的调查研究，查阅相关文献后，未找到这方面的中文量表，但有英文版量表感知老化问卷（APQ），该量表由英国 Barker 教授等编制。

请回答：

1. 该研究者能否直接使用此英文版量表？
2. 该研究者如何正确引进和应用国外量表？

　　如果没有适合本国语言和文化的量表，研究者可以选择设计一个新的量表，或采用跨文化调适的方法翻译一个已验证有效的源量表。由于开发一个新量表的成本较高，国内越来越多的护理研究者开始引进国外量表进行研究。而不同的文化背景，对人们的事物认识与健康保健行为都有一定程度的影响，这就存在着如何对国外量表进行翻译的问题。在量表的引进过程中，不仅要严格遵循一定的量表翻译规则，还应考虑社会文化差异等因素，需要对量表进行跨文化调适，并进行性能评价，以保证目标量表和源量表的等同性。一般来说，国外量表的翻译可以按照以下几个步骤进行。

一、量表的使用授权

　　研究者在使用某个国外量表时，首先应获得量表版权所有者的同意，得到使用授权才可以使用该量表。可通过下列途径获得量表的使用授权。

（一）联系量表的版权所有者

　　量表的版权所有者通常为量表的作者。研究者可以通过搜索量表作者的姓名，或在其发表的文章中查找联系方式，如邮箱、电话。获得联系方式后，与量表的作者联系，先简单介绍自己的课题，然后征求量表作者的使用授权。有些国外量表是由某个机构编制的，或者原作者已经将版权转让给某个机构，此时研究者应与该机构联系，获得量表的使用授权。

（二）购买量表或者免费获得量表的使用权

　　量表的作者通常会同意研究者免费使用该量表，但一般会要求研究数据共享。也有量表的作者要求研究者付费购买该量表的使用权，特别是一些量表的编制机构，通常要求量表的使用者购买量表的使用权。

二、量表的翻译过程

　　在获得量表版权所有者的同意后，研究者可以先咨询是否有中文版的量表。如果有，在得到翻译版作者许可后就可以直接使用；如果没有，就需要获得量表版权所有者的同意进行量表的翻译。量表翻译是将源语言量表翻译为目标量表的过程，包括正向翻译（翻译）与反向翻译（回译）。典型的翻译模型是由 Brislin 于 1970 年提出的，翻译终止的标志是翻译人员认可目标语言版本可以准确地传递源量表的信息。主要有两种翻译方式：一人法和双人法。本文以常用的双人翻译回译的方法为例，介绍翻译的基本过程（图6-9）。

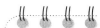

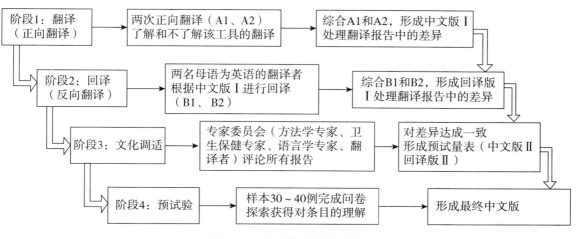

图 6-9　国外量表的翻译过程

（一）正向翻译（翻译）

首先将国外量表翻译成中文。最好选择两个或多个有经验的翻译者，彼此独立地将外国语言的量表翻译成汉语。如由母语是目标语言的两名双语翻译者独立进行单向翻译，即翻译为中文，得到两个翻译版本（A1 和 A2）。要求这两名译者必须有不同的经历和文化背景。一名译者能够理解量表所测量的概念，可以从临床和量表测量学两个角度保证量表的对等性。另一名译者被称为单纯的翻译者，最好没有医学背景，也不具备测量学知识，但语言及翻译水平高于前者，即更能准确地理解源量表条目的意思，对语言能够字斟句酌，准确识别语言表达的细微差别。然后这些翻译者对他们所翻译出来的版本进行讨论，形成一个达成共识的中文综合版（中文版Ⅰ）。在翻译过程中，由于语言表达方式上的文化差异会直接影响译文的可读性和可理解性，因此主张直译与意译相结合，以使翻译后的量表适合中国的文化习俗。

（二）反向翻译（回译）

回译即请英语功底好，对源量表不知情的一位或多位翻译者将翻译成中文的量表再翻译回去。如由另外两名译者将目标语言综合版本（中文版Ⅰ）回译成源语言量表（B1 和 B2），这两名译者的母语最好是源语言，而且均未接触过源量表，也不知道其在进行量表的回译过程。这两名译者的特点类似于正向翻译的前两名译者的特点。请双语专家对源量表与回译后的"源量表"进行细致的比较、分析，找出表面上看起来不同的部分，分析是否有因文化不同而导致的理解差异，然后再对其中文版本中的对应内容进行相应的修改。反复使用回译技术，直至两个源量表在内容、语义、格式和应用上相一致，确定最终的回译的源语言综合版（回译版Ⅰ）。

（三）文化调适

组织专家委员会对源量表与源语言综合版本的等同性进行考察，并得到终稿前的目标量表版本（中文版Ⅱ）。专家委员会的组成成员应包括方法学专家、卫生保健专家、语言学专家和所有翻译者（包括参与正向翻译、回译和综合的翻译者）。专家委员会的主要任务是整合所有翻译版本和量表的组成部分，考察回译版本和源语言量表版本中的量表说明、条目和回答方式，比较句子的格式、措辞和语法结构，分析意思的相似性以及它们的相关性。任何由于文化含义、口语或俗语导致的模糊和存在差异的词、句子结构、条目和回答方式都会通过专家委员会讨论并达成一致意见，且每个决策的合理性都要有相应的文字报告。

（四）预试验

预试验是将终稿前的目标量表版本（中文版Ⅱ）在目标语言背景下对将要适用的目标人群进行试验性测试，也就是从研究人群的角度评估量表能否准确反映所测的概念。如在感知老化问卷（APQ）的引入中，预试验选择的样本就应该为老年人。在测量后，还可以采用访谈的方法，了解受试者对量表内容的理解程度、填写量表的感受，并记录填写时间。预试验的样本量一般在 30 ~ 40 人。依据预试验的结果，对中文版 Ⅱ 进行修订及文化调适，形成暂定的最终版本（中文版）。

案例 6-1E

量表的翻译过程［以感知老化问卷（APQ）为例］

模拟案例，硕士论文"胡蕴琦 . 老年人自我感知老化及相关因素研究 . 上海：第二军医大学，2013"

研究者征得源量表作者 Barker 教授的同意，获得授权后，采用 Brislin 翻译模式对英文版的 APQ 进行翻译与修订。其过程可以分为以下 4 个步骤。

1. 量表的翻译　由 2 名母语为中文，英文熟练的翻译者独立地将 APQ 量表翻译成中文（A1、A2）。译者 1（护理专业硕士研究生）能够理解量表所测量的概念；译者 2（硕士研究生，在欧洲生活、工作 10 年）没有医学背景，但语言及翻译水平高于译者 1。译者 3（博士研究生，英语专业八级，加拿大留学 2 年）有双语背景且具有双文化背景，有一定的判断能力，对 A1、A2 两个版本进行比较，对于不一致内容，当出现异议时，与译者 1、译者 2 一起进行综合讨论解决，最后将翻译合并，从而形成 APQ 中文版 Ⅰ。

2. 量表的回译　由 2 名精通中、英文的英语老师（硕士研究生，副教授）独立对 APQ 中文版进行反向翻译（B1、B2），此二人从未接触过源量表，也不知道其在进行量表的回译。同样由另一名具有双语背景的研究人员对 B1、B2 两个版本进行比较，并组织与两名回译者的讨论。确定 APQ 的回译版 Ⅰ。

3. 量表的文化调适　通过核心工作组（由 1 名老年学专家、1 名语言学专家、2 名心理学专家、3 名护理学专家组成），比较 APQ 中文版 Ⅰ、回译版 Ⅰ 和源量表，对 APQ 中文版 Ⅰ 进行文化调适，考察其概念等价性、语义等价性和经验等价性，从而形成 APQ 中文 Ⅱ 和回译版 Ⅱ。

4. 预调查　抽取上海市某社区 100 名老年人，进行 APQ 中文版 Ⅱ 的预调查，请调查对象对量表的可读性、简易性、通俗性等进行评价。根据量表的完成情况和现场访谈与反馈情况，进行适当修改，最终形成中文版老化感知问卷（C-APQ）。

三、量表等同性的测量

测量源量表与中文版量表的等同性需要在一定数量的具有双语背景的样本（既懂源语言，又懂目标语言的受试者）中进行。让这些双语受试者对两种语言版本的量表进行作答，然后比较两种量表所得总分之间的相关性以及各条目得分的相关性。相关程度越高，说明两版本量表的等同性越好。但在实际研究工作中，获取双语样本的难度较大，也可选取一定数量（样本量一般为条目数目的 10 倍）、母语是目标语言的受试者进行预实验，评定中文版量表的信度和效度，如果与源量表的信度和效度接近，说明两个版本量表的等同性比较好。

小　结

　　研究工具是指研究人员针对某一概念或变量进行资料收集所采用的工具。护理研究中最常用的研究工具主要为问卷、量表、生物医学测量法所用的测量工具等。信度和效度是研究工具测量属性的两个重要方面，其中信度包括稳定性、内部一致性与测量误差；效度包括内容效度、构念效度与效标效度。在研究中，研究工具首选公认的问卷或量表，其次考虑不同文化背景人群中研究相同概念的问卷的翻译及文化调试，若前两者均不能获得，则需要根据问卷的编制原则进行自设问卷的编制。国外量表的引进或翻译可以按照正向翻译、反向翻译、文化调适与预试验，以及测量两个版本量表的等同性等几个步骤进行。在量表的引进过程中，应保证量表既适合中国的文化特点，又不偏离原文的意思，同时要确保翻译后量表具有良好的信度与效度。

思考题

　　1. 试述使用重测信度时的注意事项。

　　2. 简述将国外量表翻译为中文版本量表的基本步骤。

　　3. 某研究者想了解社区老年自我照护的现状，但查询国内外相关文献，均未找到合适的问卷或量表，需自行设计问卷。请根据研究目的以及所学知识思考以下问题：

　　（1）该问卷应包含哪些方面？采用什么题型？如何计分？

　　（2）问卷设计完成后，应测评哪些指标？

（景秀琛　韩舒羽）

收集资料的方法

第七章

第七章数字资源

导学目标

通过本章内容的学习，学生应能够：

◆ **基本目标**

1. 区分一手资料与二手资料。
2. 概括设计收集资料方案前应考虑的问题。
3. 根据研究目的设计适用的资料收集方法。
4. 说明各类资料收集方法的优点、缺点及注意事项。

◆ **发展目标**

1. 分析各类资料收集方法的偏倚来源。
2. 设计资料收集过程的质量控制方案。

◆ **思政目标**

1. 具备严谨求实的科学态度。
2. 具备勇于开拓的创新精神。
3. 具备科研诚信与学术伦理精神。

案例 7-1A

睡眠是维持人类生理和心理健康的基本生理过程。文献回顾发现，ICU 患者普遍存在睡眠问题。睡眠障碍可对患者的身心健康产生不利影响，如延长患者 ICU 住院天数、增加谵妄以及感染的风险，影响其生命质量和预期寿命。某研究团队拟开展 ICU 患者的睡眠研究，评估该人群的睡眠质量，并分析其影响因素，以便后期有针对性地实施护理干预方案。

请回答：

1. 可使用哪些方法收集 ICU 患者睡眠情况的资料？
2. 收集资料前应注意哪些问题？

收集资料是指获取研究数据和资料的过程，是科研过程重要的环节，也是科研结果和结论的推导依据。资料收集的全面性、准确性和可靠性直接关系到研究结果的真实性和科学性。因此，正确的资料收集方法是研究者所需掌握的基本研究技能。本章将阐述护理研究中常用的收

集资料的方法，包括问卷法、观察法、生物医学测量法、档案记录收集法以及德尔菲法等。

第一节 概 述

收集资料是一个系统、有计划的过程。收集资料前，需完成收集资料方案的设计，以确保资料收集的全面、可行和有效。明确收集资料方案的要素，如所收集资料的性质、内容、形式及资料收集过程，是设计资料收集方案的基础。在此基础上，应结合研究问题与目的、研究设计类型、研究对象特点、资料收集可行性等因素，对资料收集方案进行进一步完善。

一、资料的定义及来源

资料是研究信息的载体，了解资料的类型和来源是设计合理的资料收集方案的基础。不同类型和来源的资料具有不同的特点，收集资料的方法也不尽相同。

（一）资料的定义

从广义上讲，资料是指整个研究过程涉及的各种材料，包括：①研究开始阶段的申报资料，如课题申请书、开题报告、可行性报告、课题研究方案；②研究初始和研究方案实施过程中收集的各种变量的数据、记录等；③研究各阶段的各类总结性资料，如论文、总结报告、鉴定意见、成果推广材料。本章所提及的资料特指在研究过程中，通过收集资料的方法，从研究对象处获取的有关研究变量的各种信息和数据。资料是证实研究假设的重要依据，研究者应根据研究目的、研究问题等具体情况，设计资料收集方案，用于回答研究问题。

（二）资料的来源

根据资料来源不同，可分为一手资料和二手资料。

1. 一手资料 指研究者根据研究目的和研究计划，通过不同的资料收集方法，如对研究对象进行直接测量、观察、问卷调查或访谈获取的资料。

2. 二手资料 指研究者在其他已经完成的资料基础上进行二次分析、摘要、重组后，总结得出的资料。例如通过对现有期刊论文、病历、档案、会议资料、各种疾病信息登记库等进行分析所得的资料。二手资料具有省时、省力、经济的特点，但由于研究者自身未参与策划和执行资料收集过程，二手资料可能存在信息不足或者不够准确的风险。因此，在使用二手资料前，要充分评估和分析资料的准确性和时效性。

▌▌知识链接▶

开源医疗数据库

随着大数据时代的来临，全球医疗卫生信息资源共享成为新趋势，大量临床研究数据逐渐公开化，成为二手资料研究的重要来源，为二手资料研究提供了契机。

目前，基于互联网平台的开源医学数据库及平台日益增多，内容涉及遗传病学、肿瘤学、重症医学、影像学、营养学、公共卫生、疾病流行调查等各研究方向。如重症监护医学信息数据库（medical information mark for intensive care，MIMIC）是由美国麻省理工学院开发，对全球研究者免费开放的以ICU院内治疗及检测为主的临床数据库。MIMIC记录了患者的生命体征、实验室检查、治疗、用药等临床数据，资源丰富，既可以用传统的统计学方法研究治疗与预后的关系，又可以用数据挖掘和机器学习算法进行相应课题的研究。中国慢性病前瞻性研究（China Kadoorie Biobank，CKB）是由中国医学科学院与英国牛津大学联合开展的慢性病国际合作项目。通过建立基于血液的基础健康数据库，深入研究危害中国人群健康的各类重大慢性病的致病因素、发病机制及流行规律和趋势。项目持续时间 15～20 年，是一项多因素、多病种、多学科合作的大规模慢性病病因流行病学研究，也是目前世界上较大的涉及长期保存生物样本的前瞻性人群队列研究之一。

二、收集资料方案

收集资料方案是指研究过程中获取研究数据和资料的计划，用于描述所收集资料的性质、内容、形式及其资料收集的过程等。资料收集是研究步骤中极具挑战性的环节之一。若资料收集方案设计不当，所收集的资料可能不完整或不详细，其研究结论则难以令人信服。

1. 收集资料方案的设计要素　设计要素涉及所收集资料的性质、资料收集者、资料收集步骤、时间、场所、方法以及收集资料的工具（详见第六章）等。其中，护理研究常用的资料收集方法包括问卷法、观察法、生物医学测量法、访谈法、德尔菲法等。

2. 收集资料方案的影响因素　收集资料需要经过周密的设计和安排，以保证所收集的资料完整、详细和深入。因此，在设计收集资料方案时，应考虑以下因素的影响。

（1）研究问题与目的：明确研究问题和研究目的是设计收集资料方案的前提，研究目的决定了收集资料的内容和性质。为回答研究问题，需进一步确定研究变量，并收集变量的信息和数据，通过分析这些变量的特征，得出研究结论。因此，在设计资料收集方案之前，需要明确研究中有哪些变量需要收集，这些变量的特点如何，并据此设计资料收集方案。例如，某研究目的为分析 ICU 患者睡眠质量影响因素，诸多研究变量中体重、身高等可通过生物医学测量法收集，年龄、文化程度等可通过问卷法收集，睡眠行为则需要通过观察法进行收集。若研究目的为探究某类现象的本质，如了解 ICU 患者的睡眠感受，则应采用个人深入访谈以获得资料。

（2）研究设计类型：是决定收集资料方案的关键因素。同一个研究问题和研究目的，研究设计类型不同，收集资料方案有可能不同。例如研究环境噪声对 ICU 患者睡眠质量的影响，若采用病例对照研究设计，环境噪声为研究变量，需收集环境噪声指标，比较睡眠障碍组和对照组环境噪声水平是否有差异。若选择干预性研究设计，如以佩戴耳塞为干预措施，此时环境噪声成为干预因素，睡眠质量为研究变量，研究者需要收集干预前、干预后实验组和对照组研究对象的睡眠质量水平，比较两组间睡眠质量的差异。因此，在开始收集资料之前，要仔细分析科研设计方案，明确以下问题：研究对象是什么？要收集哪些内容？什么时候向研究对象收集资料？研究方案能否取得研究对象的配合？这些问题将有助于研究者评估资料收集过程中可能出现的困难及将要采取的应对措施。

（3）研究对象的特点：研究对象是制定收集资料方案时需要考虑的因素之一。研究对象的年龄、视力、听力、受教育程度、语言能力、配合程度、自理能力等均可影响资料收集方案的实施。例如，成年人群可通过问卷法评估睡眠质量水平，但问卷法对婴幼儿却不适用，而宜选择观察法收集资料。

（4）收集资料方案的可行性：在设计收集资料方案时，应综合考虑研究可利用的资源，包括人力、物力、财力等多种因素，以保证资料收集方案的可行性。人力因素是指研究人员是否具备收集资料所需的知识和技巧，是否需要进行相关培训；物力因素是指是否具备研究所需的设备、材料，是否有可利用的研究场所；财力因素是指是否有充足的资金保障以支付研究过程中所需的人工费、材料损耗费、专家咨询费等。

（5）霍桑效应的影响：霍桑效应（Hawthorne effect）是指研究对象由于意识到他们正在参加研究，可能或多或少地改变自己的行为和反应状态。这种效应将影响资料的真实性和有效性。由于研究对象的知情同意是研究者必须遵守的伦理原则，当霍桑效应不可避免时，只能通过研究人员的培训，特别是收集资料方法和技巧的培训，尽量减少霍桑效应的影响。

知识链接

霍桑效应的由来

1924 年 11 月，哈佛大学心理学家乔治·埃尔顿·梅奥（George Elton Mayo）带领研究小组进驻美国西部电器公司的霍桑工厂，试图通过改善工作条件和环境等外在因素，找到提高劳动生产率的途径。研究小组选定了继电器车间的 6 名女工作为观察对象。研究发现，当这 6 名女工被抽选出来的时候，她们就意识到了自己是特殊的群体，是试验的对象，这种受注意的感觉使得她们加倍努力工作，以证明自己是优秀的，从而提高了该人群的劳动生产率，这就是霍桑效应。霍桑效应被发现后，已被广泛应用于心理学、管理学、教育学等相关领域。

第二节 问卷法

问卷法（questionnaire）是研究者运用统一设计的问卷或量表，向研究对象获取研究所需的资料，如知识水平、观点、态度的资料收集方法，是护理研究中最常用的资料收集方法之一。在问卷法的实施过程中，研究者应根据研究设计和调查需求，结合研究对象的特征等选择适合的方式发放问卷，并采取措施提高问卷的回收率和应答率。

案例 7-1B

为评估 ICU 患者睡眠质量水平，研究者拟采用问卷法收集资料。目前，国内外已研制出多种睡眠评估量表或问卷，但针对重症患者睡眠评估的特异性量表较少。研究团队在文献回顾的基础上，根据研究需要，选择中文版 Richards-Campbell 睡眠量表（C-RCSQ）评估 ICU 患者的睡眠质量。该量表由 5 个条目（睡眠深度、入睡难度、夜间觉醒、再入睡难度、整体睡眠质量）组成，各条目采用 0～10 cm 视觉模拟评分法（每 1 cm 代表 10 分），得分为 0～100 分。0～25 分代表睡眠质量非常差，26～75 分代表睡眠质量欠佳，76～100 分代表睡眠质量好。研究者在征得研究对象同意后，逐一发放问卷，使用统一指导语说明研究目的和填写要求，由研究对象填写。若研究对象存在文化程度低、读写不便等情况，由研究者按照统一方式逐条询问并记录。

请回答：

1. 实施问卷调查前应做好哪些准备工作？
2. 如何提高问卷的有效回收率？

一、问卷法的分类

根据问卷发放方式的不同，问卷法包括现场问卷法、邮寄/电子邮件问卷法、电话问卷法、网络问卷法4种。不同的问卷发放方式各有优点及缺点，所得问卷的回收率也有所不同。现场问卷法的回收率最高，网络问卷法和邮寄/电子邮件问卷法的回收率较低。

（一）现场问卷法

现场问卷法是指研究对象现场填写问卷进行调查的方法。研究者使用统一指导语，说明研究目的和填写问卷的要求后，由研究对象独立填写，问卷当场收回。具体发放方式可以采用个别填写，即研究者将编制好的问卷逐个发送到研究对象手中填写。也可采用小组填写，即将部分研究对象组织起来填写问卷，该方式回收率高，且可现场进行解释和说明，有助于减少研究对象的错答和误答，回收问卷质量较高，但易受调查时间的限制。

（二）邮寄/电子邮件问卷法

邮寄问卷法是指通过邮寄信函发放问卷进行调查的方式。研究者将问卷以及写好回信地址并贴足邮票的信封寄给研究对象，待研究对象填答后将问卷寄回调查者或调查机构。电子邮件问卷法是通过电子邮件的形式发放问卷，该方式比传统邮寄问卷法更加快捷、经济，被越来越多的研究者采用。为了取得研究对象的配合，问卷首页应对研究目的和意义、填写方法、保密承诺等进行详细说明。若在2~3周内未收到回信，研究者可以电话提醒或再次邮寄问卷或发送电子邮件。该方式发放的问卷范围广、效率高，但回收率较低。

（三）电话问卷法

电话问卷法是通过电话的方式，调查者向研究对象介绍研究目的和填写问卷要求后，逐一向研究对象读题目，研究对象根据实际情况回答，由调查者代为填写。电话问卷法调查范围广，可与研究对象即时互动，有助于增加问卷的应答率和准确性，但对调查者的沟通能力等要求较高，且受时间限制，花费较高。

（四）网络问卷法

网络问卷法是指研究者通过互联网及其调查系统将传统的问卷调查在线化、智能化，研究对象利用网络平台填写问卷。随着大数据时代的到来，网络问卷法以其省时、省力的优点被越来越多的研究者采用，在大样本数据采集上发挥作用。但该类收集资料方法对研究对象的网络信息应用能力要求较高，网络调查的安全性和准确性也需要研究者特别关注。

科研小提示

在线调查平台

目前常用的在线调查平台有问卷星、微调查、乐调查、Survey-Monkey 等，研究者可以根据平台提供的问卷设计指南，在线设计、发放、回收、统计问卷。

二、问卷法的优点及缺点

问卷法与其他收集资料方法相比，具有以下优点及缺点。

（一）优点

1. 经济适用 问卷法操作方法简单、调查范围广、效率较高、不受地域的限制，在人力、物力、财力及时间的投入方面相对较少。

2. 有利于研究对象的配合 问卷法有一定的匿名性，充分尊重了研究对象的个人隐私，有利于反映研究对象的真实情况。

3．便于评价和分析　问卷法易于控制调查项目和内容，不仅可对研究工具的信度和效度等质量进行评价，而且所收集的资料可进行统计分析，资料的准确性较好。

（二）缺点

1．研究对象的局限性　问卷法对研究对象的文字能力有一定的要求，要求能够理解问题以及答案的含义。问卷法在低文化程度者、老年人及儿童等特殊人群中的使用受到限制。

2．回收率难以保证　问卷法可能会遇到回收率偏低的问题，特别是采用邮寄问卷的方法，对未回收问卷的原因也很难查询。

3．调查结果有时并不可靠　问卷法可能存在错答、误答、缺答、猜答的情况，有些研究对象可能受各种因素影响，隐瞒真实情况，而选择填写自己理想或期望他人知道的答案。

三、问卷法的注意事项

基于问卷法的局限性，使用问卷法收集资料时，应充分考虑研究对象的特点，采取措施提高问卷回收率，尽量减少各种因素的影响，确保收集结果的真实、可靠。

（一）考虑研究对象的特征

问卷调查离不开研究对象的合作与支持，研究对象的特征对调查结果有很大的影响。研究对象的年龄、性别、职业、文化程度等特征以及对问卷调查的态度和认识，都将影响问卷调查的适用性、准确性和有效性。例如，文化程度较高的研究对象，对问卷调查的配合度较好，但对涉及隐私问题的敏感性较高；初次或较少接受问卷调查的研究对象，回答问卷的积极性较高；青年人与老年人相比，对新事物的了解更多，对网络问卷等问卷调查方式接受度更好。因此，在问卷调查过程中，应充分识别研究对象的特征，选择适用的问卷发放方式和有效的沟通技巧。

（二）提高问卷有效回收率

回收问卷是问卷调查的重要环节，问卷的有效回收受到诸多因素的影响，如研究者身份、研究对象特征、调查内容、调查方式。因此，在问卷调查过程中，应采取有针对性的措施提高问卷回收率。

1．介绍研究背景和填写要求　在研究对象填写问卷之前，应采用统一的指导语介绍研究目的、填写方法，确保调查的匿名性，获取研究对象的信任，提高研究对象的调查依从性。

2．提高问卷设计质量　问卷设计应结构清晰、表达简洁；避免过长的问题和过多的专业术语；翻译国外量表时，应注意按照汉语叙述习惯；控制问卷的长度，完成时间不应超过30分钟，网络问卷的答题时间应控制在10分钟以内，以免问卷过长遭到研究对象的拒答，或出现不认真填写的情况。

3．选择合适的调查时机　尽可能减少问卷调查对研究对象的影响，以提高其调查配合度。例如，最好避开急诊、门诊候诊、入院等时间对患者进行问卷调查。

4．主动追踪问卷回收情况　对初始回收率较低的网络问卷、邮寄问卷等，在规定的回复时间之后，可每隔1周左右向研究对象发出提示通知或催复信件，提醒其尽快回复，以提高问卷的回收率。

5．其他　邮寄问卷时，应准确填写地址和联系电话，并附寄贴好邮票、写好回寄地址的信封；快递问卷时，可设置签收提醒与回寄快递到货付费等，尽量减少研究对象因参与研究带来的额外麻烦，增加问卷回收率。另外，提供小礼品或采取网络问卷抽奖等激励方式，也是提高研究对象参与积极性的可行办法。

（三）注意问卷的检查和整理

回收问卷时，除应注意问卷的回收率之外，还须认真检查每份问卷的质量，逐一遴选有效问卷，剔除不合格的无效问卷，以免无效问卷或有严重缺陷的问卷影响结果的可靠性和准确性。

（四）尽可能采用盲法

盲法是护理研究中重要的质量控制措施。在进行问卷调查时，应尽可能对资料收集者实施盲法，使资料收集者对受试者的分组情况不知情，以避免测量偏倚发生。

（五）关注无应答及无效问卷

对于问卷调查中出现的无应答和无效回答的现象，应认真分析原因，并尽量加以解决。现场发送的问卷，如出现无应答，可直接询问被调查者原因；若问卷是通过机构下发的，可通过有关机构了解无应答者的情况和原因。邮寄问卷可根据回复问卷的邮戳，分析回收率低的地区分布，如有必要，可到该地区进行重点访谈，明确原因。此外，还可通过信封编号的方法，判明无应答的具体对象，再具体分析无应答的原因，有针对性地采取补救措施，提高应答率。

有关无效问卷的分析，应先对回收的所有问卷进行严格检查，从中挑选出不合格的无效问卷，仔细分析无效应答的原因、类型和频率，明确共性问题。在问卷设计上，导致无效应答的常见原因包括问题选择不当、问题结构不合理、表述不准确、接转不明晰等；选项设计不符合实际；问卷指导语语义不清等。根据分析的结果，研究者可对问卷进行有针对性的调整，必要时可二次发送问卷进行调查，以提高问卷的有效回收率。

随堂测 7-1

第三节　观察法

观察（observation）法是指研究者有目的、有计划地运用自己的感觉器官和辅助工具，能动地了解处于自然状态下的客观现象，以获得第一手事实资料的方法。观察法是护理研究常用的收集资料方法，在量性研究和质性研究中均经常使用。研究者可以借助观察法了解研究对象的个体特征、活动型态、环境特征、生活习惯、沟通行为及社会现象等。在实施观察法收集资料的过程中，研究者应关注观察者、观察方式、观察时间及地点等对所收集资料的影响，提高测量结果的可靠性和准确性。

案例 7-1C

由于部分 ICU 患者因治疗无法自述，问卷调查存在困难。因此，研究团队拟采用观察法收集资料，通过设计 ICU 患者睡眠情况观察项目表，由经过培训的护士观察和记录研究对象的睡眠行为，包括闭眼、放松身体和面部、规则而深的呼吸、细微的移动、对周围环境的反应等，从而分析 ICU 患者的睡眠特征，以明确 ICU 患者的睡眠质量。

请回答：

1. 本案例中采用观察法进行资料收集有何优势？
2. 如何降低霍桑效应的影响？

一、观察法的分类

观察法按照观察者以什么角色去观察，采用何种工具和方式，以及处于何种观察环境而有所不同。按照观察的内容，分为结构式观察法、非结构式观察法；按照观察者的角色，分为非参与式观察法、参与式观察法；按照观察的情形，分为自然观察法、实验观察法；按照观察的方式，有连续式观察法、非连续式观察法。

（一）按照观察的内容分类

1. 结构式观察法（structured observation） 观察前，制订详细的观察计划、明确的观察指标，形成观察记录表格，确定观察者需观察的内容、观察的记录方式，从而对整个观察过程进行系统、有效地控制和完整、全面地记录。结构式观察法一般用于研究者对研究内容有较多认识的情况，采用标准化的资料收集工具，如观察项目清单、观察表、观察卡等进行观察和记录。例如采用结构式观察记录表记录 ICU 患者在睡眠中的表现，从而分析其睡眠质量。

2. 非结构式观察法（unstructured observation） 观察者只有一个总的观察目的和要求，或者只有一个大致的观察范围和内容，没有详细的观察指标和标准的观察记录表格。观察者常采用现场记录法或日志记录法记录观察内容，结合观察者的解释、分析和综合，得出观察结果。非结构式观察法可提供较深入的资料，适合探索性研究，但资料的深度取决于观察者的观察能力，易受主观因素的影响，很难进行定量分析，多用于质性研究。

（二）按照观察者的角色分类

1. 非参与式观察法（non-participant observation） 观察者不参与被观察者的任何活动，只是观察、记录所需资料。如采用观察法收集 ICU 患者的睡眠情况，观察者可以采取完全公开的方式进行观察，但由于霍桑效应的影响，不易得到完整、真实的资料。观察者也可以采取隐蔽的方式进行观察，如通过录像、单向透视玻璃等观察方法，所观察的资料则更接近真实情况。但基于伦理考量，研究者必须告知被观察者研究目的和观察内容，取得被观察者的知情同意。

2. 参与式观察法（participant observation） 观察者参与到被观察者的活动中，使观察尽量维持正常情境，在共同进行活动中对被观察者的真实状况进行内部观察。如以 ICU 护士作为观察者，在日常护理中记录、观察患者的睡眠情况。

（三）按照观察的情形分类

1. 自然观察法（naturalistic observation） 观察者在自然状态的环境中进行观察。在观察过程中，观察者没有对观察环境进行改变和控制，观察结局是自然产生的。

2. 实验观察法（experimental observation） 观察者在人为干预和控制的环境中进行观察，常用于在实验环境下观察研究对象对特定刺激的反应。

（四）按照观察的方式分类

1. 连续式观察法（continuous observation） 观察者在比较长的一段时间内，围绕研究目的，对相同的被观察者进行多次观察。在观察周期中，可以作定期观察，也可以作不定期观察。连续式观察法适用于动态性事件的观察。

2. 非连续式观察法（discontinuous observation） 是观察者在较短时间内的一次性观察调查，或者是在较长一段周期中的多次观察。

二、观察法的实施方法

根据观察类型不同，观察法的实施过程也有所不同。总的来说，观察法的实施过程一般包括观察准备、观察实施和观察记录 3 个阶段。在观察准备阶段，研究者需根据观察目的，确定观察内容与工具，并做好人员、设备等的准备工作；在观察实施和观察记录阶段，应选择相应的观察方式和记录手段，真实记录观察结果。

（一）结构式观察法的实施

1. 观察准备 在现场观察工作开始之前，研究者需根据研究目的和内容完成必要的准备工作。

（1）确定观察问题：观察问题是研究者根据观察的需要而设计的、需要通过观察活动来回答的问题。观察问题必须是比较具体、可操作的问题。例如，某研究拟采用观察法评价 ICU

患者的睡眠情况，针对该研究目的，观察问题可包括ICU患者夜间睡眠行为如何？其睡眠方式具有何种特征？

（2）制订观察计划：在确定观察问题之后，研究者就可以着手制订观察计划。一般情况下，观察计划应包括：①观察的对象；②观察的内容；③观察的时间、频率及持续时间；④观察的地点；⑤观察的方式和手段；⑥观察结果的判定标准和记录方法等。

（3）设计观察提纲：研究者在拟定观察计划后，应设计结构化的观察提纲，形成标准化的观察表及记录卡，供观察者使用。结构化的记录表有助于观察者有效、完整、全面地记录观察结果。如案例7-1C中，研究者根据观察计划设计了ICU患者睡眠情况观察项目表，用于实施结构化观察。在正式实施观察之前，可按照研究设计，选择少量研究对象进行小规模的预测量，以检验观察记录表的完整性、科学性和可行性。如有需要，应进一步修改、完善，确保观察结果全面、准确。

（4）培训观察人员：在正式实施观察之前，需要对观察人员进行统一培训。培训内容包括研究目的，选样方法，如何在观察中保持中性、非判断的态度看待所观察的现象和行为，归类方法以及记录工具的应用等，可采取制作观察员手册、实例分析或场景模拟等方式开展培训工作。

2. 观察实施

（1）进入观察现场：顺利进入观察现场是正式实施观察的首要前提。在进入观察现场之前，需要征得观察单位和被观察者的同意，并设法取得对方的理解和支持。当进入观察现场时，要注意选择恰当的方式，逐步建立与被观察者的关系，扩大观察范围或深度。

（2）开展现场观察：观察者顺利进入观察现场之后，即可根据特定角色和观察方式的要求进行观察。

3. 观察记录 是对所观察到现象的记录，观察记录的过程是观察者对观察现象思考、分类和筛选的过程，也是一个澄清事实、提炼观点的过程。具体形式上，可采用文字描述，也可先用录像的方式将资料记录下来，再进行事后分析和整理。在结构式观察中，一般是将观察结果记录在事先设计的观察表格或记录卡上。记录时应注意：①注明观察的时间、地点，作为原始观察记录的重要凭证；②观察内容应具体、详细，并尽量将观察内容量化，以使观察结果更具说服力；③观察员必须签名，以明确责任，并备查；④将记录中的客观描述与观察者的看法和解释区分开来，分别归类。

（二）非结构式观察法的实施

1. 观察内容 非结构式观察法是依据观察调查的目的和被观察者的情况，实行开放性观察调查的方法。因此，该方法在明确观察问题后，并无预先计划安排，也没有设计好的观察记录表，完全按照现行的发生、发展和变化过程进行自然观察。观察的具体内容应包括：①观察场景的环境特征，包括建筑特征、物品摆放、有无其他人员在场等；②观察对象的特征：包括衣着、行为方式、交流方式等；③活动内容：包括日常活动过程和特殊事件；④对话；⑤其他因素：如非语言沟通方式等行为背后的隐藏信息。例如，采用非结构式观察法收集ICU睡眠障碍患者日间行为过程中，应注意观察病房环境、医护人员的工作内容、仪器设备的摆放、患者的日常活动、自身行为方式、与他人的语言与非语言沟通方式、有无特殊事件发生等，从而全面收集观察信息。

2. 观察记录 通常采用现场笔记、事件日记、反思日记等方式记录观察情景和过程。由于非结构式观察法多为参与式观察，且无结构化记录表和观察内容，难以当场记录所有信息，可以采用当场记录与事后记录相结合的方法，即当场记录要点，之后及时回忆补记观察的内容，同时进行反思，补充记录观察者的感受和体会。在记录过程中，文字应做到描述具体、准确、简明，避免过于抽象和概括。可以按照时间顺序记录观察期间发生的事情，或以时间为观察单位，将同类事情一起记录。

三、观察法的优点及缺点

观察法作为护理研究中常用的资料收集方法，在婴幼儿、精神病患者等研究人群和对行为、活动的资料收集上具有优势，但其结果也易受到诸多因素的影响。

（一）优点

1．能提供深入的资料　在观察过程中，观察者需要直接到现场进行观察，不仅可以获取大量具体的一手资料，而且可以借助现场记录或录音、录像得到详细和可靠的信息。

2．适合于对行为、活动的研究　在有关行为和活动的资料收集中，如收集住院患者服药依从性行为，若采用问卷法，患者可能存在隐瞒服药、不依从行为等情况，从而影响所收集资料的准确性。而观察法可通过观察者的记录，获得研究对象行为和活动资料的真实一手资料。

3．适合某些无法通过自陈法收集资料的对象　对问卷法或访谈法无法收集资料的对象，如婴幼儿、聋哑人、昏迷者、精神病患者，观察法可以获得其行为资料。

4．安全简便　观察法属于无创测量，不需要标本采集，操作简便，经济成本较低。

（二）缺点

1．容易产生霍桑效应　当观察研究对象的行为时，被观察者可能因为知道被观察而有意改变其行为，从而造成结果的偏差。

2．容易受观察者主观因素的影响　在观察过程中，需要观察者对所观察到的现象做出记录和判断，而这一过程主要依赖于观察者个人的感官和思维能力，难免受到个人感知能力、理解能力、价值观和情感因素的影响。

3．容易涉及伦理问题　当使用观察法收集资料时，被观察者的所有行为都将在观察者的直视下进行，有些研究则需要对观察现场进行录像，可能涉及被观察者身份信息与个人隐私。因此，使用观察法时，应注意避免涉及伦理问题。

4．资料整理和分析难度大　由于观察的范围较广，涉及的现象和行为庞杂，而且要从大量的观察资料中提炼出有意义的结论，对观察者的判断能力和分析能力要求较高。

四、观察法的注意事项

为了确保观察结果的真实性和可靠性，在使用观察法收集资料的过程中，应深入被观察者生活和文化中，为获得真实观察资料创造条件。在充分保护被观察者隐私的基础上，尽量减少被观察者霍桑效应及观察者主观因素的影响，以提高所收集资料的质量。因此，在实施观察法时，应注意下列问题。

1．遵循法律和伦理原则　观察法在实施过程中，可能涉及被观察者的身份信息和个人隐私，如处理不当，容易侵犯研究对象的隐私权，违反伦理原则，甚至引起法律纠纷。因此，为了规避这些问题，研究者必须事先征得被观察者的同意，签署知情同意书；严格保护被观察者的隐私，不能对外公布涉及研究对象身份信息的录像资料。在少数民族地区和宗教场所观察时，还应遵守相应的法律、政策、风俗习惯和教规等。

2．减少霍桑效应的影响　应主动说明研究目的，消除被观察者的顾虑，使被观察者的活动和行为尽可能保持真实情况。

3．深入被观察者的生活之中　为了能够观察到真实、自然的情况，观察者应参与到被观察者的活动中去，不仅观察研究对象的行为，而且应主动了解行为背后的想法，观察才有可能全面和深入。

4．融入被观察者的文化之中　观察者应尊重被观察者的风俗习惯、语言、道德规范和生活方式，与被观察者建立融洽与信任的关系，为实现观察目的创造良好的条件。

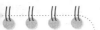
5．减小主观因素的影响　为了减小观察者的主观性在观察结果的记录和判断过程中的影响，在实施观察法之前，应制订具体的观察计划，细化观察标准，并对观察者进行培训。必要时，可由两名观察者同时观察同一现象，并进行观察者间一致性的测评，以最大限度地减少观察者主观性的干扰。

第四节　生物医学测量法

在护理研究中，部分指标是可以通过使用仪器、设备等测量工具获取资料的，如血压、体温、血氧饱和度。这种借助相应的仪器、设备和技术，从研究对象处测量获取数据、收集资料的方法，称为生物医学测量法（biophysiological measurement）。

案例 7-1D

为进一步了解 ICU 患者的睡眠结构，研究团队在取得患者同意并通过伦理审查后，采用多导睡眠分析仪进行睡眠监测，描记 ICU 患者多导睡眠图（polysomnography，PSG）。PSG 被认为是诊断睡眠障碍的金标准，也是唯一能够提供睡眠结构信息的测量工具。PSG 主要通过测量患者睡眠的多路生理信号，如脑电图（EEG）、眼电图（EOG）和肌电图（EMG），收集数据，进行分析，得出与患者睡眠相关的定量指标。

请回答：

1．根据测量指标分类，本案例所采用的是何种生物医学测量法？
2．应如何避免资料收集过程中的测量偏倚？

一、生物医学测量法的分类

生物医学测量法根据所选择的测量对象、指标、方式，有不同的分类。按照测量对象，可分为机体标本测量、体外标本测量；按照测量指标，可分为生理学指标测量、生物化学指标测量及形态学指标测量；按照测量方式，分为无创测量、有创测量和微创测量。研究者应根据研究目的、研究对象、研究条件与预算等，选择适合的生物医学测量方法进行资料收集。

（一）按照测量对象分类

1．机体标本测量　是指通过体检或仪器等直接从生物体测得结果的方法，如脉搏、血压、心电图、指尖血氧饱和度。该测量方法能够动态监测机体指标的变化，但要注意避免体位、心理状态等对测量结果的影响。

2．体外标本测量　是指对离体的血、尿、组织标本进行检验测得结果的方法，一般须由专门的检验技术人员完成。使用该测量方法时，应注意测量过程中保持标本的生物活性，采集标本后要及时送检。

（二）按照测量指标分类

1．生理学指标测量　是指对机体生命活动和器官功能指标进行测量。护理工作中最常用的生理学指标包括血压、脉搏、呼吸、体温、中心静脉压等。

2．生物化学指标测量　是指对机体化学物质含量、物质代谢、化学结构等指标进行测量。常用的血液生物化学指标有血清电解质及微量元素、血清酶、血脂、血糖、蛋白质等。

3．形态学指标测量　是指对机体器官、组织、细胞的形态、结构、位置、毗邻关系等进行测量。常用的形态学指标测量包括组织学测量和影像学测量。组织学测量以显微镜为主要观察手段，研究机体器官、组织和细微结构，例如组织切片的病理学检查结果。影像学测量是经各种成像技术使机体内部组织、结构和器官形成各种影像，通过分析，了解机体结构和功能状态，例如通过超声成像、计算机体层成像、磁共振成像等检查方法对机体形态进行测量。

（三）按照测量方式分类

1. 无创测量　是指测量设备不侵入机体组织的测量方法。常用的无创测量包括体温、血压、呼吸测量以及影像学检查等。该测量方法安全性好，不会造成机体创伤，易于被患者接受，适合长时间连续测量和重复测量，但由于多为间接测量，测量结果的准确性和稳定性较低。

2. 有创测量　是指测量设备需侵入机体组织的测量方法。该方法多为直接测量，因此信息失真小，测量结果准确性和稳定性较好，但可对机体造成不同程度的创伤，一般用于手术中或术后为重症患者监测及进行动物实验。

3. 微创测量　随着科学技术的发展，微创技术在医学测量中的应用愈加广泛，已成为医学测量的发展方向。代表性的微创监测包括进入体腔的内镜检查技术和植入式测量。常用的内镜检查技术有胃镜、肠镜、支气管镜等，基本不损伤皮肤，不侵入机体组织，可以直接观测体腔内的形态或经体腔接受被测信息，具有安全、信息失真小、测量准确的特点。植入式测量是将精密的仪器经手术埋植于机体内进行测量的方法，如血糖连续监测。该监测方式对机体的创伤较轻微，安全性和可接受性均强于有创测量，但对植入材料的电学性能和生物学相容性要求严格。

二、生物医学测量法的实施方法

采用生物医学测量法收集资料时，测量工具、测量人员、条件和方法等均可影响测量结果的准确性。因此，研究者应明确测量指标、选择测量工具、规范测量程序、培训测量人员，防止产生偏倚。

（一）明确测量指标

研究者应根据研究目的明确需测量的研究变量。当研究中涉及多个需测量的指标时，首先应明确主要指标和次要指标。如在 ICU 患者睡眠时间及其影响因素的研究中，主要指标为 ICU 患者的睡眠时间，次要指标包括年龄、疾病类型、治疗方式、住院时间等。

（二）选择测量工具

明确测量指标后，应进一步确定相应的测量工具和测量方法。当同一个指标有多种不同的测量工具或测量方法时，研究者应结合研究目的、研究对象的特点、研究设计、研究经费、测量方法的准确性和安全性等多方面进行综合考虑，选择最适合的测量工具和资料收集方法。在研究开始之前，还应统一测量工具的种类、厂家和型号，并对其质量进行检测，确保测量结果的精确性。例如，针对睡眠时间这一主要指标，为确保结果的准确性，宜采用生物医学测量法，使用经过质量检测的多导睡眠分析仪，描记 ICU 患者的多导睡眠图，从而测定睡眠时间。

（三）规范测量程序

在选定测量工具之后，应对测量的具体方法和程序进行标准化，以确保在整个研究中所用的测量方法和程序的一致性。例如，采用水银血压计测量血压时，应详细规定测量的具体程序，包括被测者准备、袖带的位置和松紧程度、注气和放气的速度、读数的要求等。在采集标本进行实验室检查时，也应规范标本采集、送检以及检测的程序等。

（四）培训测量人员

为了减少测量人员主观因素对测量结果的影响，应事先做好测量人员的培训，以统一测量程序、结果的读取和判定标准等。

（五）实施测量

在实施测量的过程中，应严格按照测量程序对每一个研究对象实施统一、标准的测量，并注意控制各种干扰因素。测量结束后，及时记录测量结果，并妥善保管测量资料。

三、生物医学测量法的优点及缺点

（一）优点

生物医学测量法所测得的结果较为客观、精确，可信度高。例如采用问卷法评估研究对象睡眠质量，对文化程度较低者或婴幼儿等人群存在局限性；若采用观察法收集睡眠资料，结果易受霍桑效应影响且对研究人员要求较高。而采用生物医学测量法，通过描记PSG可收集到具体的睡眠参数，其结果准确性和可信度均较前者更高。

（二）缺点

生物医学测量法需要专业的仪器、设备、技术人员共同参与，成本较高，且易受仪器功能、经费和技术条件的限制。对于主观指标，如焦虑水平、服药依从性、服务满意度、自我效能，难以通过生物医学测量法获得。此外，有创监测方式可能给研究对象带来身体上的痛苦或损伤，也制约了该类测量方法的使用。

四、生物医学测量法的注意事项

采用生物医学测量法时，为了确保所测数据的准确性和精确性，应注意测量工具和测量人员的偏倚。

（一）测量工具的统一和校准

在生物医学测量法的实施中，测量工具的性能关系到测量结果的准确性。相同的测量指标，使用不同的测量工具，所测得的数值可能不同。因此，使用生物医学测量法收集资料时，应使用统一的测量工具，并严格校准后，才能用于资料的收集，以尽量减小测量误差。

（二）测量人员的规范和要求

在收集资料之前，测量人员应经过统一培训，并严格遵循明确的测量程序和方法进行资料收集。测量过程尽量由同一名测量人员完成，如需多位测量人员共同完成，必要时可通过预试验检测测量人员之间的一致性。另外，为了避免测量人员主观因素对测量结果的影响，最好选择非课题研究成员为测量人员，并且在测量过程中尽量实施盲法。

第五节　其他收集资料的方法

在护理研究中，除问卷法、观察法和生物医学测量法之外，常使用的其他收集资料的方法包括档案记录收集法、德尔菲法等。

一、档案记录收集法

档案记录收集法是通过查询现有记录和档案文件收集资料的方法。该方法所收集的资料可来源于医院、学校、疾病控制中心等机构的有关记录和档案资料，如病历、个人健康档案、流行病登记。护士在日常工作中的护理记录也是研究资料的来源之一。

档案记录收集法经济、方便，资料信息覆盖面广、内容丰富，且可追溯时间长，有利于资料的全面收集。但是，由于该方法收集的资料信息为二手资料，在具体实施过程中应注意：①档案记录本身可能存在关键资料的缺失，且无法控制原始资料收集过程，其准确性、可靠性次于一手资料，应正确评价和分析资料的有效性。②无论档案资料的来源如何，是否为公开档案，研究者都必须遵守伦理道德规范，注意保密，保护研究对象的信息和利益。

大数据助力精准抗疫

面对来势汹汹的新冠疫情，全球互联网平台上的各类数据库及平台纷纷共享研究数据，依托大数据平台，实现跨平台、多维度的公共数据资源融合，开展实时在线健康信息分析，为疫情监测分析、病毒溯源、防控救治的精准施策提供了重要的决策依据。

二、德尔菲法

案例 7-2

为提高股骨颈骨折患者的护理服务质量，某研究团队拟开展研究，构建全髋关节置换术围手术期护理敏感性指标质量体系。在对国内外相关文献进行分析的基础上，初步形成全髋关节置换术围手术期护理敏感性指标条目池。采用德尔菲法，通过咨询 17 位专家，对构建的全髋关节置换术围手术期护理敏感性指标进行评定，并根据专家意见筛选指标。最终，经过 2 轮专家咨询，形成全髋关节置换术围手术期护理质量敏感性指标体系。

德尔菲法（Delphi method）又称专家咨询法或专家评分法，是指通过数轮问卷咨询专家意见和反馈，对某一主题或事项达成统一意见的方法。该方法在护理研究中使用广泛，已被应用于各种指标体系的建立、具体指标的确定、干预内容的构建及预测研究等领域。

（一）德尔菲法专家的选择

专家的遴选是德尔菲法至关重要的一步，应根据研究目的、设计及时间等，设定专家入选标准，在充分考虑专家的研究背景、专业领域及参与性等因素的基础上，确定专家人数及具体人选。德尔菲法要求参与者之间相互匿名，以便独立发表自己的观点，确保研究资料的真实性和多样性。

科研小提示

在德尔菲法中，需收集专家的基本背景（年龄、学历、专业、职称、工作年限等）、对咨询内容的熟悉程度、选择指标的判断依据（实践经验、理论分析、直觉判断等）等信息，并描述参评专家的基本情况、积极系数、权威系数和协调系数。

（二）德尔菲法的实施过程

德尔菲法是一个多阶段收集资料的过程，研究者将问卷通过邮寄、电子邮件、网络问卷等形式发放给专家，一般需要经过两轮或者多轮专家反馈获得研究资料。①第一轮问卷通常以开放型问题的形式就某一议题的观点进行专家咨询，是一个质性的过程。研究者在发放问卷的基础上，还需附寄封面信、问卷完成指导、期望完成时间等。问卷收回后，可对得到的资料进行内容分析，将专家提供的答案进行分类、整理、归纳。②第二轮问卷的问题通常使用 Likert 量表形式，设置"非常同意"到"非常不同意"的选项，由专家对整理出来的陈述进行评定。除和第一轮问卷一样，需要附上封面信、问卷完成指导等之外，还应强调问卷内容中与第一轮的不同之处和研究参与方式。③必要时，可在第二轮专家反馈资料分析的基础上，进行第三轮专家咨询。在第三轮问卷中，可将达成一致的条目省略，以减轻专家的负担。目前对于何时结束德尔菲法尚无统一的定论。通常情况下，研究者在第三轮问卷后，通过权衡条目达到一致的数量和专家的积极性，决定是否要继续下一轮。

小 结

　　收集资料是系统、有计划地获取研究资料的过程，是回答研究问题，证实研究假设的重要步骤。根据资料来源，可分为一手资料和二手资料，在护理研究中常用的收集资料的方法包括问卷法、观察法、生物医学测量法等。在设计收集资料方案时，应充分考虑研究目的、研究设计、研究对象、研究资源及霍桑效应等问题，确保资料收集方案的可行性和有效性。问卷法是运用问卷或量表进行资料收集的方法，问卷发放形式多样，包含现场问卷法、邮寄问卷法、电话问卷法及网络问卷法等，应根据研究目的及研究对象特点选择。观察法是研究者通过对事物或现象进行观察，以获得的一手资料的方法，其中结构式观察法应根据观察内容设计结构化记录表。生物医学测量法在使用中应注意测量工具的校准及人员的培训，以确保所测数据的准确性和精确性。

 思考题

　　护理中断事件是指护理人员在为患者提供护理服务的过程中，所遇到的突然发生、打断或延缓当前事务、分散护士注意力的外来行为。护理中断事件可能影响护理临床工作效率，带来护理安全隐患，越来越多地引起临床护理管理者的关注。某研究团队拟通过调查心内科护士护理中断事件的发生情况，记录护理中断事件的持续时间和原因，以优化护理工作流程，提高护理服务质量。

　　（1）研究者应收集的研究指标有哪些？
　　（2）可分别使用哪些资料收集方法？
　　（3）如何确保所收集资料的真实性和有效性？

（吴炜炜）

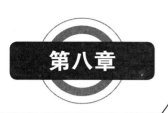

第八章　科研资料的整理与分析

第八章数字资源

导学目标

通过本章内容的学习，学生应能够：

◆ **基本目标**

1. 判断资料的类型。
2. 使用 SPSS 软件建立研究数据库，并对原始数据进行核实、录入。
3. 使用 SPSS 软件进行各类资料的统计描述、t 检验、单因素方差分析、卡方检验、秩和检验、相关分析、多元回归分析。
4. 运用统计图表正确表述统计分析结果。
5. 根据护理研究案例选择正确的统计分析方法。

◆ **发展目标**

1. 开展护理研究资料的统计设计。
2. 自主学习多因素统计分析方法。

◆ **思政目标**

1. 具有良好的科学观与统计观。
2. 具有严谨的科研思维与创新意识。

案例 8-1

　　高血压是全球性慢性非传染性疾病，每年有 1040 万人死于高血压。目前，我国有 2.45 亿高血压患者。虽然近 10 年我国高血压的知晓率、治疗率、控制率较前有较大幅度的提高，但随着老龄化进程的加速，我国高血压防治的形势依然十分严峻。为了提高人们对高血压的认识，提高"三率"，精准地控制血压，推动全社会对高血压防治的重视。某护理团队欲在社区开展高血压防控研究。

　　第一阶段：采用横断面研究调查社区高血压患者血压控制的影响因素。研究者以四家社区卫生服务中心居住并已建立健康档案、有高血压诊治与随访记录且未参与任何血压干预试验的患者为调查对象，采用一般资料调查问卷（性别、年龄、文化程度、高血压家族史、高血脂病史、心脑血管疾病史等）、高血压知信行量表、Morisky 服药依从性量表、焦虑自评量表（self-rating anxiety scale，SAS）与抑郁自评量表（self-rating depression scale，SDS）进行面对面调查，并收集患者的血压值、血压控制率。共收集有效资料 216 份。

案例 8-1（续）

第二阶段：根据前期调查结果，采用随机对照试验开展移动健康管理干预，以考察对血压控制的效果。将患者随机分为干预组（38 例）与对照组（39 例），干预组为移动健康管理干预模式，对照组为传统药物干预。收集两组干预前与干预 6 个月后的血压值、血压控制率、高血压知信行水平、服药依从性、焦虑情况。

请回答：如何对这些资料进行整理和统计分析？

第一节　资料整理

资料整理是研究工作中的重要环节，其目的是将原始资料围绕研究目的整理成能系统说明问题的有序数据，以便采用恰当的统计方法进行分析。

一、资料的类型

不同类型的资料采用不同的统计分析方法。因此，正确判定资料类型是恰当选择统计分析方法的基础。护理研究中收集到的资料可以分为 3 种类型：计量资料、计数资料、等级资料。

（一）计量资料

计量资料又称连续型资料，指用定量方法测定某项指标量的大小而获得的资料。这类资料是定量的，有大小和单位，数据可以是任意数，既可以是整数，也可以是小数；既可以是正数，也可以是负数。如人的年龄（岁）、身高（cm）、体重（kg）、血压值（mmHg）。另外，使用量表所获得的总分或维度得分也可认为是计量资料。例如，在案例 8-1 中，采用 Morisky 服药依从性量表获得的高血压患者服药依从性评分、焦虑自评量表测得的焦虑得分、抑郁自评量表测得的抑郁得分，均属于计量资料。

（二）计数资料

计数资料又称无序分类资料，可细分为无序二分类资料和无序多分类资料，是将全体观察对象按照某种属性或特征分组，清点各组中观察对象的个数而得到的数据。计数资料没有单位，以各个属性的频数来表示。例如，在案例 8-1 中，高血压患者的性别、有无疾病史等资料属于计数资料。

（三）等级资料

等级资料又称有序分类资料，是把观察对象先按某种属性的不同程度分组，然后清点各组观察对象的个数所得到的数据。等级资料的各组之间有等级关系或顺序，必须自低（或弱）到高（或强）或自高到低排列。因此，等级资料是介于计量资料与计数资料之间的特殊类型，又称半定量资料。例如，在案例 8-1 中，高血压患者的文化程度属于等级资料。

（四）不同资料间的转换

根据分析研究的目的，可对资料类型进行必要的转换。

1. 计量资料转换为计数资料或等级资料　例如血压值本是计量资料，但如果将一组成年人的血压值分为血压正常与血压异常两组，再清点各组人数，这组资料就转化成为计数资料了。如果按照高血压分级的方法，可以把血压分为高血压 Ⅰ 级、Ⅱ 级、Ⅲ 级，计量资料就转换为等级资料了。但统计处理时，可能会因信息的丢失造成统计效能下降，故应慎重处理。

2. 等级资料转换为二分类计数资料 当等级资料的等级分得较多，造成有的分层中的观察结果数量较少，可依据专业判断，将相邻的等级合并，转换为二分类资料。如血压控制无效、显效、痊愈三个等级转换为无效、有效二分类计数资料。

二、资料的审核与取舍

（一）审核资料

应先审核每份研究资料的完整性和准确性，常用的方法有以下几种。

1. 缺漏检查 逐项核查资料是否齐全，是否存在缺项、漏项或某项目填写不完整。

2. 统计检查 检查收集到的数据是否符合统计学规律。如测量 500 名 6 岁儿童的身高，要求精确到毫米单位。检查数据时，发现大部分数值均以 0 或 5 结尾，而根据概率原则，0 ~ 9 都有同等概率出现在身高数值的末位，而不应该都是 0 或 5，那么至少可以说明此组数据的测量和记录都比较粗糙。

3. 逻辑检查 逐项对数据进行检查，如果发现数据之间有相互矛盾之处，很可能数据存在错误。例如某个观察对象性别为男，而病史中记录了 3 次流产史；或者发现出现了新生儿体重 50 kg，这些数据显然存在逻辑错误，必须进行纠错或剔除。

（二）缺失值的处理

科研数据中如果所缺项目非常重要，甚至必不可少，则这些研究对象应整例剔除。例如，研究糖尿病患者的生命质量，如果某患者的糖尿病诊断时间不明，则该患者应剔除。如果所缺项目很重要，但是舍弃过多的例数将影响统计处理的可靠性，也可以将其作为单项缺失处理。例如，研究 180 例 2 型糖尿病患者服药依从性的影响因素（病程、症状、医疗费用支付方式、近期疗效等），其中某位患者的病程不明，统计病程时可以按 179 例计算，其他变量仍按 180 例计算。

（三）数据编码

编码（coding）是将收集到的数据转换为适合计算机读取分析的符号的过程。如性别有男、女两种情况，可分别转换为 0、1，以数字输入计算机，以便进行统计分析。再如文化程度有中专、大专、本科 3 种类别，可分别转换为 1、2、3。对于封闭式问题，编码一般在问卷设计时就应完成。而开放式问题由于无法预见结果，只能在收集资料之后进行合理分类的基础上才能编码。

三、建立数据库

在护理研究中，常用的数据管理软件有 EpiData，统计分析软件有 SPSS（Statistical Product and Service Solutions）、SAS、STAT 等。其中，SPSS 即统计产品与服务解决方案软件，操作简单，功能强大，既能进行数据录入，又能实现统计分析，是当前国际上最为流行的统计学软件之一。

（一）建立数据文件

本章以 SPSS 25.0 为例介绍 SPSS 数据文件的建立。启动 SPSS for Windows（IBM SPSS Statistics），进入主界面（图 8-1）。SPSS 数据文件有两个界面：一个是主界面，即数据界面（Data View），用于数据录入和分析；另一个是变量界面（Variable View），用于定义变量。两个界面通过左下方的两个标签进行切换。在录入数据之前，需先定义变量，即进入变量界面（Variable View，图 8-2），将原始资料中各个变量的名称输入变量界面，同时定义变量的属性。在变量界面中，每一横行显示的是每个变量的信息，包括变量的名称（Name）、类型（Type）、宽度（Width）、小数（Decimals）、标签（Label）、值（Values）等。

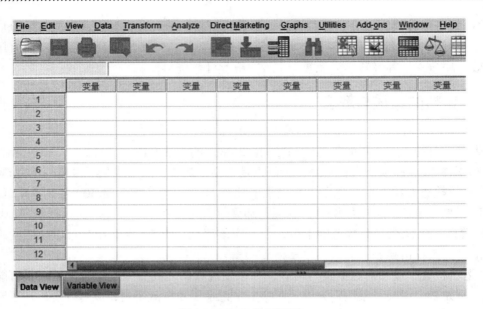

图 8-1　SPSS 数据界面

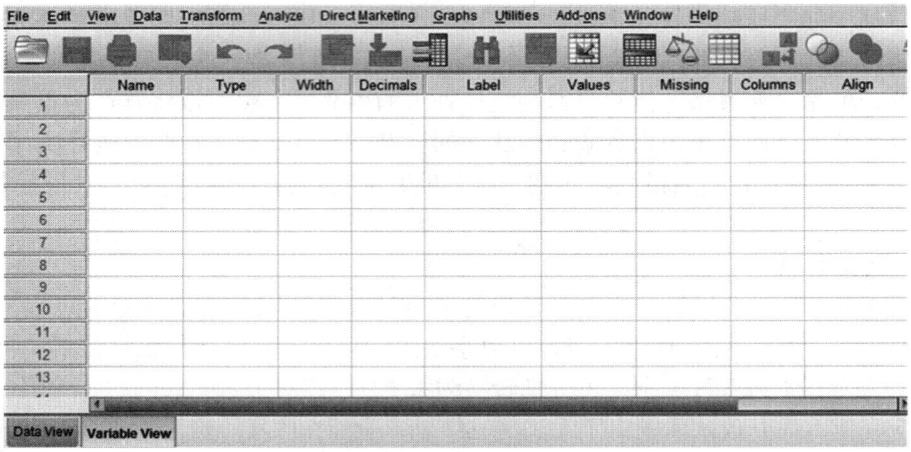

图 8-2　SPSS 变量界面

（二）录入与保存数据

在案例 8-1 中，为实现数据统计和分析，需将数据录入 SPSS 软件。操作步骤如下。

步骤 1：进入变量界面（Variable View），定义所有变量的名称及其属性（图 8-3）。其中 "Type（类型）" 根据情况选择 Numeric（数值型）、String（字符串型）等，前者录入的是数值，后者可录入汉字。需注意：对于要进行统计分析的变量，必须选择数值型；"Width（宽度）" 表示该变量所录入数据的最大宽度，默认值是 8，即最长录入 8 个字符；"Decimals（小数）" 表示该变量所录入数据的小数点后位数，默认值是 2，即小数点后保留 2 位数字。如果数据是整数，可改为 0；"Value（值）" 用于标注该变量所录入数据的含义，如性别，0 表示 "男"，1 表示 "女"（见）；文化程度，1 表示 "初中及以下"；2 表示 "高中或中专"；3 表示 "大专及以上"。

步骤 2：切换到数据界面（Data View）。在该界面中，变量名称显示在上方第一横行，点击每个样本对应的单元格，将原始资料以数值方式录入（图 8-4）。

步骤 3：在 "文件（File）" 的下拉菜单中选择 "保存（Save）"，弹出 "保存数据为对话框

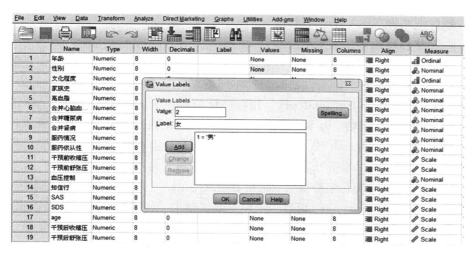

图 8-3　SPSS 定义变量示例

	年龄	性别	文化程度	家族史	高血脂	合并心脑血管病	合并糖尿病	合并
1	2	2	1	1	1	0	0	
2	2	1	1	1	0	1	0	
3	2	2	1	1	1	1	0	
4	1	2	1	1	1	0	0	
5	2	2	1	1	1	1	0	
6	2	2	1	1	0	1	0	
7	1	1	1	1	1	1	0	
8	2	2	1	1	0	0	0	
9	2	2	1	1	1	0	0	
10	2	2	1	1	1	0	0	
11	2	2	1	1	1	0	0	

Data View　Variable View

图 8-4　SPSS 录入数据示例

随堂测 8-1

（Save Data As）"，选择保存文件的路径，命名文件名称，点击"保存（Save）"按钮即可。

第二节　常见资料的统计分析

　　量性研究收集资料之后，需对资料进行统计分析，其主要目的是表达数据特征并阐明事物的内在规律。统计分析包括统计描述与统计推断两个部分。一般先用均数、标准差、中位数、频数、构成比、率等进行统计描述，以了解数据的分布特征与规律；再根据研究目的确定是否要比较组间指标差异（如 t 检验、方差分析、卡方检验、秩和检验），或分析变量之间的关系（如相关分析、回归分析、路径分析）。在护理研究中，应依据研究目的、设计类型、资料属性、样本量等选择恰当的统计分析方法进行资料处理，以保证统计分析结果的可信性和结论的科学性。本节将介绍护理研究中常见资料统计分析方法，并着重介绍如何通过 SPSS 软件实现。

一、统计描述

　　统计描述是统计工作的第一步，是利用统计指标及统计图表描述资料的特征，为统计推断奠定基础。统计图表将在本章第三节介绍。

（一）计量资料的统计描述

对于计量资料而言，是否服从正态分布决定其采用的统计描述指标。因此，在做基本统计描述之前，首先要对资料进行正态性检验，具体详见本节二、（一）计量资料的假设检验。

1. 描述集中趋势（central tendency）指标 计量资料统计描述常用均数、中位数等描述变量值的平均水平或集中趋势。均数包括算术均数、几何均数、中位数。其中算术均数适用于正态分布（或近似正态分布）资料；几何均数适用于对数正态分布和呈等比关系的资料；中位数适用于偏态分布、资料一端或两端无确定数值以及资料分布不明确的情况。

2. 描述离散（dispersion）趋势指标 计量资料常用全距（极差）、四分位数间距（quartile）、方差、标准差（standard deviation，SD）、变异系数（coefficient of variation，CV）等描述变量值的变异程度或离散趋势。全距一般适用于单峰对称分布小样本资料，或用于初步了解资料的变异程度；当样本量较大时，不宜采用全距描述资料的离散程度。四分位数间距适用于偏态分布资料。方差、标准差适用于正态分布或近似正态分布资料。变异系数是标准差与均数之比，适用于比较度量单位不同的资料，或者单位相同但均数相差悬殊的资料。

【SPSS 软件操作步骤】

（1）均数与标准差：以"年龄"为例介绍。

步骤1：点击 Analyze（分析）→ Descriptive Statistics（描述统计）→ Descriptives（描述）（图 8-5）。

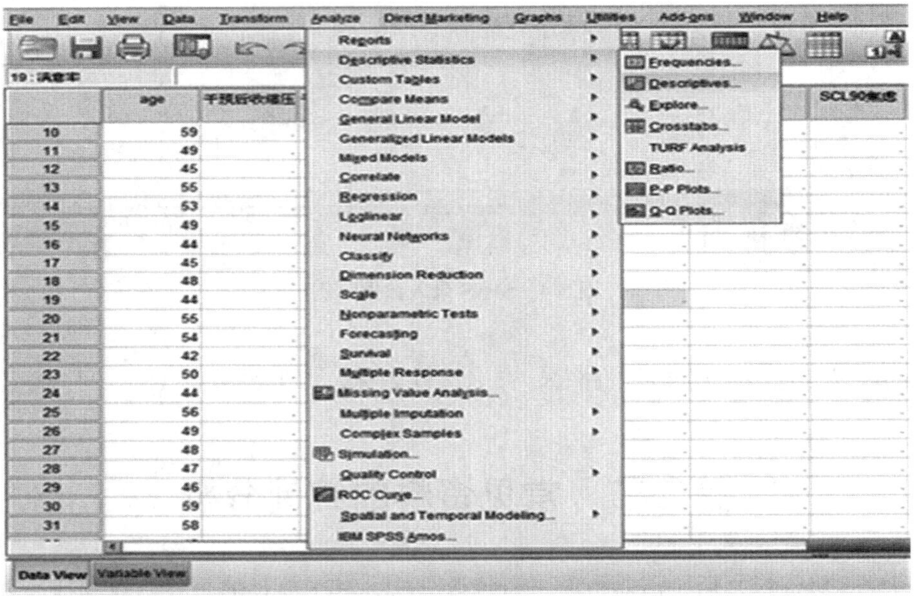

图 8-5　均数与标准差的统计步骤

步骤2：在弹出的"Descriptives"界面中将"年龄"选入"Variables（变量）"；点击"Option"，进入相应界面，勾选"Mean（平均数）"、"Std.Deviation（标准差）"，点击"Continue"返回，最后点击"OK"运行（图 8-6）。

【结果输出】图 8-7 显示样本量为 216 例，年龄均数为 2.12，标准差为 0.638。

（2）中位数和四分位数间距：以"服药依从性"为例。

步骤1：点击 Analyze → Descriptive Statistics → Frequences（频数）（图 8-8）。

步骤2：在弹出的"Frequences"界面中将"服药依从性"选入"Variables"；点击右

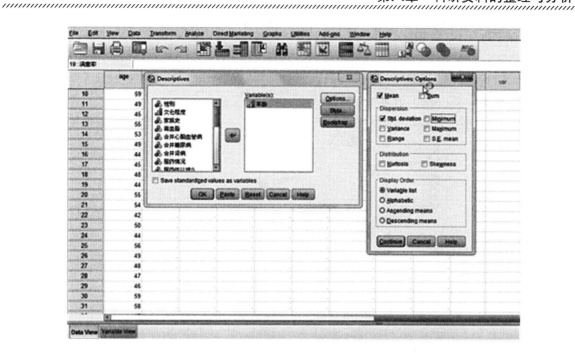

图 8-6　**Descriptives** 操作界面

Descriptive Statistics

	N	Mean	Std. Deviation
年龄	216	2.12	.638
Valid N (listwise)	216		

图 8-7　均数与标准差的分析结果

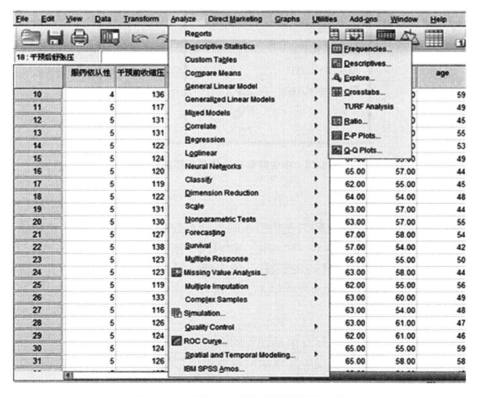

图 8-8　中位数和四分位数间距统计步骤

139

侧的"Statistics",进入相应界面,勾选"Quantiles(四分位间距)"、"Median(中位数)"、"Minimum"、"Maximum",点击"Continue"返回,最后点击"OK"运行(图8-9)。

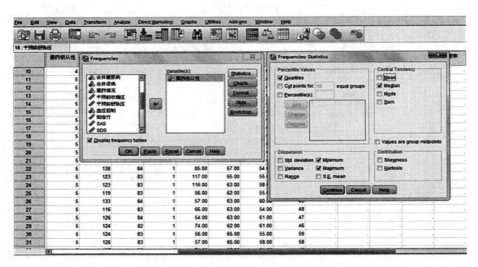

图 8-9　Frequences 操作界面

【结果输出】图 8-10 显示服药依从性的中位数为 5,最小值为 1,最大值为 8,四分位数间距 = $P_{75} - P_{25} = 6 - 3 = 3$。

Statistics

服药依从性

N	Valid	216
	Missing	0
Median		5.00
Minimum		1
Maximum		8
Percentiles	25	3.00
	50	5.00
	75	6.00

图 8-10　中位数和四分位数间距统计结果

(二)计数资料的统计描述

计数资料的特点是各类别之间只是性质不同,没有数量上的级别关系,也没有先后顺序之分。根据研究目的的不同,通常用率、构成比、相对比等指标来进行统计描述。

1. 率(rate) 又称频率指标,表示在一定空间或时间范围内某现象的发生数与可能发生的总数之比,反映某种随机事件的发生频率。常用百分率(%)、千分率(‰)、万分率或十万分率等表示,计算公式为:

$$率 = \frac{实际发生某现象的观察单位}{可能发生某现象的观察单位总数} \times 比例基数$$

比例基数通常依据习惯而定,病死率、治愈率常用百分率,出生率、婴儿死亡率常用千分率，恶性肿瘤死亡率常用十万分率。

当比较资料相对数时，应考虑资料是否是同质的。不同时期、不同地区、不同条件下的资料比较应注意观察对象、研究方法、观察时间是否相同，尤其是不同时期的资料，应考虑客观条件是否相同，同时还需考虑待比较组间资料内部构成是否相同。如两组间年龄构成不同，可分别比较年龄别的率或对总率进行标准化后再比较。

2．构成比（proportion）　又称比例，是指事物内部各组成部分在整体中所占的比重，常用百分数表示。计算公式为：

$$构成比 = \frac{该事物内部某已组成部分的观察单位数（例数）}{某事物内部的所有观察单位总数（例数之和）} \times 100\%$$

3．相对比（ratio）　简称比，是指两个有关联的指标之比，用以说明一个指标是另一个指标的几倍或几分之几。通常用倍数或百分数表示。计算公式为：

$$相对比 = \frac{指标 A}{指标 B}（或 \times 100\%）$$

两个指标可以是相对数，如不同年份某地恶性肿瘤死亡率；也可以是绝对数，如某时某地区的人口数和护士数、两组患者生命质量得分均值。根据相对比分子与分母的关系，相对比可以分为两类。①关系指标：两个有关的非同类事物的指标，如某医院护士人数与病床数之比；②对比指标：同类事物的两个指标之比，如移动健康管理干预前后血压控制率之比。

（三）等级资料的统计描述

等级资料各类别之间有程度的区别，描述性统计与计数资料基本一致，用频数、率、相对比描述。

【SPSS 软件操作步骤】

以"文化程度"（初中及以下 =1，高中或中专 =2，大专及以上 =3）为例，介绍频数与百分比的操作步骤。

步骤 1：点击 Analyze → Descriptive Statistics → Frequences（图 8-8）。

步骤 2：在弹出的"Frequences"界面中将"文化程度"选入"Variables"，点击"OK"（图 8-11）。

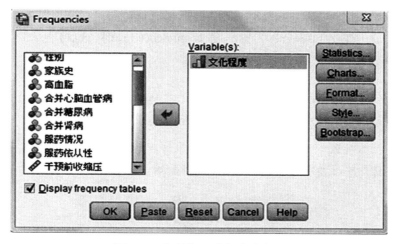

图 8-11　频数与百分数统计步骤

文化程度

		Frequency	Percent	Valid Percent	Cumulative Percent
Valid	1	138	63.9	63.9	63.9
	2	44	20.4	20.4	84.3
	3	34	15.7	15.7	100.0
	Total	216	100.0	100.0	

图 8-12　频数与百分数统计结果

【结果输出与解释】图 8-12 显示频数与百分数分别在第 2、3 列。Valid Percent 为校正百分比，当数据有缺失时，系统会对百分比进行校正，得出校正百分比。Cumulative Percent 为累积百分比，即将该行前面的百分比相加而得。

不同类型资料统计描述指标汇总列于表 8-1 中。

表 8-1　不同类型资料统计描述指标

资料类型	条件	常见的统计描述指标
计量资料	正态分布	均数 ± 标准差、最大值、最小值
	偏态分布	中位数、四分位数间距、最大值、最小值
计数资料		频数、率、构成比、相对比
等级资料		频数、率、构成比

二、统计推断

统计推断（statistical inference）是从总体中随机抽取足够数量具有代表性的观察单位作为样本，根据样本信息去推断总体特征。统计推断包括参数估计和假设检验两部分。

参数估计（parameter estimation）是指用样本统计量估计总体统计量，包括点估计（point estimation）与区间估计（interval estimation）。点估计是指用样本统计量直接作为总体参数的估计值，例如用样本均数 $\bar{x}$ 估计总体均数 μ，样本标准差 S 估计 σ，样本频率 p 估计总体概率 π。但是点估计未考虑抽样误差的影响，估计的正确程度难以评价。区间估计是按事先给定的概率（$1-\alpha$）估计包含未知总体参数的一个区间范围，这个范围称为参数的置信区间（confidence interval，CI）。（$1-\alpha$）为置信度（confidence level），也可表示为 $100(1-\alpha)\%$，常取 95% 或 90%、99%。

科研小提示

标准差与标准误

当从同一总体抽取类似的许多样本，各样本均数之间的变异程度如何表示？

样本统计量的标准差称为标准误（standard error，SE）。其计算公式为：

$$SE = \frac{SD}{\sqrt{n}}$$

样本均数之间的离散程度通常用均数标准误（standard error of mean，SEM）表示。该指标也反映了样本均数与总体均数之间的差异。

标准差和标准误的含意与作用完全不同，前者是表示个体间变异大小的指标，是衡量数据精密程度的指标；后者反映样本均数对总体均数的变异程度，是度量结果精密度的指标。两者虽然在统计推断和误差分析方面都有着重要的作用，但是绝对不能将两者混用。

假设检验（hypothesis test）是对总体进行假设，依据一次抽样的样本信息及抽样误差理论，运用小概率反证法思想，做出是否拒绝检验假设的统计推断方法。假设检验的基本步骤：①建立假设；②确定检验；③选取检验方法，计算检验统计量；④确定 P 值，做出统计推断。根据研究目的不同、样本量的大小，不同类型资料假设检验的方法不同。本节将着重介绍不同类型资料的假设检验方法。

（一）计量资料的假设检验

计量资料在进行统计推断之前，需判断是否服从正态分布，再决定其采用的假设检验方法。推断资料是否满足正态分布的检验方法为正态性检验（test of normality）。

1. 正态性检验

（1）图示法：有 P-P 图法、Q-Q 图法、直方图法、箱式图法、茎叶图法。图示法常使用 P-P 图和 Q-Q 图。P-P 图（probability-probability plot，P-P plot）为概率图，以样本的累积频率作为横坐标，以按正态分布计算的相应累积概率作为纵坐标，把样本中的数据表现为直角坐标系中的散点。Q-Q 图（quantile-quantile plot，Q-Q plot）为分位数图，是以样本的分位数作为横坐标，以按照正态分布计算的相应分位数作为纵坐标，把样本中数据表现为直角坐标系中的散点。如果资料服从正态分布，散点应沿第一象限的对角线分布。

（2）计算法：常用 Kolmogorov-Smirnov 法（K-S 法或 D 法）与 Shapiro-Wilk 法（S-W 法或 W 法）等，这些方法均可在 SPSS 软件中的"Analyze"下拉式菜单的命令项中执行。本节主要介绍 K-S 法与 S-W 法。

案例 8-1A

某研究者欲考察移动健康管理干预模式对社区高血压患者的干预效果。将患者随机分为干预组（38 例）与对照组（39 例），干预组为移动健康管理干预模式，对照组为传统药物干预。经过 6 个月之后，干预组患者收缩压为 136.13±7.82 mmHg，对照组患者收缩压为 139.33±8.49 mmHg。

请回答：比较两种干预措施对患者收缩压的影响是否存在差异？

该研究患者的收缩压是通过测量所获得的资料，有度量单位，属于计量资料。计量资料在统计分析之前，需开展正态性分析方可确定统计分析方法。

【SPSS 软件操作步骤】

步骤 1：在数据界面，点击 Analyze → Descriptive Statistics → Explore，在"Explore"对话框中将变量"干预后收缩压"选入"Dependent List"框，将"干预分组"选入"Factor List"框（图 8-13）。

步骤 2：点击"Plots"，在"Explore：Plots"对话框中，保留默认选项"Factor levels together"，勾选"Normality plots with tests"，点击 Continue → OK（图 8-14）。

【结果输出与解释】

图 8-15 中 Kolmogorov-Smirnov 法（K-S 法）适合于样本量 ≥ 50 例的资料，而 Shapiro-

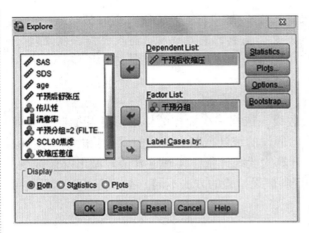

图 8-13　正态性检验 Explore 对话框

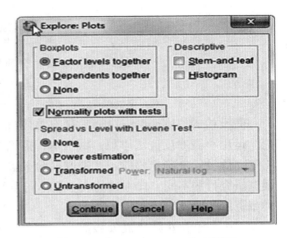

图 8-14　"Explore：Plots" 对话框

Tests of Normality

	干预分组	Kolmogorov-Smirnov[a]			Shapiro-Wilk		
		Statistic	df	Sig.	Statistic	df	Sig.
干预后收缩压	1	.139	38	.062	.953	38	.108
	2	.150	39	.028	.955	39	.120

图 8-15　正态性检验结果

Wilk 法（S-W 法）适合于样本量 $8 < n \leqslant 50$ 例的定量资料。该研究样本量均较小，选择 S-W 法的检验结果，干预组与对照组的 P 值均 > 0.05，提示两组资料均来自正态分布总体。

2．单样本 t 检验（one-sample t-test） 是用于比较样本均数和已知总体均数有无差异的统计方法，适用于该单样本为正态分布或近似正态分布的计量资料。

> **案例 8-1B**
>
> 　　欲了解干预组 38 名高血压患者的心理健康水平，采用 SCL-90 量表进行调查。结果测得焦虑因子得分为 1.35 ± 0.14，已知成人 SCL-90 焦虑因子常模为 1.39 ± 0.43。
>
> 　　**请回答：**
>
> 　　干预组高血压患者 SCL-90 焦虑因子水平与正常人有什么区别？

SCL-90 量表调查采用的是计分制，得分为计量资料。该研究设计为单样本设计，宜采用单样本 t 检验进行统计处理。

【SPSS 软件操作步骤】

步骤 1：点击 Analyze → Compare Means → One-Sample T-test，系统弹出"One-Sample T-test"对话框（图 8-16）。

步骤 2：将本案例中的"SCL-90 焦虑因子"选入"Test Variables"框内，在"Test value"框内填入已知总体均数 1.39；系统默认 95% 置信区间，如须修改，可在"Option"对话框的"Confidence Interval Percentage"框中修改，点击"Continue"返回，最后点击"OK"运行。

【结果输出与解释】

图 8-17 是描述性统计结果与单样本 t 检验的结果。38 名干预组对象的均值（Mean）为

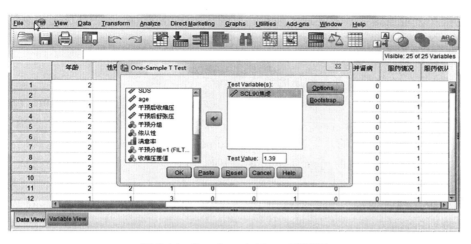

图 8-16 One-Sample T-test 对话框

One-Sample Statistics

	N	Mean	Std. Deviation	Std. Error Mean
SCL90焦虑	38	1.3545	.14362	.02330

One-Sample Test

	Test Value = 1.39				
	t	df	Sig. (2-tailed)	Mean Difference	95% Confidence Interval of the Difference
					Lower	Upper
SCL90焦虑	-1.525	37	.136	-.03553	-.0827	.0117

图 8-17 One-Sample Test 结果

1.3545，标准差（Std. Deviation）为 0.14362，$t = -1.525$，$P = 0.136 > 0.05$，故得出干预组对象的 SCL-90 焦虑因子与成人常模相比，在 $\alpha = 0.05$ 的检验水准下，差异没有统计学意义，差值为 -0.03553，95% 置信区间为 $-0.0827 \sim 0.0117$。

3. 配对设计样本的 t 检验 配对设计（paired design）即将受试对象的某些重要特征按相近的原则配成对子，每对中的两个个体随机地分别给予两种处理，以消除混杂因素的影响。有 3 种情况：①两种同质对象分别接受两种不同的处理，如以相同或相似的性别、年龄、体重和病情程度等配成对子。②同一受试对象或同一样本的两个部分分别接受两种不同的处理。③自身前后对比，将同一受试对象接受某种处理前后的结果进行比较。但是，如果受试对象会随时间变化，就不能视为自身配对，应设平行配对。配对 t 检验的目的是判断不同的处理是否有差异。该检验方法要求各对子的差值来自正态分布总体，即差值经正态性检验符合正态分布才可采用配对设计的 t 检验。

案例 8-1C

欲判断移动健康管理干预对社区高血压患者的干预效果。干预前患者的收缩压为 155.92 ± 8.84 mmHg，干预后患者的收缩压为 136.13 ± 7.82 mmHg。

请回答：

经过 6 个月后，比较干预前后患者收缩压的变化有无差异？

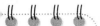

该研究将受试对象接受某一处理之前和之后的数据进行对比，属于自身配对设计。如果前后数据差值符合正态分布，采用配对设计样本 *t* 检验。

【SPSS 统计分析步骤】

步骤 1：计算干预前后患者收缩压的差值。

点击 Transform（转换）→ Compute Variable（计算变量），进入 "Compute Variable" 对话框。在 "Target Variable（目标变量）" 框中输入即将生成的变量名 "收缩压差值"，将 "干预前收缩压" 与 "干预后收缩压" 选入右侧 "Numeric Expression（数学表达式）" 框，并写成减法表达式（图 8-18）。同时可以设置受试对象的条件，点击 "if..." 按钮，进入 "Compute Variable：If Cases" 对话框（图 8-19），选择 "include =if case satisfies condition"，并将左侧框中的 "干预分组" 导入，输入 "干预分组 =1" 点击 "OK"，系统即在 Data View 界面系统自动计算出 "收缩压差值"。

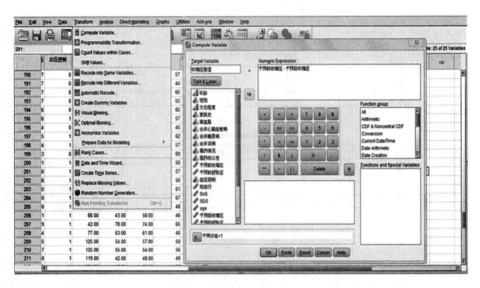

图 8-18　配对设计 *t* 检验差值计算

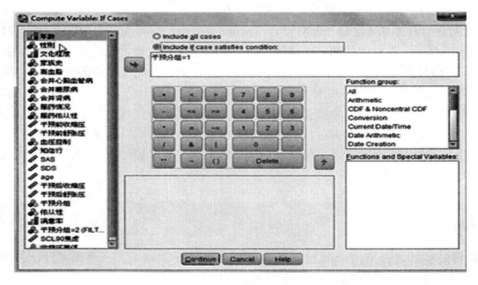

图 8-19　Compute Variable：If Cases 对话框

步骤 2：正态性检验，即检验 "收缩压差值" 是否符合正态分布。检验方法如前述。本案

146

例正态性检验输出结果，$P = 0.13 > 0.05$，说明在 $\alpha = 0.05$ 的检验水准上，认为差值符合正态分布，满足 t 检验的条件。

步骤 3：配对设计 t 检验，点击 Analyze → Compare Means（比较均数）→ Paired-Samples T Test（配对 t 检验），系统弹出"Paired-Sample T Test"对话框。分别将"干预前收缩压"与"干预后收缩压"选入右侧"Paired Variables（配对变量）"框内，或者按住 Ctrl 键后同时选中"干预前收缩压"与"干预后收缩压"进入框内（图 8-20），其他项选择系统默认方式，点击"OK"运行。

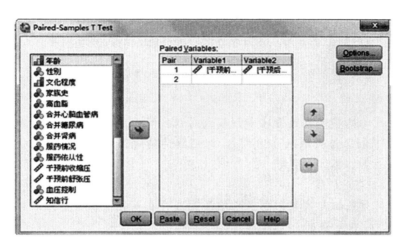

图 8-20　Paired-Sample T Test 对话框

【结果输出与解释】

图 8-21 显示配对样本相关性分析，相关系数 $r = 0.498$，$P = 0.001$，说明两次测量存在正相关。本案例 $t = 14.529$，$P < 0.01$，说明在 $\alpha = 0.05$ 的检验水准下，差异有统计学意义，可以认为干预前后患者的收缩压有所下降。统计表列于表 8-2。

Paired Samples Statistics

		Mean	N	Std. Deviation	Std. Error Mean
Pair 1	干预前收缩压	155.92	38	8.842	1.434
	干预后收缩压	136.13	38	7.816	1.268

Paired Samples Correlations

		N	Correlation	Sig.
Pair 1	干预前收缩压 & 干预后收缩压	38	.498	.001

Paired Samples Test

		Paired Differences					t	df	Sig. (2-tailed)
		Mean	Std. Deviation	Std. Error Mean	95% Confidence Interval of the Difference Lower	Upper			
Pair 1	干预前收缩压 - 干预后收缩压	19.789	8.396	1.362	17.030	22.549	14.529	37	.000

图 8-21　配对样本 t 检验 SPSS 统计结果

表 8-2　干预组干预前后患者收缩压的比较

分组	收缩压（mmHg）	差值（mmHg）及 95%CI	t	P
干预前	155.92 ± 8.84	19.79（17.03 ~ 22.55）	14.53	< 0.001
干预后	136.13 ± 7.82			

4．两个独立样本 t 检验（two-sample t-test）　适用于实验研究中完全随机设计两样本均数的比较，或观察研究中受试对象按照某种特征分组的两组间样本均数比较，旨在检验两样本均数所代表的未知总体均数是否有差别。此类检验资料需满足三个条件。①独立性（independence）：两个样本个体测量值之间相互独立；②正态性（normality）：两个样本来自的总体均服从正态或近似正态分布。③方差齐性（homogeneity）：两个样本来自的总体方差相等。

案例 8-1D

某研究者欲考察移动健康管理干预模式对社区高血压患者的干预效果。将患者随机分为干预组（38 例）与对照组（39 例），对照组为传统药物干预，干预组为在对照组基础上增加移动健康管理干预模式。

请回答：

比较干预前对照组与实验组患者收缩压是否存在差异？比较干预后对照组与实验组患者收缩压是否存在差异？

上述两个研究问题的研究设计类型均为完全随机设计，应采用两个独立样本 t 检验进行统计分析。现以第一个问题为例。

【SPSS 软件操作步骤】

步骤 1：对两组资料进行正态性检验，可见前述。

步骤 2：点击 Analyze → Compare Means → Independent-Samples T Test，进入对话框，将"干预前收缩压"选入"Test Variable"框中（图 8-22）。

步骤 3：将"干预分组"选入"Grouping Variable"框中，点击"Define Groups"，进入相应对话框，根据研究分组的命名输入相应的名称，本案例 Group1 名称为"1"，Group2 名称为"2"，点击"Continue"（图 8-23），其他项选择系统默认值，点击"OK"运行。

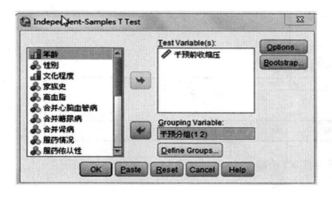

图 8-22　Independent-Samples T Test 对话框

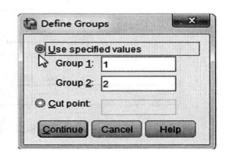

图 8-23　Define Groups 对话框

【结果输出与解释】

当两个样本总体方差相等时，t 检验的检验统计量和 P 值看第一行（Equal variances assumed）；当两个样本总体方差不相等时，t 检验的检验统计量和 P 值看第二行（Equal variances not assumed）。

图 8-24 显示，方差齐性检验结果为 $F = 1.313$，$P > 0.05$，认为两样本总体方差齐性，故看第一行 t 检验的结果，$t = 0.350$，$P = 0.727 > 0.05$。因此，在 $\alpha = 0.05$ 的检验水准下，差异无统计学意义，说明干预前两组患者的收缩压没有差别，基线均衡。统计表列于表 8-3。

Independent Samples Test

		Levene's Test for Equality of Variances		t-test for Equality of Means					95% Confidence Interval of the Difference	
		F	Sig.	t	df	Sig. (2-tailed)	Mean Difference	Std. Error Difference	Lower	Upper
干预前收缩压	Equal variances assumed	1.313	.256	.350	75	.727	.793	2.264	-3.718	5.304
	Equal variances not assumed			.351	72.652	.727	.793	2.258	-3.708	5.294

图 8-24　Independent Samples Test 结果

表 8-3　干预前对照组与干预组收缩压基线比较

分组	收缩压（mmHg）	差值（mmHg）及 95%CI	t	P
对照组	155.92 ± 8.84	0.79（$-3.72 \sim 5.30$）	0.35	0.727
干预组	155.13 ± 10.89			

科研小提示

当两个样本总体方差不相等时，比较两个独立样本均数差异方法。

①使用校正 t 检验（即 t' 检验）；②变量变换：将原始数据进行恰当的数学函数变换，使变换后的数据符合正态分布和方差齐性的要求，然后进行 t 检验。

5. 方差分析（analysis of variance，ANOVA）　用于多组均数之间的比较。方差分析的统计量为 F 值，故方差分析检验又称 F 检验。方差分析的前提条件：①各个样本观察值之间独立，互不相关；②各个样本均来自正态分布总体；③各个样本总体方差齐性。如果资料不满足上述条件，可通过数据变换方式使其满足条件或采用非参数检验方法，如秩和检验。方差分析有完全随机设计资料的方差分析、随机区组设计资料的方差分析、交叉设计资料的方差分析、析因设计资料的方差分析、重复测量资料的方差分析。本节仅介绍完全随机设计资料的方差分析。

完全随机设计资料的方差分析又称单因素方差分析（one-way analysis of variance，one-way ANOVA），是将同质的受试对象随机分配到不同的处理组，再观察其处理效应。各组样本量可以相等，也可以不等。此类设计只考察一个处理因素，通过对该因素不同水平组均数的比较，推断该处理因素不同水平组均数之间的差异有无统计学意义。

案例 8-1E

某护理研究者欲了解不同年龄段的社区高血压患者收缩压有无差异，以便为后续开展干预提供依据。现将年龄段分为 3 档：50 岁以下、50 ～ 64 岁、65 ～ 80 岁。

请回答： 不同年龄段高血压患者收缩压有无差异？

上述研究问题是按年龄分成 3 组，计算每组患者收缩压值，属于完全随机设计，且为多组设计，应采用单因素方差分析。

【SPSS 软件操作步骤】

步骤 1：各组样本正态性检验（详见前述）。

步骤 2：在数据界面中，点击 Analyze → Compare Means → One-Way ANOVA。在弹出的 "One-Way ANOVA" 对话框中（图 8-25），将要分析的变量 "干预前收缩压" 选入 "Dependent List" 框内，将 "年龄" 选入 "Factor" 框内。

步骤 3：点击右侧的 "Options" 按钮，在弹出的 "One-Way ANOVA：Options" 对话框中（图 8-26）勾选 "Descriptive"，即要作基本统计描述；勾选 "Homogeneity of variance test（方差同质性检验）"，即要作方差齐性检验。然后点击 "Continue" 返回，最后点击 "OK" 运行。

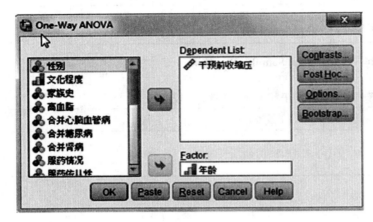

图 8-25　One-Way ANOVA 对话框

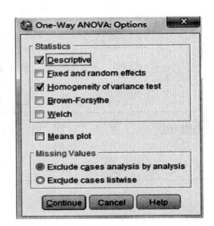

图 8-26　One-Way ANOVA：
Options 对话框

【结果输出与解释】

图 8-27 方差齐性 Levene 检验显示 $P = 0.076 > 0.05$，故可认为各组数据方差齐性。由组间与组内均方算的 $F = 10.859$，$P < 0.05$，差异有统计学意义，故认为不同年龄段患者的收缩压存在差别。统计表列于表 8-4。

Descriptives

干预前收缩压

	N	Mean	Std. Deviation	Std. Error	95% Confidence Interval for Mean		Minimum	Maximum
					Lower Bound	Upper Bound		
1	32	135.16	13.638	2.411	130.24	140.07	108	159
2	125	133.22	15.583	1.394	130.47	135.98	100	186
3	59	144.78	17.348	2.259	140.26	149.30	119	177
Total	216	136.67	16.533	1.125	134.45	138.88	100	186

Test of Homogeneity of Variances

干预前收缩压

Levene Statistic	df1	df2	Sig.
2.607	2	213	.076

ANOVA

干预前收缩压

	Sum of Squares	df	Mean Square	F	Sig.
Between Groups	5437.918	2	2718.959	10.859	.000
Within Groups	53332.082	213	250.385		
Total	58770.000	215			

图 8-27　单因素方差分析结果

表 8-4　不同年龄段患者收缩压的差异

年龄段（岁）	收缩压（mmHg）	F	P
＜ 50	135.16 ± 13.64		
50 ～ 64	133.22 ± 15.58	10.86	＜ 0.001
65 ～ 80	144.78 ± 17.35		

值得注意的是，本次分析所得到的结果只是比较各组均数之间有无差异，并不进行任意两两之间的均数比较。在单因素方差分析后，如果各组均数存在差异，需进一步比较任意两组均数有无统计学差异。

【SPSS 软件操作步骤】

在"One-Way ANOVA"框中点击右侧的"Post Hoc（两两比较）"（图 8-26），在弹出的对话框中提供 18 种多重两两比较的方法，可根据具体情况选择。该研究各组方差齐性，由于例数不等，故勾选"Bonferroni"法（图 8-28）。最后点击 Continue → OK 运行。

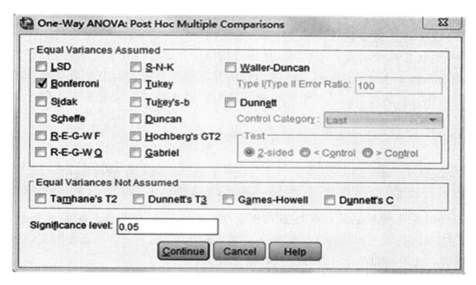

图 8-28　Post Hoc Multiple Comparisons 操作界面

【输出结果与解释】如图 8-29 所示，经两两比较，Bonferroni 检验显示 1、3 年龄组间，2、3 年龄组间 P 均小于 0.05，差异有统计学意义。故认为 50 岁以下组与 65 ～ 80 岁组患者血压有差异，50 ～ 64 岁组与 65 ～ 80 岁组患者血压有差异。

Multiple Comparisons

Dependent Variable: 干预前收缩压

Bonferroni

(I) 年龄	(J) 年龄	Mean Difference (I-J)	Std. Error	Sig.	95% Confidence Interval	
					Lower Bound	Upper Bound
1	2	1.932	3.135	1.000	-5.63	9.50
	3	-9.623*	3.474	.018	-18.01	-1.24
2	1	-1.932	3.135	1.000	-9.50	5.63
	3	-11.556*	2.499	.000	-17.59	-5.52
3	1	9.623*	3.474	.018	1.24	18.01
	2	11.556*	2.499	.000	5.52	17.59

*. The mean difference is significant at the 0.05 level.

图 8-29　Bonferroni 检验结果

单因素方差分析 - 两两比较方法的选择

当满足方差齐性要求时，有 14 种多重比较方法可供选择，常用的方法有最小显著差值（least significant difference，LSD）法、SNK 多重比较（Student-Neuman-Keuls test）、Scheffe 法、Tukey 法、Duncan 法、Bonferroni 法等。其中，LSD 法最敏感，Scheffe 法较不敏感，SNK 多重比较、Bonferroni 法和 Tukey 法应用较多。14 种方法的最后一种为 Dunnett 法，是唯一一种用于多个处理组和一个对照组比较的方法。选择此项，可激活 Control Category 栏，栏中设定第 1 组（First）或最后 1 组（Last）为对照组供选择。Test 栏中确定单、双侧检验。

多重比较一般在方差分析有统计学意义的情况下应用，若方差分析无统计学意义，无论多重比较的结果如何，都不应采纳。

（二）计数资料的假设检验

计数资料是比较两个（或多个）组间的率或构成比差别是否有统计学意义，使用的方法为卡方检验（Chi-square test，χ^2-test）。卡方检验的基本思想是通过计算实际频数与理论频数的吻合程度（大小用 χ^2 表示），以判断所给的处理因素是否有效（或处理因素各个水平的效果是否相同）。

1. 四格表 卡方检验用于两个样本率的比较。

案例 8-1F

某护理研究者随机抽取社区高血压患者 216 名，按是否有高血压家族史分成两组，有家族史组 78 人，血压已控制人数为 36 人；无家族史组 138 人，血压已控制人数为 103 人。

请回答：比较两组患者血压控制情况有无差异？

该资料按血压控制与否进行分类，为无序二分类资料，即计数资料。随机抽取社区高血压患者，分成有家族史组与无家族史组，属于完全随机设计。该研究是通过比较两组样本率来推算两个总体率有无差别，应用完全随机设计四格表资料的卡方检验。

将案例 8-1F 的原始数据整理成四格表，列于表 8-5。

表 8-5 家族史与血压控制的关系

	未控制血压	已控制血压	合计
无家族史组	35 (a)	103 (b)	138 ($a+b$)
有家族史组	42 (c)	36 (d)	78 ($c+d$)
合计	77 ($a+c$)	139 ($b+d$)	216 (N)

在四格表中，a、b、c、d 为实际数，每个实际数分别对应一个理论数，其含义是在合计的阳性率和阴性率水平下，各组理论上有多少个阳性数和阴性数。某个实际数的理论数等于其相对应的合计数相乘，再除以总样本数（N）。于是，

a 的理论值 =（77/216）（总无效率）×138（无家族史组总数）= 49.19

b 的理论值 =（139/216）（总有效率）×138（无家族史组总数）= 88.80

c 的理论值 =（77/216）（总无效率）×78（有家族史组总数）= 27.81

d 的理论值 =（139/216）（总有效率）×78（有家族史组总数）= 50.19

四格表卡方检验有 3 种公式，分别为专用公式、校正公式和确切概率法，各自适用的条件如下：

（1）专用公式：当总例数 $N \geqslant 40$ 且所有格子的理论数 $T \geqslant 5$ 时，用四格表资料卡方检验专用公式，即

$$\chi^2 = \frac{(ad - bc)^2 N}{(a+b)(b+d)(c+d)(a+c)}$$

（2）校正公式：当总例数 $N \geqslant 40$，但至少有一个格子的理论数 $1 \leqslant T < 5$ 时，用四格表校正公式，即

$$\chi^2 = \frac{(|ad - bc| - N/2)^2 N}{(a+b)(b+d)(c+d)(a+c)}$$

（3）确切概率法：当总例数 $N < 40$，或 $T < 1$ 时，用 Fisher 确切概率法，可用统计软件进行计算。

【SPSS 软件操作步骤】

步骤 1：点击 Analyze → Descriptive Statistics → Crosstabs（交叉表），在弹出的 "Crosstabs" 对话框中，将 "家族史" 选入 "Row" 框内，"血压控制" 选入 "Column（列）" 框内（图 8-30）。

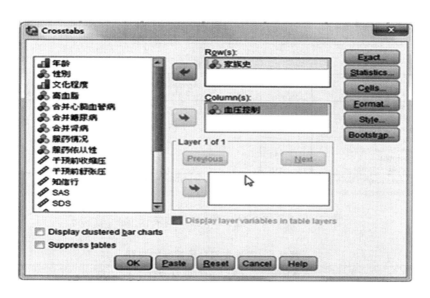

图 8-30　Crosstabs 对话框

步骤 2：在 "Crosstabs" 对话框中点击 "Statistics"，进入相应界面，勾选 "Chi-square（卡方）"，然后点击 "Continue" 返回（图 8-31）。

步骤 3：在 "Crosstabs" 对话框中点击 "Cells"，进入 "Crosstabs：Cells Display" 界面，勾选 "Observed（实测值）" 与 "Excepted（期望值）"，然后点击 "Continue" 返回（图 8-32），最后点击 "OK" 运行。

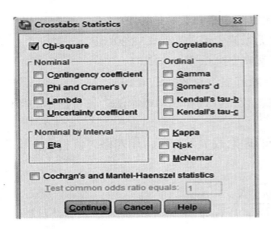

图 8-31 Crosstabs：Statistics 对话框 　　　　图 8-32 Crosstabs：Cells Display 操作界面

【结果输出与解释】

图 8-33 列出了交叉表与卡方检验的结果。判断结果时，必须先看表格下的备注"a：0 个单元格（0%）的理论数少于 5，最小理论数为 27.81"，即所有格子的理论数均 > 5，且总例数大于 40，因此本例适用于卡方检验的专用公式，故选择第一行"Pearson Chi-Square"对应的数据，即 $\chi^2 = 17.625$，$P < 0.001$，得出不同家族史高血压控制情况不同。统计表列于表 8-6。

家族史 * 血压控制 Crosstabulation

			血压控制 0	血压控制 1	Total
家族史	0	Count	35	103	138
		% within 家族史	25.4%	74.6%	100.0%
	1	Count	42	36	78
		% within 家族史	53.8%	46.2%	100.0%
Total		Count	77	139	216
		% within 家族史	35.6%	64.4%	100.0%

Chi-Square Tests

	Value	df	Asymptotic Significance (2-sided)	Exact Sig. (2-sided)	Exact Sig. (1-sided)
Pearson Chi-Square	17.625[a]	1	.000		
Continuity Correction[b]	16.405	1	.000		
Likelihood Ratio	17.428	1	.000		
Fisher's Exact Test				.000	.000
Linear-by-Linear Association	17.543	1	.000		
N of Valid Cases	216				

a. 0 cells (0.0%) have expected count less than 5. The minimum expected count is 27.81.

b. Computed only for a 2x2 table

图 8-33 卡方检验结果

表 8-6 家族史与血压控制的关系

	合计	未控制 [n（%）]	已控制 [n（%）]	χ^2	P
无家族史组	138	35（25.4）	103（74.6）	17.63	< 0.001
有家族史组	78	42（53.8）	36（46.2）		

科研小提示

卡方检验结果的备注

在判断卡方检验结果时，一定要先关注表格下方的备注。如果备注显示有若干

格子的理论数 $1 \leqslant T < 5$，应采用校正公式，即选择表格中第二行数据 "Continuity Correction" 所对应的卡方值和 P 值；如果备注中显示有格子的理论数小于1，应采用精确检验，即选择表格中第四行的 "Fisher's Exact Test" 所对应的 P 值。

2．配对设计的卡方检验 在护理研究中，配对设计常用于比较两种处理效果（如检验方法、诊断方法或培养方法）是否相同。配对设计的计数资料必须采用配对卡方检验。

案例 8-2

某护理研究者欲了解两种检测方法（A 法、B 法）用于结核病检测率是否相同。研究者选取 36 份痰液标本，将每份标本分为两份，依据同样的条件分别采用 A、B 两种检测方法检测，观察结核分枝杆菌的检出情况。其结果列于表8-7。

表8-7 两种检测方法的结果

A 法	B 法		合计
	+	−	
+	12 (a)	5 (b)	17
−	9 (c)	10 (d)	19
合计	21	15	36

注：+．表示阳性；−．表示阴性。

请回答： 比较两种检测方法（A 法、B 法）在结核病检测上是否相同？

本案例资料的两种方法测定结果为二分类形式，属于计数资料。在此实验中，统一受试对象接受两种不同的处理，属于自身配对设计方案。对于该资料，应采用配对设计卡方检验进行资料分析。

配对卡方检验的计算公式如下：

（1）当 $b + c \geqslant 40$ 时，用专用公式：

$$\chi^2 = \frac{(b-c)^2}{b+c}$$

（2）当 $b + c < 40$ 时，应使用校正公式：

$$\chi^2 = \frac{(|b-c|-1)^2}{b+c}$$

【SPSS 软件操作步骤】

步骤1：建立 SPSS 数据文件。在 "Variable View" 界面中，设3个变量。①A：A法；②B：B法；③f：频数。其中 "1" 表示阳性，"2" 表示阴性。设置好变量后，切换到 "DataView" 界面，将表8-7的数据输入对应空格（图8-34）。

步骤2：频数资料加权处理。在数据界面中，点击 "Data → Weight Cases（加权个案）"，在弹出的对话框中（图8-35），激活 "Weight Cases By（加权个案）"，把 "f" 选入 "Frequency Variable（频率变量）" 框。点击 "OK" 返回数据界面。

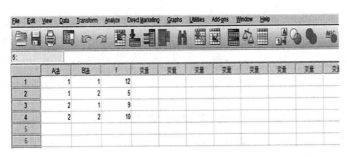

图 8-34　配对计数资料数据文件

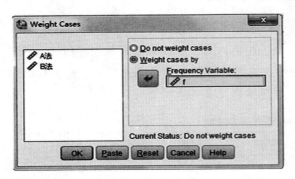

图 8-35　Weight Cases 操作界面

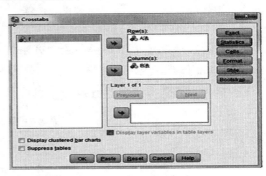

图 8-36　Crosstabs 操作界面

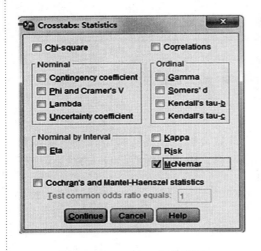

图 8-37　Statistics 操作界面

步骤 3：点击 Analyze → Descriptive Statistics → Crosstabs，在弹出的"Crosstabs"对话框中，将"A 法"选入"Row"框内，将"B 法"选入"Column"框内（图 8-36）。

步骤 4：点击"Statistics"，进入对话框，勾选下方的"McNemar"键（图 8-37），然后点击"Continue"返回图 8-36 对话框。

步骤 5：在"Crosstabs"对话框中点击"Cells"，进入相应界面，勾选"Observed"与"Excepted"，然后点击"Continue"返回，最后点击"OK"运行。

【结果输出与解释】

图 8-38 给出了分析数据的行列表与 McNemar

A法 * B法 Crosstabulation

			B法		Total
			1.00	2.00	
A法	1.00	Count	12	5	17
		Expected Count	9.9	7.1	17.0
	2.00	Count	9	10	19
		Expected Count	11.1	7.9	19.0
Total		Count	21	15	36
		Expected Count	21.0	15.0	36.0

Chi-Square Tests

	Value	Exact Sig. (2-sided)
McNemar Test		.424[a]
N of Valid Cases	36	

a. Binomial distribution used.

图 8-38　配对设计卡方检验的结果

Test 的 $P = 0.424$，故可以认为 A、B 两种检测方法在结核分枝杆菌的检出率上没有区别。

配对设计卡方检验还有另一种方法：首先，点击 Analyze → Nonparametric Test（非参数检验）→ Legacy Dialogs（旧对话框）→ 2 Related Samples（2 个相关样本）。其次，在弹出对话框中把"A 法"和"B 法"作为配对变量，选入右侧的"Test Pairs"矩形框内，勾选下方的"McNemar"键，去掉"Wilcoxon"。最后，点击"OK"运行（图 8-39）。

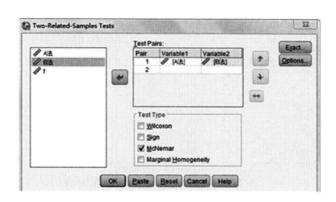

图 8-39　配对设计卡方检验（非参数检验法）

【结果输出与解释】

图 8-40 为 A、B 两种方法的配对实验结果频数汇总表；双侧精确显著性 $P = 0.424$，差异无统计学意义。

（三）等级资料的假设检验

如果所研究总体为某个已知的分布（如正态分布），对总体参数进行检验，这类检验方法为参数检验（parametric test）。但在护理研究中，有些资料的总体分布无法确定，需运用非参数检验（nonparametric test）。非参数检验是直接对总体分布进行假设检验。其基本思想是将计量资料由小到大，或等级资料由弱到强转换为秩次，然后利用秩次计算检验统计量，进而得出 P 值下结论。由于该方法是基于秩转换的非参数检验，又称秩和检验。

A法 & B法

A法	B法	
	1.00	2.00
1.00	12	5
2.00	9	10

Test Statistics[a]

	A法 & B法
N	36
Exact Sig. (2-tailed)	.424[b]

a. McNemar Test

b. Binomial distribution used.

图 8-40　配对设计卡方检验实验结果

秩和检验适用于等级资料、偏态分布的计量资料、各组资料方差不齐的计量资料、总体分布未知的计量资料，或同时兼有等级与计量性质的资料。在护理研究中，常使用疾病疗效程度、疾病分级、护理服务满意程度等作为观察指标进行资料分析，这些情况均适合采用秩和检验。但是，秩和检验仅仅考虑排序，对数据信息利用不够充分，其检验精度不如正态分布的 t 检验和方差分析高。

根据不同的科研设计类型，常用的秩和检验方法有：完全随机设计两个独立样本比较可用 Wilcoxon 秩和检验或 Mann-Whitney U 检验；配对设计可采用 Wilcoxon 符号秩和检验；完全随机设计多个独立样本比较可采用 Kruskal-Wallis H 秩和检验；随机区组设计的 Frienman M 检验。本节主要介绍等级资料的秩和检验方法。

完全随机设计两个独立样本比较的秩和检验：完全随机（分组）设计两个独立样本比较是指对两个不同总体中分别获得的独立随机样本进行分析，常采用 Wilcoxon 秩和检验，该检验目的是推断两个独立样本所在的总体分布位置是否存在差异。

案例 8-3

某护理研究者欲研究全身麻醉术后指导进食、进水与术后 6 h 内禁食、禁水对骨科患儿呕吐次数的影响。将患儿随机分成实验组（指导进食、进水组）315 例，对照组（常规禁食、禁水组）323 例。呕吐次数分为 3 个等级：0 次，1～2 次，≥3 次。研究资料收集情况列于表 8-8。

表 8-8　两组患儿返回病房后呕吐发生情况的比较

组别	呕吐次数		
	0 次	1～2 次	≥3 次
实验组	186	62	67
对照组	198	77	48

请回答：两种不同饮水、进食方案对骨科患儿呕吐次数的影响有无不同？

案例 8-3 中，将呕吐次数分为 3 个不同的等级，属于等级资料。该研究目的是比较两组患儿呕吐情况是否有差别，属于两个独立样本设计等级资料的比较。这样的资料是不适合采用卡方检验的，因为它只是对两组不同等级构成比进行检验，无法考虑两组观察值的等级关系。等级资料是一种半定量资料，是有大小之分的。因此，应该用 Wilcoxon 秩和检验。

【SPSS 软件操作步骤】

步骤 1：建立 SPSS 数据文件，将实验组定义为"1"，对照组定义为"2"；将呕吐次数 0 次、1～2 次、≥3 次分别赋值为连续变量 1、2、3。

步骤 2：在数据界面下，点击 Analyze → Nonparametric Test → Legacy Dialogs（旧对话框）→ 2 Independent Samples（图 8-41）。

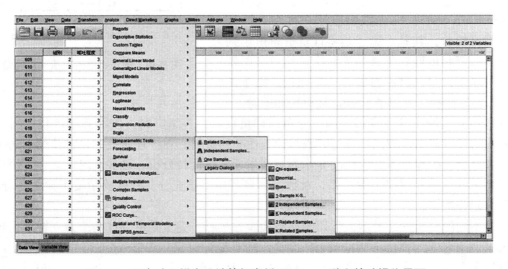

图 8-41　两个独立样本设计等级资料 Wilcoxon 秩和检验操作界面

步骤 3：在弹出的"Two-Independent-Samples Tests"对话框中（图 8-42），把"呕吐程度"选入"Test Variable List（检验变量列表）"矩形框内，把"组别"选入"Grouping Variable（分组变量）"框内。点击"Define Groups"按钮，在对话框中定义组，点击"Continue"返回，

系统默认为 Mann-Whitney U 检验。最后点击"OK"运行。

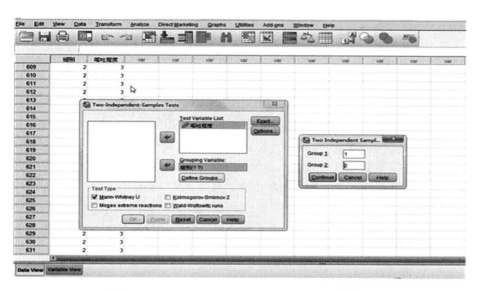

图 8-42　Two-Independent-Samples Tests 对话框

【结果输出与解释】

图 8-43 显示：实验组的平均秩次为 326.60，秩和为 102880.00；对照组的平均秩次为 312.57，秩和为 1020961.00。Mann-Whitney U=48635.000，Wilcoxon W=100961.000，$Z = -1.098$，双侧 $P = 0.272$。按照 $\alpha = 0.05$ 的水准，差异无统计学意义，可以认为全身麻醉骨科术后指导进食、进水与术后禁食、禁水对患儿的呕吐次数没有区别。统计表列于表 8-9。

Ranks

	组别	N	Mean Rank	Sum of Ranks
呕吐程度	1	315	326.60	102880.00
	2	323	312.57	100961.00
	Total	638		

Test Statistics^a

	呕吐程度
Mann-Whitney U	48635.000
Wilcoxon W	100961.000
Z	-1.098
Asymp. Sig. (2-tailed)	.272

a. Grouping Variable: 组别

图 8-43　两个独立样本设计等级资料 Wilcoxon 秩和检验结果

表 8-9　两组患儿返回病房后呕吐发生情况的比较

组别	呕吐次数			Z	P
	0 次	1 ~ 2 次	≥ 3 次		
实验组	186	62	67	-1.10	0.272
对照组	198	77	48		

其他研究设计的秩和检验 SPSS 操作流程

1. 配对设计的 Wilcoxon 符号秩和检验 点击 Analyze → Nonparametric Test → Legacy Dialogs → 2 Related Samples；将左侧源变量导入右侧"Test Pairs"；选择系统默认的 Wilcoxon 方法，点击"OK"运行。

2. 完全随机设计多个独立样本比较的 Kruskal-Wallis H 秩和检验 点击 Analyze → Nonparametric Test → Legacy Dialogs → K Independent Samples；将等级变量导入"Test Variable List"，分组变量导入"Grouping Variable"，并点击"Define Groups"来定义分组的取值范围；系统默认 Kruskal-Wallis H 检验，最后点击"OK"运行。

3. 随机区组设计的 Frienman M 检验 点击 Analyze → Nonparametric Test → Legacy Dialogs → K Related Samples；将左侧变量导入"Test Variable List"；系统默认 Frienman M 检验，最后点击"OK"运行。

不同类型资料常见统计分析方法汇总列于表 8-10。

表 8-10 不同类型资料常见统计分析方法

资料类型	条件	设计类型	常见统计分析方法
计量资料	正态分布	样本均数与总体均数比较	单样本 t 检验
		两个独立样本均数比较	方差齐性：两个独立样本 t 检验
			方差不齐：两个独立样本 t' 检验
		配对样本均数比较	配对样本 t 检验
		多个独立样本均数比较	单因素方差分析
		存在协变量样本均数比较	协方差分析
		重复测量样本均数比较	重复测量方差分析
	偏态分布	两个独立样本比较	Wilcoxon 秩和检验
		配对样本比较	Wilcoxon 符号秩和检验
		多个独立样本比较	Kruskal-Wallis H 检验
计数资料		两个独立样本率或构成比比较	$N \geq 40$, $T \geq 5$：四格表卡方检验
			$N \geq 40$, $1 \leq T < 5$：卡方校正检验
			$N < 40$ 或至少 1 个 $T < 1$：Fisher 确切概率法
		配对样本率或构成比比较	配对设计卡方检验
		多个样本率或构成比比较	行 × 列卡方检验
等级资料		两个独立样本比较	Wilcoxon 秩和检验或 Mann-Whitney U 检验
		配对样本比较	Wilcoxon 符号秩和检验
		多个样本比较	Kruskal-Wallis H 检验

（四）直线相关与回归

相关分析与回归分析是护理研究中常用于探讨变量之间关联的统计分析方法，二者既有区别，又有联系。相关分析只能说明两个变量之间有无关联及关联的大小，但不能得出谁影响谁的结论；回归分析可用于探讨一个或多个自变量对一个因变量的影响。

1. 直线相关 在护理研究中，常常需要分析两个变量间的关联性，包括两个连续变量间的相关（Pearson 相关）和两个等级变量间的秩相关（Spearman 相关）。

（1）Pearson 相关：适用于双变量均呈正态分布的计量资料。用 Pearson 相关系数（又称积差相关系数）来说明两个变量间相关性的方向及密切程度，以符号 r 表示，其值为 –1 ~ 1。r 的绝对值越接近 1，两个变量间的直线相关越密切；r 越接近 0，相关越不密切。$r > 0$，表示正相关，说明一变量随另一变量增减而增减，方向相同；$r < 0$，表示负相关，说明一变量增加，另一变量减少，方向相反。计算出的 r 值是样本的相关系数，需对其进行假设检验，以判断两变量之间的相关是实际存在还是由抽样误差所致。当假设检验的 $P \geqslant 0.05$ 时，表示两变量不相关；当 $P < 0.05$ 时，表示两变量相关，应进一步判断其相关的程度。一般而言，当 $|r| \geqslant 0.7$ 时，表示相关程度较强；当 $r = 0.4 ~ 0.7$ 时，表示中等程度相关；当 $|r| < 0.4$ 时，表示相关程度较弱。

案例 8-1G

某护理研究者随机抽取社区高血压患者 216 名，用中文版 Morisky 服药依从性量表调查高血压患者的服药依从性情况。

请回答： 分析患者服药依从性与收缩压之间的相关性。

该案例服药依从性和收缩压均为计量资料。要分析二者的相关性，可采用 Pearson 相关分析。

【SPSS 软件操作步骤】

步骤 1：把要进行相关分析的两个变量：x（服药依从性）、y（收缩压）及其数据录入 SPSS 软件中（图 8-44），建立数据文件。

步骤 2：点击 "Analyze"，在下拉菜单中选择 Correlate（相关）→ Bivariate（双变量）（图 8-45）。

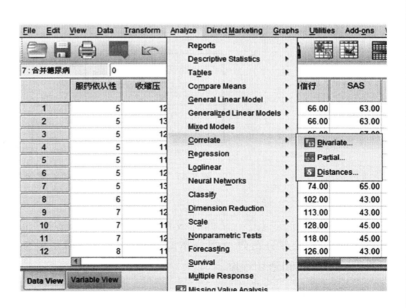

图 8-44 相关分析的数据文件　　　　图 8-45 相关分析操作示意图 1

步骤3：在弹出的"Bivariate Correlations（双变量相关分析）"对话框中（图8-46），将左侧框中的变量"服药依从性"和"收缩压"选入右侧的"Variables"框内。系统"Correlation Coefficients（相关系数）"栏默认"Pearson（皮尔森）"相关分析。点击"OK"，得出分析结果。

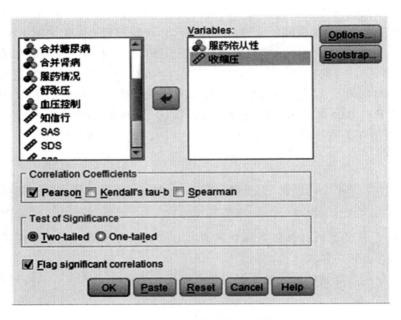

图 8-46　相关分析操作示意图 2

【结果输出与解释】

图 8-47 显示：变量间两两的相关系数是用方阵的形式给出的，每一行和每一列的两个变量对应的格子中就是这两个变量相关分析结果，共分为 3 行，分别是相关系数（Pearson correlation）、P 值和样本数（N）。在本例中，服药依从性、收缩压自身的相关系数均为 1，二者之间的相关系数 $r = -0.797$，$P < 0.001$，二者呈负相关。

Correlations

		服药依从性	收缩压
服药依从性	Pearson Correlation	1	-.797**
	Sig. (2-tailed)		.000
	N	216	216
收缩压	Pearson Correlation	-.797**	1
	Sig. (2-tailed)	.000	
	N	216	216

**. Correlation is significant at the 0.01 level (2-tailed).

图 8-47　Pearson 相关性分析结果示意图

（2）Spearman 相关：又称等级相关、秩相关，适用于以下条件：双变量均为等级资料；不服从双变量正态分布或总体分布型未知的计量资料。用 Spearman 秩相关系数（rs）来表示相关程度的方向和密切程度。

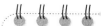

案例 8-1H

该研究调查了高血压患者的文化程度情况（"初中及以下"赋值为"1"，"高中或中专"赋值为"2"，"大专及以上"赋值为"3"）；并将其服药依从性评分转换为等级变量，以总分＜5分表示依从性低，6～7分为依从性中等，≥8分为依从性高，分别赋值为1、2、3。

请回答：患者文化程度与服药依从性的相关性。

该案例中，文化程度和服药依从性为等级资料。要分析二者的相关性，可采用Spearman相关分析。

在SPSS软件中，Spearman相关分析的操作步骤与Pearson相关分析基本相同，不同之处是在图8-46所示的对话框中，在"Correlation Coefficients（相关系数）"栏选择"Spearman（斯皮尔曼）"分析。

【结果输出与解释】

图8-48显示：文化程度与服药依从性的等级相关系数为–0.341，$P < 0.001$，二者呈正相关。

Correlations

			文化程度	服药依从性
Spearman's rho	文化程度	Correlation Coefficient	1.000	.341**
		Sig. (2-tailed)	.	.000
		N	216	216
	服药依从性	Correlation Coefficient	.341**	1.000
		Sig. (2-tailed)	.000	.
		N	216	216

**. Correlation is significant at the 0.01 level (2-tailed).

图 8-48　Spearman 相关性分析结果示意图

2. 回归分析（regression analysis） 是确定两个或两个以上变量间相互依赖的定量关系的一种统计分析方法，可分为单因素回归分析和多重回归分析。根据因变量的类型不同，可分为多元线性回归和Logistic回归。如果因变量是计量资料，采用多元线性回归；如果因变量是二分类变量、等级变量和无序多分类变量，则采用Logistic回归。

（1）多元线性回归：在护理科研问题中，一个变量（因变量）往往受多个变量（自变量）的影响，当多个自变量（x_1，x_2⋯x_m）与因变量（y）之间是线性关系时，所进行的回归分析就是多元线性回归。

1）适用条件：①因变量为连续型变量，且服从正态分布；自变量可以是连续型变量、无序分类变量或有序分类变量。②自变量与因变量之间存在线性关系，可以通过绘制散点图考察因变量随各自变量值的变化情况。③任意两个观察值互相独立，常利用专业知识判断。④样本量要足够，应为自变量个数的10倍。

2）变量的赋值：①因变量的赋值：因变量为连续型变量，用原始数值。②自变量的赋值：当自变量为连续型变量时，用原始数值；当自变量为二分类变量时，用0、1赋值，例如性别（男＝0，女＝1）；当自变量为无序多分类变量时，由于其在本身含义上并无大小之分，需设哑变量；当自变量为有序分类变量时，可用1、2、3……来赋值或设哑变量，例如学历（中专＝1，大专＝2，本科＝3）。当设置哑变量时，如果该变量有n个类别，则设$n－1$个哑变量。例如血型，分为O、A、B、AB四型，可按照表8-11所示的方法设哑变量。

表 8-11　血型设置哑变量的方法

哑变量	血型			
	O 型	**A 型**	**B 型**	**AB 型**
V_1	0	1	0	0
V_2	0	0	1	0
V_3	0	0	0	1

哑变量 V_1 在血型为 A 型时取 1，其余时候取 0；V_2、V_3 分别在 B 型和 AB 型时取 1，其余时候取 0；而三个哑变量在血型为 O 型时均取 0，这说明 O 型是作为对比水平（基础水平），而哑变量 V_1、V_2、V_3 分别代表了 A 型、B 型、AB 型和 O 型相比的系数。哑变量代表的是同一个变量的不同取值，在分析时应同时进入或移出回归方程。

3）主要参数

偏回归系数（B）：表示在其他自变量不变的条件下，某个自变量每增减一个单位对因变量的效应，即自变量对因变量的影响程度。

标化偏回归系数（β）：由于自变量间的变异程度和均数有时相差非常大，直接用偏回归系数无法比较各自变量的影响程度大小，因此将各自变量进行标准正态变换后再进行分析，此时得出来的就是标化偏回归系数，可通过其绝对值的大小来比较各自变量对因变量的影响程度。

t 值和 P 值：即对每个自变量进行假设检验的结果。通常 $P < 0.05$ 表示该变量进入模型有统计学意义。

决定系数（R^2）：即相应的相关系数的平方，反映因变量 y 的全部变异能够通过回归关系被自变量解释的比例。

F 值和 P 值：即对总的方程进行假设检验的结果。通常 $P < 0.05$ 表示该方程有统计学意义。

案例 8-1I

影响高血压控制效果的可能因素有性别、年龄、文化程度、高血压家族史、高血脂病史、合并心脑血管疾病史。已知年龄对收缩压的大小有影响。

请回答：根据本研究的调查数据，哪些因素对收缩压有影响？

在本案例中，收缩压是连续型变量，可进行多元线性回归，分析时需考虑以下问题：①已知年龄对收缩压的大小有影响，因此对该变量无须进行筛选，可直接用 Enter 法（全部进入法）纳入。②另外几个变量对收缩压有无影响，需进行筛选，本例用 Stepwise 法（即逐步进入法）进行筛选。③由于本例对自变量同时使用了两种筛选方法，即 Enter 法和 Stepwise 法，需在 SPSS 软件的对话框中使用 Block（选入的自变量分组按钮）进行定义。各变量赋值列于表 8-12。

表 8-12　变量赋值表

变量	赋值
性别	男 = 0；女 = 1
文化程度	初中 = 1；高中或中专 = 2；大专及以上 = 3
高血压家族史	无 = 0；有 = 1
高血脂病史	无 = 0；有 = 1
合并心脑血管疾病史	无 = 0；有 = 1

【SPSS 软件操作步骤】

步骤1：将自变量"性别""年龄""文化程度""高血压家族史""高血脂病史""合并心脑血管疾病史"和因变量"y"（收缩压）的数据录入 SPSS 软件中，建立数据文件。

步骤2：点击 Analyze → Regression（回归）→ Linear（线型）（图 8-49）。

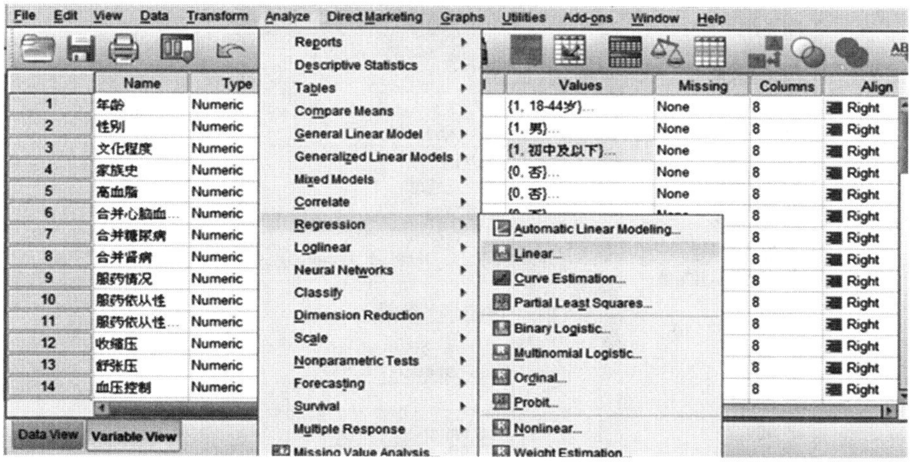

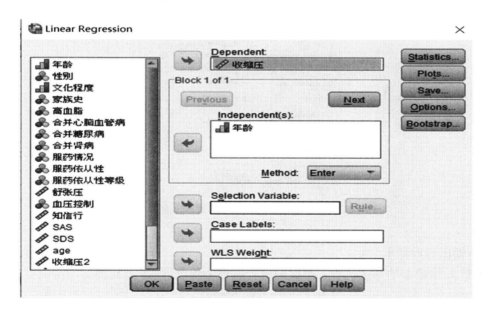

图 8-49 多元线性回归分析操作示意图

步骤3：在弹出的"Linear Regression（线性回归）"对话框中（图 8-50），设置分析变量。①变量"收缩压评分 [y]"选入因变量"Dependent（因变量）"框。②"Block（自变量分组选入）"按钮组：由 Previous（前一个）和 Next（下一个）两个按钮组成，用于将下面"Independent（自变量）"框中选入的自变量分组。由于多元回归分析中自变量的选入方式"Method"下拉列表有前进、后退、逐步等方法，如果对不同的自变量选入的方法不同，则用该按钮组将自变量选入即可。③自变量"Independent（s）"框：先将左侧框中的变量"年龄 [x_2]"选入此框，进入方式为默认的 Enter（全部进入法）（图 8-50）；然后点击"Block"按钮组的"Next"，定义自变量的下一个组，该组内的自变量有性别 [x_1]、文化程度 [x_3]、高

图 8-50 多元线性回归分析中设置分析变量示意图 1

血压家族史 $[x_4]$、高血脂 $[x_5]$、合并心脑血管病 $[x_6]$，进入方式为"Stepwise(逐步进入法)"（图 8-51）。

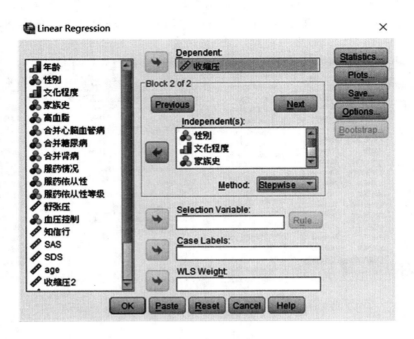

图 8-51　多元线性回归分析中设置分析变量示意图 2

步骤 4：设置输出统计量。在图 8-51 所示的对话框中，单击右侧"Statistics"按钮，弹出"Linear Regression：Statistics"对话框（图 8-52），用于设置相关参数。本例左侧选择"Estimates（估计值）"输出回归系数和相关统计量；右侧选择"Model fit（模型拟合）"项输出相关系数、决定系数、调整系数、估计标准误、方差分析（ANOVA）表。点击"Continue"返回，最后点击"OK"。

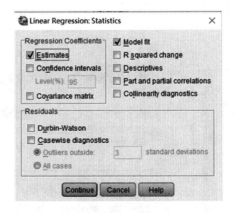

图 8-52　多元线性回归分析中设置输出变量示意图

【结果输出与解释】

图 8-53 显示模型的筛选过程：由回归拟合过程中变量进入 / 退出模型的情况可见，模型 1 用 Enter 法引入了变量"年龄"，模型 2 ~ 6 用 Stepwise 法引入了其他 5 个变量（Stepwise 法标准：进入 $P \leqslant 0.05$，移出 $P \geqslant 0.1$）。

回归模型的决定系数由调整 R^2（Adjusted R Square）可见，从上到下，随着新变量的引入，模型可解释的变异占总变异的比例越来越大。本例最终回归模型的决定系数 R^2 为 0.727。对回归模型的假设检验结果：即方差分析表，取最后一步的结果，可见回归模型有统计学意义（$F = 96.416$，$P < 0.001$）。

进入模型的各个自变量的检验结果：包括常数项的检验结果，以及进入模型的各个自变量的名称、偏回归系数（Unstandardized Coefficients，$Beta$）、标准误（Std. Error，SE）、标准化回归系数（Standardized Coefficients，β）、t 值和 P 值。由模型 6 可见，自变量年龄、性别均进入模型（P 均 < 0.05）。各自变量对应的标化回归系数（β）分别为 –0.174 和 –0.171。统计结果的表述如表 8-13 显示：在本例中，可见年龄和性别与收缩压有统计学意义的关联性，P 值均 < 0.05。

Variables Entered/Removed[a]

Model	Variables Entered	Variables Removed	Method
1	年龄[b]	.	Enter
2	服药依从性	.	Stepwise (Criteria: Probability-of-F-to-enter <= .050, Probability-of-F-to-remove >= .100).
3	性别	.	Stepwise (Criteria: Probability-of-F-to-enter <= .050, Probability-of-F-to-remove >= .100).
4	合并心脑血管病	.	Stepwise (Criteria: Probability-of-F-to-enter <= .050, Probability-of-F-to-remove >= .100).
5	焦虑	.	Stepwise (Criteria: Probability-of-F-to-enter <= .050, Probability-of-F-to-remove >= .100).
6	家族史	.	Stepwise (Criteria: Probability-of-F-to-enter <= .050, Probability-of-F-to-remove >= .100).

a. Dependent Variable: 收缩压

b. All requested variables entered.

Model Summary

Model	R	R Square	Adjusted R Square	Std. Error of the Estimate
1	.228[a]	.052	.048	16.253
2	.826[b]	.683	.680	9.425
3	.835[c]	.697	.693	9.229
4	.844[d]	.712	.707	9.017
5	.851[e]	.724	.718	8.847
6	.857[f]	.735	.727	8.701

a. Predictors: (Constant), 年龄

b. Predictors: (Constant), 年龄, 服药依从性

c. Predictors: (Constant), 年龄, 服药依从性, 性别

d. Predictors: (Constant), 年龄, 服药依从性, 性别, 合并心脑血管病

e. Predictors: (Constant), 年龄, 服药依从性, 性别, 合并心脑血管病, 焦虑

f. Predictors: (Constant), 年龄, 服药依从性, 性别, 合并心脑血管病, 焦虑, 家族史

图 8-53 多元线性回归分析结果示意图

ANOVA[a]

Model		Sum of Squares	df	Mean Square	F	Sig.
1	Regression	3096.815	1	3096.815	11.724	.001[b]
	Residual	56528.625	214	264.152		
	Total	59625.440	215			
2	Regression	40702.693	2	20351.347	229.081	.000[c]
	Residual	18922.747	213	88.839		
	Total	59625.440	215			
3	Regression	41566.899	3	13855.633	162.660	.000[d]
	Residual	18058.541	212	85.182		
	Total	59625.440	215			
4	Regression	42468.954	4	10617.239	130.577	.000[e]
	Residual	17156.486	211	81.310		
	Total	59625.440	215			
5	Regression	43187.036	5	8637.407	110.343	.000[f]
	Residual	16438.404	210	78.278		
	Total	59625.440	215			
6	Regression	43801.009	6	7300.168	96.416	.000[g]
	Residual	15824.431	209	75.715		
	Total	59625.440	215			

a. Dependent Variable: 收缩压

b. Predictors: (Constant), 年龄

c. Predictors: (Constant), 年龄, 服药依从性

d. Predictors: (Constant), 年龄, 服药依从性, 性别

e. Predictors: (Constant), 年龄, 服药依从性, 性别, 合并心脑血管病

f. Predictors: (Constant), 年龄, 服药依从性, 性别, 合并心脑血管病, 焦虑

g. Predictors: (Constant), 年龄, 服药依从性, 性别, 合并心脑血管病, 焦虑, 家族史

Coefficients[a]

Model		Unstandardized Coefficients		Standardized Coefficients	t	Sig.
		B	Std. Error	Beta		
1	(Constant)	113.254	6.893		16.430	.000
	年龄	.423	.123	.228	3.424	.001
2	(Constant)	143.668	4.262		33.708	.000
	年龄	-6.383	.310	-.794	-20.574	.000
3	(Constant)	146.027	4.239		34.451	.000
	年龄	-6.411	.304	-.798	-21.096	.000
	性别	-4.003	1.257	-.120	-3.185	.002
4	(Constant)	144.376	4.171		34.615	.000
	年龄	-6.085	.313	-.757	-19.455	.000
	性别	-4.766	1.249	-.143	-3.816	.000
5	(Constant)	153.861	5.153		29.857	.000
	年龄	-5.906	1.950	-.158	-3.029	.003
	性别	-4.910	1.226	-.148	-4.003	.000
6	(Constant)	153.653	5.069		30.314	.000
	年龄	-6.525	1.930	-.174	-3.381	.001
	性别	-5.677	1.236	-.171	-4.593	.000

a. Dependent Variable: 收缩压

图 8-53（续） 多元线性回归分析结果示意图

表 8-13　收缩压影响因素的多元线性回归分析结果

变量	未标准化回归系数（Beta）	标准化回归系数（β）	t	P
年龄	−6.525	−0.174	3.381	0.001
性别	−5.677	−0.171	5.035	< 0.001

（2）Logistic 回归：属于概率型非线性回归，是研究因变量（y）取某个值的概率变量（P）与自变量（x）的依存关系。与多元线性回归不同，它是研究二分类（可扩展到多分类）观察结果与一些影响因素之间关系的一种多变量分析方法。

1）适用条件：①因变量是二分类变量；①观察对象之间相互独立；②样本量要足够，可根据经验来估计：阳性病例数是自变量个数的 10 倍。例如，自变量 5 个，阳性病例发生率为 25%，则样本量为 50/25%=200（个）。

2）变量的赋值方法

因变量的赋值：当因变量（y）是阳性反应（或发病、死亡、治愈等）时，记为 $y = 1$；当 y 是阴性反应（或未发病、生存、治愈等）时，记为 $y=0$。

自变量的赋值：自变量根据分类情况进行赋值。在 Logistic 回归中，可通过 Categorical 对话框设置哑变量的取值。

3）主要参数

偏回归系数（B）：表示在其他自变量不变的条件下，自变量 Xi 的暴露水平每改变一个测量单位时所引起的比值比（odds ratio，OR）的自然对数改变量，即发生结果（发病概率）与未发生结果（不发病概率）之比的自然对数比值。

标准误（SE）、Wald 卡方值、自由度（df）、P 值（Sig.）：即对每个自变量进行假设检验的结果。通常 $P < 0.05$ 表示该变量进入模型有统计学意义。

比值比及其 95% 置信区间 [95%CI for EXP（B）]：用于衡量危险因素作用大小，与偏回归系数有一个对应关系，即 $OR = $ EXP（B）。

案例 8-1J

将患者服药依从性、高血压患者知信行情况、人口学资料中单因素分析结果中对患者血压控制有意义的因素（如年龄、性别、文化程度、高血压家族史、高血脂、合并心脑血管疾病、合并糖尿病）作为自变量，以患者高血压控制情况作为因变量。

请回答：患者血压控制的影响因素有哪些？

在 SPSS 软件中，可按下列操作步骤进行 Logistic 回归分析。

步骤 1：点击 Analyze → Regression（回归）→ Binary Logistic（二分类变量回归）（图 8-54）。

步骤 2：在弹出的"Logistic Regression（逻辑回归）"对话框中，设置分析变量。

因变量"Dependent（因变量）"框：将左侧框中的变量"高血压控制情况"选入此框（图 8-55）。"Block（自变量分组选入）"按钮组：由"Previous"和"Next"两个按钮组成，用于将下面"Covariates（协变量）"框中选入的自变量分组。"Method"列表框：用于选择变量进入方法，共有 7 个选项。本例采用第一种方法，即系统默认的强制进入回归方法（"Enter"）。"Covariates"框：用于选入自变量，左侧的 > a*b >（相乘交互项）按钮用于选入交互作用项，即先在左侧的变量候选框中同时选中两个 / 多个变量，然后单击该按钮，相应变量的交互作用就被纳入协变量框。本例将左侧框中的 6 个变量选入此框（图 8-55）。本例不分析交互作

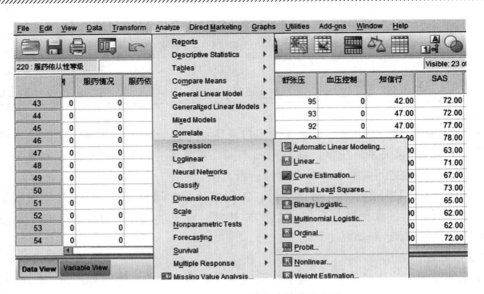

图 8-54　Logistic 回归分析操作示意图

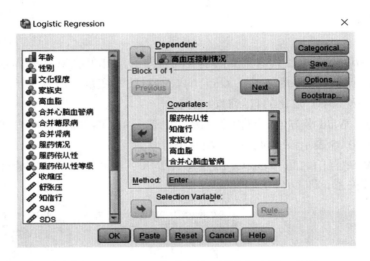

图 8-55　Logistic 回归分析中设置分析变量示意图

用，故不设置交互作用项。

步骤 3：设置哑变量。点击右侧"Categorical"按钮，弹出"Define Categorical Variables（定义分类变量）"子对话框（图 8-56）。如果自变量为多分类变量（如血型），由于多分类自变量与因变量之间通常不存在线性关系，须用哑变量的方式来分析，那么就要用"Categorical"按钮将该变量指定为分类变量，系统将自动产生 K － 1 个哑变量（K 为该变量的类别数）。将左侧"Covariates（协变量）"框中的"文化程度"选入右侧的"Categorical Covariates"框中，下方的参考类别"Reference Category"单选框选择以最小数值"0（第一个First）"作为参考，还是将最大数值"1（最后一个 Last）"作为参考，本例自变量"文化程度"选择第一个"First"作为参考，点击"Change（变换）"按钮确认参考类别，并按系统默认的"Indicator"方法进行比较。设置完成后，点击"Continue"返回主对话框。

步骤 4：设置输出统计量。在图 8-55 中，点击右侧的"Options"按钮，弹出"Options"子对话框（图 8-57），可对模型作精确定义。"Statistics and Plots（统计和绘图）"复选框组：本例勾选"CI for Exp（B）（OR 可信限）"，要求输出 OR 和置信区间（CI），后面的 95% 为系统默认，无须更改。"Display（显示）"单选框组：选择分析过程中是否详细报告结果。系

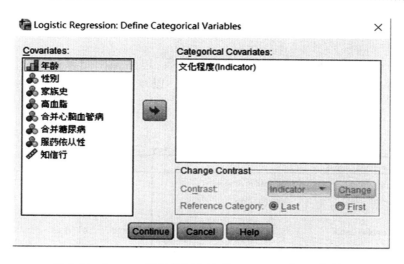

图 8-56　Logistic 回归分析中的"Categorical"子对话框

统默认"At each step（每一步）"项，本例不作更改。"Probability for step wise（逐步回归概率）"框组：用于模型选择变量时进入和排除标准。系统默认进入标准 0.05，排除标准 0.1。"Classification cutoff（分类截断值）"框：设置模型预测时的概率分界点，模型将按该分界值对因变量进行预测。比如设置为 0.3，则概率大于 0.3 的为阳性，小于等于 0.3 的为阴性。系统默认的分界点为 0.5，即一半。"Maximum iterations（最大迭代次数）"框：设定最大允许迭代次数，如果在迭代这么多次后仍未收敛，则认为模型拟合失败，迭代终止。系统默认 20，本例不作更改。"Include constant in model（模型包含常数项）"：要求模型包含常数项，一般不用更改。点击"Continue（继续）"返回。最后点击"OK"，输出分析结果。

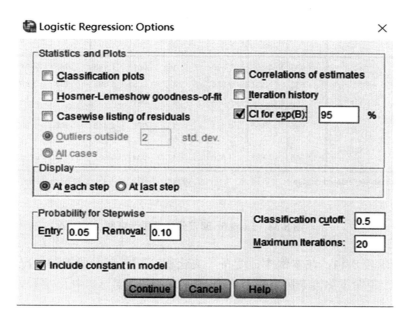

图 8-57　Logistic 回归分析中设置输出变量示意图

【结果输出与解释】

数据处理情况汇总包括纳入分析的例数、缺失的例数等。因变量和自变量赋值情况：Binary Logistic（二分类变量回归分析）过程默认以因变量较大取值的概率 $P(y=1)$ 建立模型。

护理研究

因此，观察分析结果时，有必要检查一下该部分结果，以弄清因变量、自变量的赋值情况，确保对分析结果解释正确。

进入模型的各个自变量的检验结果（图 8-58）：包括偏回归系数（B）、标准误（SE）、Wald 卡方值（Wald）、自由度（df）、P 值（Sig.），以及 Exp（B）及其 95%CI，其中的 Exp（B）即 OR 值。

Case Processing Summary

Unweighted Cases[a]		N	Percent
Selected Cases	Included in Analysis	216	100.0
	Missing Cases	0	.0
	Total	216	100.0
Unselected Cases		0	.0
Total		216	100.0

a. If weight is in effect, see classification table for the total number of cases.

Dependent Variable Encoding

Original Value	Internal Value
0	0
1	1

Categorical Variables Codings

		Frequency	Parameter coding	
			(1)	(2)
文化程度	初中及以下	151	.000	.000
	高中或中专	37	1.000	.000
	大专及以上	28	.000	1.000

Variables in the Equation

		B	S.E.	Wald	df	Sig.	Exp(B)	95% C.I.for EXP(B)	
								Lower	Upper
Step 1[a]	年龄	1.972	1.053	3.506	1	.061	7.185	.248	4.047
	性别	.632	.367	2.976	1	.085	1.882	.917	3.860
	文化程度			6.374	2	.041			
	文化程度(1)	.895	.508	3.111	1	.078	2.448	.905	6.622
	文化程度(2)	1.345	.633	4.520	1	.034	3.837	1.111	13.255

a. Variable(s) entered on step 1: 年龄, 性别, 文化程度, 家族史, 高血脂, 合并心脑血管病, 合并糖尿病.

图 8-58　Logistic 回归分析结果示意图

统计结果列于表 8-14：在本例中，变量"文化程度"与高血压控制情况有统计学意义的关联（P=0.041），说明排除混杂因素后，大专及以上文化程度与初中及以下文化程度的优势比为 3.837。

172

表 8-14 高血压控制情况的 Logistic 回归分析结果

变量	偏回归系数（B）	OR（95%CI）	P
年龄	1.972	7.185（0.248 ~ 4.047）	0.601
性别	0.632	1.882（0.917 ~ 3.860）	0.085
文化程度			0.041
初中及以下	—	—	—
高中或中专	0.895	2.448（0.905 ~ 6.622）	0.078
大专及以上	1.345	3.837（1.111 ~ 13.255）	0.034

随堂测 8-2

第三节 统计表和统计图

在撰写论文的结果时，需将经整理和分析的资料直观、形象和清晰地展现出来，统计表和统计图是实现这一目的的重要工具。统计表不仅能节省大量的文字叙述，而且更为集中、醒目、条理分明，更便于对数据进一步的分析与保存。统计图能利用线条、图形的变化清晰地显示现象之间的相互关系。

一、统计表

统计表是将收集来的数据经过整理后，按一定顺序排列而形成的表格，能直观地反映数据分布及统计分析的特征。

（一）统计表的结构

统计表由表号和表题、标目、线条、数字和备注等组成。

1. 表号和表题 简明扼要地概括表的主要内容，置于统计表的上方中央位置。每个表均应有表号和表题，并按其出现的先后顺序进行编号。

2. 标目 包括横标目和纵标目。横标目（数字左边的文字）通常用于表明分组的名称；纵标目（数字上边的文字）通常用于表明标志和指标的名称。如果表格中的数字有单位，注意在纵标目中标明相应的单位，如"%""kg"，这些单位不要重复出现在数字中。

3. 线条 统计表是由纵横交叉的直线组成的左右两边不封口的表格。简单表一般是三条线，即顶线、底线、分界线（将纵标目和数字分隔开）；组合表还有分层线，将两层纵标目分隔开。另外，统计表可有合计线。统计表中不应有竖线、斜线和多余的横线。

4. 数字 统计数字是各标志或指标的具体数值，位于各纵标目与横标目的交叉处。统计表中的数字一律用阿拉伯数字表示。同一列数字应注意位次对齐、小数点后位数保持一致。表中数值为"0"者记为"0"，缺失数字用"…"表示，无数字用"—"表示，不要留空项。

5. 备注 指表外的附加内容，一般放在统计表的下方，主要包括资料来源、指标的注释和必要的说明等。如果有必要对表中的某些文字或数字进行解释或说明，可在表中相应位置用"*"等符号标出。

（二）统计表的种类

1. 简单表 只按一个特征或标志分组，如表 8-15 所示。

表 8-15　移动健康管理干预前后高血压患者基线资料比较

项目	类别	对照组	实验组	χ^2	p
性别	男	20	15	1.56	0.21
	女	18	24		
年龄（岁）	18 ~ 44	4	9	2.16	0.34
	45 ~ 60	18	16		
	≥ 61	16	14		
文化程度	初中及以下	32	34	2.20	0.31
	高中或中专	5	2		
	大专及以上	1	3		
高血压家族史	有	16	19	0.34	0.56
	无	22	20		
高血脂	有	4	6	0.40	0.52
	无	34	33		
合并心脑血管疾病	有	15	19	0.67	0.49
	无	23	20		
合并糖尿病	有	36	37	0.00	1.00
	无	2	2		

2. 组合表　按两个或两个以上特征或标志结合起来分组，列于表 8-16 中。

表 8-16　移动健康管理干预前后血压变化情况比较

组别	例数	收缩压				舒张压			
		干预前	干预后	t	P	干预前	干预后	t	P
实验组	38	155.9±8.8	136.1±7.8	14.53	< 0.01	96.3±6.4	85.3±4.1	10.50	< 0.01
对照组	39	155.1±10.9	140.4±9.4	11.73	< 0.01	95.8±9.7	87.9±5.9	6.83	< 0.01
t		0.35	2.21			0.28	2.26		
p		0.73	0.03			0.78	0.27		

二、统计图

统计图是统计资料的一种表达方式，可以简洁、直观地表示统计表中枯燥的数据，有助于研究者从中发现规律，可以更迅速、有效地传递信息。

（一）统计图的结构

1. 图号和图题　用于简明扼要地说明图的内容，与统计表不同，统计图的图号和图题写在图的下方中央位置。

2. 坐标轴和绘图区　形成绘图区的骨架，借助坐标轴，研究者可以更容易地读懂统计图。统计图绘制在绘图区内。在横轴下方和纵轴外侧，需用文字标明各轴代表的含义，并注明单位；纵轴和横轴的刻度应均匀等距，并标明数值。横轴尺度自左至右，纵轴尺度自下而上，数值一般由小到大。

3．图例　用于标明图中的数据系列。当统计图中用不同线条或色调代表不同事物时，需用图例说明。

（二）统计图的种类

1．直条图（bar chart）　又称条形图，是在平面坐标上用相同宽度长条的不同长短来表示几个相互独立组别的某指标数值的大小，还可在同一张图中用不同颜色或阴影的条形表示研究对象中不同的各组，能直观地进行数量多少的对比。若用柱形代替条形，就得到柱形图，其原理与直条图相同。直条图可分为单式直条图（图 8-59）和复式直条图（图 8-60）两种。

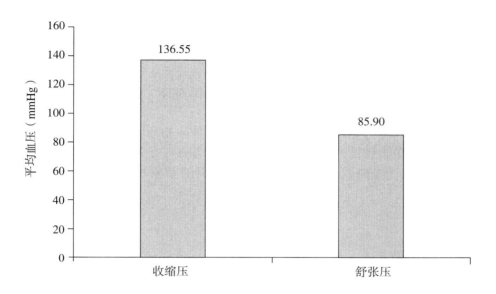

图 8-59　高血压患者收缩压和舒张压的平均值

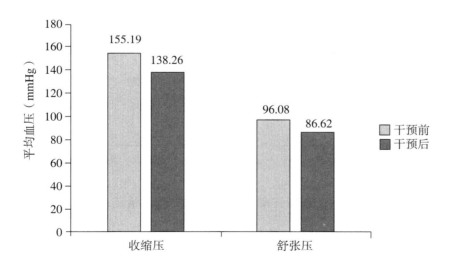

图 8-60　两组患者干预前后收缩压和舒张压平均值的比较

2．饼图（pie chart）　是一个划分为几个扇形的圆形统计图，用于描述各类别所占的构成比，适用于构成比资料。在饼图中，每个扇区的弧长（以及圆心角和面积）大小表示事物内部各部分所占的比例。这些扇区合在一起刚好是一个完整的圆形，总面积为 100%（图 8-61）。

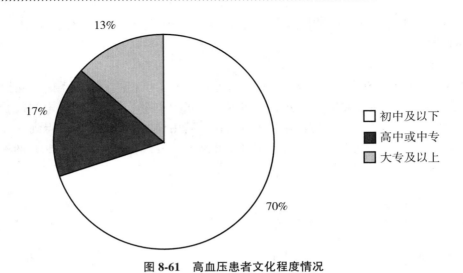

图 8-61　高血压患者文化程度情况

3. 线图（line chart）　用线段的上升和下降来说明事物在时间上的发展变化趋势，其纵轴为频率或均数等数值，横轴为时间。绘制线图时，各点应在各组段的中点，相邻两点用直线连接，切勿修匀成光滑曲线。线条多时，可用不同的颜色或线型来区分，并以图例说明（图 8-62）。

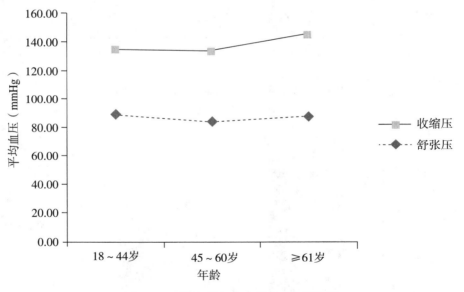

图 8-62　不同年龄组高血压患者血压情况

各种常用统计图的意义与适用变量类型汇总列于表 8-17。

表 8-17　常用统计图的意义与适用变量类型

统计图	意义和用途	变量类型
直条图	主要用于多个类别的统计指标的比较	分类变量、离散型数值变量
饼图	主要用于描述或比较单个或多个构成比	分类变量
散点图	主要描述连续型数值变量间的相关关系	连续型数值变量

随堂测 8-3

第四节　资料分析中的常见问题

在护理研究中，正确运用统计方法是确保研究得出令人信服的结果和推论的重要环节之一。但在实际的数据分析中，常存在错用统计方法的情况，从而影响了结果及结论的科学性。现将护理科研中涉及的常见统计学问题总结如下。

一、原始数据的问题

原始数据的问题常表现为数据缺失（或漏填）、字迹不清、单位错误、数据超出范围、数据不合乎逻辑等。解决方法：研究人员应从专业、技术与操作等方面对原始数据进行检查，如果发现错误，应寻找可能的原因，对数据进行核实。如果要修改原始数据，不能覆盖原数据，一般用一条细线划过原来的数据，写上正确数据，修改者必须在修改处旁边签名，并写明修改日期，以便日后核对。

二、数据的录入问题

数据录入计算机时，可能会出现以下问题：录入的数据与研究对象不对应、录入的格式不符合统计分析软件的要求、数据录入错误等。解决方法：录入数据之前，应该给每个研究对象一个编号，以识别录入的数据与原始问卷中研究对象的对应关系；给输入的变量定义名称，对变量的调查结果进行数值化；为避免输入错误，数据录入应依照双盲录入规则，由两名录入人员对同一批数据进行平行录入，由此形成两个相同的数据文件。录入完毕，由专人再次核查，当两份数据完全一致后，还应进行数据的计算机检查，即由数据管理人员编写程序对数据进行检查，包括范围检查和逻辑检查，以检查出目视检查时没有查出的超出范围、不合逻辑和各变量数据间相互矛盾的数据。

三、资料分析方法的问题

（一）误用正态分布法描述偏态分布的资料

偏态分布的资料进行统计描述时，宜采用中位数、四分位数间距，不宜用均数和标准差；同样，进行统计推断时，应采用非参数检验方法（秩和检验）。但有些研究者对偏态分布的资料仍采用正态分布资料的统计分析方法，导致数据分析错误。

（二）方差分析后不进一步做两两比较

方差分析适用于 3 组及以上计量资料均数的比较。如果得出 $P < 0.05$，只能说明各组之间不全相等，但不能说明哪两个组之间存在差异。因此，需在 SPSS 软件中利用方差分析对话框中的"Post Hoc"选项，进一步做两两比较。但有些研究者不进一步做两两比较，仅根据 F 值和 P 值就得出每两组之间有无差异的结论，这是错误的。

（三）卡方检验各公式的选择错误

卡方检验需要根据不同的资料类型分别选用基本公式、专用公式、校正公式和 Fisher 确切概率法计算。常见的问题是应该用校正公式或确切概率法，却误用成专用公式。

（四）相关分析不注意适用条件

相关分析的两个变量如果均为服从正态分布的计量资料，可采用 Pearson 相关；如果两变量为偏态分布的计量资料或等级资料，应采用 Spearman 相关。但如果其中一个变量为计数资料，不符合直线相关的适用条件，不宜进行相关分析。

（五）回归分析样本量不够、自变量赋值错误

1. 样本量不符合要求 在多元线性回归分析中，样本量至少应为自变量个数的 $5 \sim 10$ 倍；对于 Logistic 回归分析来说，结局因变量中较少的那一类的样本数至少应为自变量个数的 $5 \sim 10$ 倍。如果不符合上述样本量要求，会导致回归模型不稳定，常常有较大的 R^2，容易造成一种假象。

2. 自变量赋值错误 对于无序多分类变量，应设哑变量，如果直接赋值为 1、2、3……，则会得出错误的结论。

四、统计分析结果的表述问题

（一）不正确区分统计学意义与专业意义

具有统计学意义并不一定在专业上有意义，也不能认为统计意义高低必然与组间差异大小成正比。当样本量较小时，基本统计量的差别可能很大而 P 值 > 0.05，此时应注意其专业意义。若这种差别在专业上已经非常重要，应考虑继续扩大样本量，直至随机发生这种差别的概率 $< 5\%$。当基本统计量的差别较小而样本量很大时，往往发现组间差异有统计学意义，此时应特别注意组间差异在专业上有无意义；若这种差异在专业上并无重要意义，即使 P 值 < 0.05，下结论时也要慎重。

（二）统计分析结果不准确

有些论文中未作任何统计分析，仅根据样本数据的大小，得出某组与另一组之间的差别有显著性的结论；或者虽然作了统计分析，但未介绍所选用的统计分析方法及统计量值，仅仅给出了 P 值。

（三）对关联和因果的解释不恰当

科研的推理不仅要看两变量相关是否显著，而且要看生物学上是否合理。为保证因果推理正确，不仅要求进行随机抽样、对照试验，还需要对所研究领域有广博深厚的专业知识。如偏回归系数决定有无统计学意义，但不能决定变量的重要性，而标准化回归系数的绝对值大小说明变量的重要性。

随堂测 8-4

小 结

　　本章主要介绍了不同类型资料的统计描述方法、统计分析方法与统计图表的绘制方法。计量资料在进行统计处理前，须判断资料是呈正态分布还是偏态分布。正态分布计量资料采用均数 ± 标准差、最大值、最小值等统计描述指标，偏态分布资料采用中位数、四分位数间距、最大值、最小值等统计描述指标。计数资料一般采用频数、率、构成比、相对比统计描述。等级资料多采用频数、率、构成比等指标描述。

　　不同类型资料主要根据研究目的不同选择不同的统计分析方法。正态分布计量资料比较样本均数与总体均数的差异采用单样本 t 检验。两个独立样本均数比较（如方差齐性）采用两个独立样本 t 检验；方差不齐采用两个独立样本 t' 检验。配对样本均数比较采用配对样本 t 检验。多个独立样本均数比较采用单因素方差分析。偏态分布计量资料与等级资料采用非参数检验。计数资料两个独立样本率或构成比比较，若 $N \geq 40$，$T \geq 5$ 时采用四格表卡方检验；若 $N \geq 40$，但如果 $1 \leq T < 5$，卡方校正检验；若 $N < 40$ 或 $T < 1$，采用 Fisher 确切概率法。相关关系是探讨两变量间的相互关系，无自变量和因变量之分。回归分析是探讨两变量的从属关系，因变量随自变量变化而变化。当因变量为计量资料时，采用多元回归分析；当因变量为二分变量时，采用 Logistic 回归分析。

统计图表的呈现主要根据资料类型与呈现意义确定。直条图主要用于多个类别的统计指标的比较，适用于分类变量、离散型数值变量。饼图主要用于描述或比较单个或多个构成比，适用于分类变量。散点图主要描述连续型数值变量之间的相关关系，适用于连续型数值变量。

 思考题

1. 简述 t 检验的三种类型及其各自的适用条件。

2. 简述方差分析的前提条件。

3. 简述非参数检验的适用范围。

4. 常用统计图有哪些？它们的适用条件是什么？

5. 某研究小组欲研究"压力接种训练干预联合常规药物治疗对慢性心衰患者心理功能与心功能的影响"。研究人员将患者66例按随机数字表分为观察组（$n=33$）和常规组（$n=33$），常规组给予常规药物治疗，观察组在此基础上给予压力接种训练干预，比较两组干预前、干预3个月后的心理弹性水平（采用心理弹性量表）、抑郁情况 [采用汉密尔顿抑郁量表（HAMD）]、左心室射血分数、心功能（Ⅰ级、Ⅱ级、Ⅲ级）发生情况。人口学资料记录患者的性别、年龄、文化程度、体重等。

（李鸿艳　郭道遐）

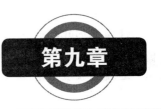

质性研究

第九章

第九章数字资源

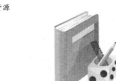

导学目标

通过本章内容的学习，学生应能够：

◆ **基本目标**

1. 描述质性研究的概念、哲学基础和特征。
2. 区分不同类型的质性研究设计的定义、目的及适用范围。
3. 列出实施质性研究的步骤和注意事项。

◆ **发展目标**

1. 区分量性研究和质性研究，并基于研究目的正确地选择研究设计。
2. 运用质性研究信度和效度提升策略做好质量控制。

◆ **思政目标**

具有自我反思、自我剖析和勇于创新的精神。

案例 9-1A

2021 年 5 月 11 日，国家统计局发布了第七次全国人口普查主要数据。数据显示，我国 60 岁及以上人口为 26 402 万人，占 18.70%。近些年，随着人口老龄化程度逐步加深，养老模式也逐渐成为热议话题。社区互助养老是指以社区为单位，整合社区内能自理的低龄老年人及养老资源，让低龄老年人实现自助、互助的养老形式。研究者通过查阅文献发现，目前该领域研究主要集中在主观意愿的横断面调查，因此，对该人群互助养老的认知情况及参与动机进行研究是十分重要的。

请回答：

1. 什么样的研究设计更有利于探究该主题？
2. 应该选择哪种类型的研究？如何进行研究设计？

随着护理专业的发展，有关护理学研究方法的探讨和运用在不断深入。我国护理研究长期以来以量性研究为主导，但由于护理专业更多地关注人的整体性，注重人的心理、社会层面，因此质性研究在护理专业的重要性也就越来越突出。

180

第一节　概　述

质性研究在社会科学和行为科学中已被普遍应用，用于理解人类社会独特的、变化的、整体的本质和特征，其在护理领域的应用直到 20 世纪 80 年代初才开始。质性研究注重对事物或现象的整体的和深入的理解，以整体性、情景性、自然性和文化契合性为特点，受到护理学界的广泛关注。质性研究在深入理解人类的体验（如疼痛、关怀、无力感、舒适）方面非常有意义，因而在护理领域的应用日趋广泛。

一、质性研究的概念

质性研究（qualitative research）又称质的研究，或称定性研究，它具有探索社会现象、对意义进行阐释以及发掘整体和深层社会文化结构的作用。质性研究以研究者本人作为研究工具，在自然情景下采用多种资料收集方法对社会现象进行整体性探究，使用归纳法分析资料，通过与研究对象互动，对其行为和意义建构获得解释性理解。质性研究在自然情境下发生，对个人的生活世界以及社会组织的日常运作进行观察交流、理解、体会和解释，它的目的不在于验证或推论，而是在于探索深奥、抽象的经验世界的意义，研究过程重视被研究者的参与及观点的融入。

知识链接

质性研究在护理领域的发展

自从 20 世纪 80 年代初质性研究被美国护理学家引入护理领域之后，在各国发展得比较迅速。在护理领域，研究者发现，越来越多的问题仅用量性研究已无法得到很好的解决和解释，而质性研究具有其独特的优势，对事物或现象进行整体且深入的研究，通过揭示事物内涵来认识事物，因此护理研究人员逐渐开始运用质性研究来解决一些研究问题，质性研究在护理专业的重要性也就越来越突出。

目前，我国护理领域的质性研究进入了迅速发展阶段，文献数量呈逐年增加趋势，尤其是 2007 年以后，文献数量几乎呈直线增加。2007—2016 年发文量排名前 10 位的国家中，中国排名第 7 位，提示质性研究在我国护理科研领域越来越受到重视。

引自：瞿佳，翁雪玲，高玲玲. 护理质性研究文献计量学分析 [J]. 护理研究，2018，32（10）：1637-1639.

二、质性研究的哲学基础

质性研究来自多种哲学观与多个社会理论，受到不同社会思潮、理论和方法的影响。在质性研究中也存在很多不同的建构理论的方式，研究者个人所受训练的流派不同、看问题的方式不同、研究的情境不同，都可能采取不同的对待和处理理论的方式。以下主要从建构主义、后实证主义、批判主义三种理论取向剖析质性研究的理论基础。

（一）建构主义

建构主义（constructivism）在本体论上持相对主义的态度。在建构主义者看来，"事实"是多元的，是社会的建构。建构过程必然受到主体的影响，隐含着个体的价值观念。文化价值观、社会意识形态和生产方式等都会对建构过程产生影响。因此，用这种方式建构起来的"事实"不存在"真实"与否，而只存在"合适"与否的问题。建构主义具有 3 个主要特征：①在本体论上持相对主义的态度；②在认识论上主张交往互动；③在方法论上具有阐释与辩证取向。

建构过程的多元化和方法多样化主张契合了质性研究的需要。质性研究扎根于具体的文化情境，在社会互动和人际交往中，在动态和发展的过程中了解研究对象的主体体验。研究者与研究对象之间是互为主体的关系，研究结果是由不同主体通过互动而达成的共识。"事实"的意义并不是客观地存在于研究对象，而是存在于研究者和被研究者的关系之中。对建构主义研究范式而言，研究的目的不是找出人类各种社会现象或行动的真实本质，而是在于说明和诠释这些现象是如何被构建的。

（二）后实证主义

19 世纪初叶，法国哲学家和社会学家孔德（August Comte）创立了实证主义哲学，提出用实证方法研究社会世界。实证主义以传统自然科学的归纳和演绎逻辑为基础，寻求各个研究领域的统一规范性法则，试图将世界和自然纳入"合理"的秩序中。后实证主义（post-positivism）是一种"批判的现实主义"，区别于实证主义哲学。质性研究更多的是将后实证主义的内容列入实证主义框架，以奠定质性研究的理论基础。在本体论上，后实证主义者认为客观实体是存在的，但是其真实性不可能被完全描述，即客观真理虽然存在，但是不可能被人们完全证实；在认识论上，后实证主义者认为我们所了解的"事实"只是客观实体的一个部分或者一种表象，研究通过一系列细致、严谨的手段和方法对表象进行"真伪"辨识，而逐步接近客观真实；在方法论上，后实证主义采取的是自然主义的做法，强调在实际生活情境中收集资料。

陈向明认为，可以将后实证主义分为"唯物的后实证主义"和"唯心的后实证主义"两类。前者认为事物是客观存在的，不以人的主观意识而有所改变，由于目前人的认识能力有限，因此不可能认识其真实面貌。后者认为客观事实客观地存在于被研究者那里，如果采取"文化主位"的方法，便能够找到客观事实。他们大都采用质性方法，到实地自然情境下了解被研究者的观点和思维方式，然后在原始资料的基础上建立理论。

后实证主义范式指导下的研究重视运用直觉判断和个人洞察力获取知识的思维方法，关注个人的主观感受，认为社会现象实际上为个人主观经验。因此，以个人的感官和良知来研究事物，探讨个人的主观经历、表现出来的意义和语言解释等。这种观点所分析的对象为组织内的记号和现象，并认为不存在客观的组织法则，描述范式起着某种表达或表现的作用。

（三）批判主义

批判主义（criticism）的代表是法兰克福学派（Frankfurt School）、黑格尔（G. W. F. Hegel）、马克思（Karl Heinrich Marx）和弗洛伊德（Sigmund Freud）。本体论上，批判主义认为，现实中存在矛盾，矛盾使事物变化，形成否定之否定。批判主义所持的是一种"历史的现实主义"，认为真实的现实是由社会、政治、文化、经济、种族和性别等价值观念塑造而成的。在认识论上，批判主义提倡主观的认识论，研究结果受到价值观念的过滤。研究目的是唤醒人们的真实意识，去除虚假意识。在方法论上，批判主义提倡平等对话，解脱潜意识所造成的情绪困扰。它批评科学的自我误解，并认为理论与实践之间不是直接的关系，必须通过意识的启蒙。

批判主义的主要假设是认为事物的本质存在于现实的否定之中，着眼于分析现存社会的矛盾，否定现存社会世界的合理性。批判主义的主要特征包括：①批判理论高举批判的旗帜，把批判视为社会理论的宗旨，认为社会理论的主要任务就是否定，而否定的主要手段就是批判。②反对实证主义，认为知识不只是对于"外在"于那里的"世界"的被动反映，而是一种积极的建构。③通常运用将日常生活与更大的社会结构相联系起来的方法来分析社会现象与社会行为，注重理论与实践的结合。

批判理论指导下的研究重视研究者与研究对象的对话，通过研究者与研究对象之间的平等交流，逐步去除研究者的"虚假意识"，达到意识上的真实，也同时试图通过对话和交流来消除研究对象对"现实"的无知和误解，唤醒他们在历史过程中被压抑的真实意识，逐步解除那些给他们带来痛苦和挣扎的偏见，提出新的问题和看问题的角度。

三、质性研究的特征

质性研究的设计没有严格的限定，可在整个研究的过程中获得发展和变化。由于很多现实或观点往往在研究开始时并不为人所知，研究者在研究过程中需对研究现象做出积极反应，根据现实或研究对象的观点调整探索的内容和方法。质性研究有多种研究方式，如现象学研究、扎根理论研究、人种学研究、个案研究，它们都具备以下基本特征。

1. 灵活性和整体性 质性研究的设计具有灵活性，可在研究者进入研究情境后根据所获得的信息进行调整；质性研究具有整体性，深入探索事物的内涵和实质，而不只是截取某一个片段。

2. 关注现象和社会情境 质性研究为非干预性研究，研究者关注特定的现象和社会情境，其目的是了解事物或现象的本质，但不对此作预测和改变；质性研究要求研究者非常熟悉所研究的情境，甚至需要在此情境中生活或工作一定的时间。

3. 资料收集方法多样 质性研究一般不设计资料收集的方法，无特定的资料收集工具，一般认为研究者即是研究工具，应用一种或综合应用多种资料收集的方法，如访谈法、观察法、文字资料收集法。

4. 资料收集和分析同步进行 质性研究的资料收集与资料分析往往同步进行，是一个循环的过程，初步的分析有助于确定下一步的研究策略、何时完成资料收集工作等，最终形成适合于所研究的现象和情境的结论或理论。

从以上特征可以看出，质性研究是通过研究者和被研究者之间的互动对现象进行深入、细致、长期的体验，然后对现象的"本质"得到一个比较全面的解释性理解。

随堂测 9-1

科研小提示

质性研究的研究热点

目前，我国护理领域的质性研究主要的研究热点为患病人群（慢性病、获得性免疫缺陷综合征、癌症患者）、照护者、孕妇、护士及护生的体验，研究主题包括心理健康、安宁疗护、护理教育、健康促进、社会支持等方面。护理质性研究理论及方法以及护理管理、教育等方面是近年来护理质性研究的热点方向。

四、质性研究与量性研究的区别

护理研究根据研究性质可分为量性研究和质性研究。由于不同的哲学观和认识事物的方法，两者有根本的区别。量性研究建立在实证主义哲学观基础上，遵循客观的原则去认识和验证事物。在研究过程中，强调科研设计的严谨，极力排除干扰因素及研究者本人对研究的影响。质性研究则基于建构主义或者批判主义的观点，认为认识事物的最佳方法是去经历和体验这一事物或者过程，强调从当事人的角度了解他们的看法，注意他们的心理状态和意义建构，并重视研究者对研究过程的参与和结果的影响，要求研究者对自己的行为进行不断反思。

量性研究和质性研究各有其优势和劣势。前者比较适合在宏观层面对事物进行大规模的调查和预测，对研究变量进行控制、干预，以验证已有的理论和假设，找出必然规律；而质性研究比较适合在微观层面对个别事物进行细致、动态的描述和分析，善于对特殊现象进行探讨，以求发现问题或提出新的看问题的视角。两者的基本区别列于表9-1。

表 9-1 质性研究与量性研究的区别

特点	质性研究	量性研究
理论基础	人道主义和自然主义	主张实证主义
特性	注重主观性体验	注重客观性
目的	探索、描述、理解和剖析现象，有助于发展理论	描述变量，检测变量间的因果关系，可预测和控制研究对象
研究者的角色	研究者作为资料收集工具参与研究过程中	研究者不会参与被研究的活动中
研究情境	在自然状态下开展	在自然状态下或者在标准实验条件下开展
设计	通常采用非干预研究，且根据收集的资料灵活调整设计方案	有具体的设计方案，严格按设计方案实施
抽样和样本量	目的抽样，样本量无法事先确定，需根据信息收集情况进行样本量和抽样方法的调整	强调随机抽样，需用公式推算样本量
资料收集方法	以形成文字形式资料为主，采用多种资料收集方法，如半结构式访谈法、观察法、文字资料收集法	以收集数据形式的资料为主，多以结构式问卷法、测量法为主
推理方法	归纳推理	演绎推理或者归纳推理
结果报告	以丰富的文字陈述结果	用数据分析报告结果

（张会君）

第二节 质性研究设计方法

在护理领域中，常用的质性研究方法有描述性质性研究、现象学研究、扎根理论研究、人种学研究、历史学研究、行动研究、个案研究及叙事研究等。尽管不同的质性研究方法各自的侧重点不同，但其共同目的都是探索和理解事物独特、动态的整体本质和意义。本节将重点介绍描述性质性研究、现象学研究及扎根理论研究。

一、描述性质性研究

（一）定义及适用范围

描述性质性研究（descriptive qualitative studies）常用于了解事件相关的人物、内容、问题等。虽然描述性质性研究已广泛应用于各学科领域，然而在众多介绍质性研究方法的文献中，针对这一研究并没有非常具体、清晰的描述。描述性质性研究采取自然探究的方式，强调研究现象本身，对于实践者或政策制定者所关心的问题，描述性质性研究更倾向于获取对这些问题最直观和本质的回答。

描述性质性研究对资料的分析往往无须达到解释的深度，更多是通过通俗的语言对事实进行陈述。但也有观点认为在描述性质性研究中，研究者并非完全没有分析和解释。描述性质性研究并不是高度诠释性的，虽然在对资料的诠释程度上，描述性质性研究的深度不及现象学研究或扎根理论研究，但它比量性描述性研究更具有诠释性。

（二）研究目的和研究问题

描述性质性研究的主要特点是阐述事实，致力于深入了解这一现象及参与者的观点、方法，最终形成富含参与者评论的调查结果，当研究目的是获取对研究现象最直接的描述，研究者想知道研究现象由哪些因素构成时，描述性质性研究是比较合适的研究方法。在护理领域中，当护理人员期望直接描述体验，获得直接的答案用于解答某些问题，或期望澄清、发展量表的概念时，例如从患者、家属或护理人员的角度了解什么是人文关怀，探索安宁疗护护士的角色和核心能力，基于针对某个问题的访谈资料提取量表条目时，可考虑选用该方法。

二、现象学研究

（一）定义及适用范围

现象学研究（phenomenological research）是针对某种特定的现象，分析该现象中的内在成分和外在成分，把其中的主要要素提炼出来，并探讨各要素之间及各要素与周围情境之间关系的一种质性研究方法。其既是一种哲学，也是一种科研方法，旨在探索和描述人类日常生活体验，以了解其含义，在现象中直接捕捉本质。

现象学家最关心的是人类的体验如何，特别是哪些事物对人们是至关重要的，是什么构成人们的生活世界。现象学认为人类体验意义深远。在认识社会现象时强调开放性，对现象追根究底，在自然状态下将其放入背景中进行整体考察，寻找现象间的关联，探索生活经验的本质。这与护理学的整体观念是一致的。现象学在护理知识的发展及护理实践中扮演了很重要的角色。护理根植于生理、心理、社会、精神等整体的信念系统，整体护理是护理方法的根本。而现象学研究要求从整体的角度分析现象，不主张把现象割裂成几个部分，强调在自然状态下把社会现象放在背景中进行整体考察，找出现象之间的关联，从而有利于从不同的角度认识研究对象，这与护理学的整体观念相一致。

（二）研究目的和研究问题

现象学研究的目的是描述人类生活经历的固有特性和本质。研究者首先进入现场，认识和研究事物时，要抛弃自己原有的种种理论框架，不要以预先设定的观点来对事情做出判断，而是以一种对现象高度的敏感性来全身心地投入到现场中，使现象不断地显现出其本质。在护理领域中，现象学研究主要用于探究与健康和疾病有关的价值观、世界观等主观认识或生活体验。人类对健康和疾病的体验为护理学提供了大量的现象学问题。例如，与人类生活经验相关的探讨，如恐惧、压力、老化的体验，更年期女性的生活体验；与患者体验有关的探讨，如疼痛的意义、癌症患者的体验、失去身体某一部分患者的生活体验；与照顾者体验相关的探讨，如新护士长的体验、实习护生的体验。

知识链接

现象学研究方法

现象学有许多不同的学派，其中描述性现象学和诠释性现象学是其基本方法。描述性现象学由 Husserl 创立，而诠释性现象学由其学生 Heidegger 发展起来。现象学派别不同，其哲学基础也有所差异，以 Husserl 为先导的描述性现象学起源于心理学，其强调"认识论"，关注的是人类意识所能感知的体验并对此加以描述；而 Heidegger 所倡导的诠释性现象学则强调"本体论"，其哲学理念可概括为"存在于世"，旨在理解人的"存在"，关注的是人类本身及其生存环境，强调在对某现象充分理解的基础上领会生活体验背后的含义，继而进行解释。

三、扎根理论研究

（一）定义及适用范围

扎根理论（grounded theory）是由社会学家格拉塞（Barney Glaser）和斯特劳斯（Anselm Strauss）于 20 世纪 60 年代提出的一种通过系统、同步收集和分析资料，不断比较，与资料互动，从资料中衍生出理论的方法。扎根理论使用了一套既系统又灵活的步骤，这为质性研究提供了研究策略与分析方法。

扎根理论适用于研究开放、灵活、宽泛，来源于研究对象且人们所知甚少的过程类问题或体验类问题。在研究开始之前，研究者心中不存在一个预先构想好的理论假设，而是直接从原始资料入手，通过编码进行归纳、分析，对各种可能的理论性解释持开放态度，之后超越归纳性分析，回到资料中核实，最终对资料建立尝试性诠释，形成理论或理论性解释。

（二）研究目的和研究问题

扎根是指研究得出的理论是以资料为基础的，从资料中提炼而来。该方法学以社会学中的符号互动论为基础，探索人们如何定义现实，他们的信念如何与他们的行为相联系，聚焦于人们的互动过程，探索人类的行为和社会作用，解释了为什么个体努力使自己的行为适合他人的行为。扎根理论关注社会过程和社会结构，以及社会发展和演化过程，其主要目的是对现实中的现象进行深入解释，并概括为理论。

扎根理论研究是一种自下而上建立理论的方法，一定要有情境资料的支持，但是它的主要特点不在其经验性，而在于它从实践中抽象出新的理论和思想。扎根理论研究者认为，只有从资料中产生的理论才具有生命力，如果理论与资料相吻合，理论便具有了实际的用途，可以被用于指导人们具体的生活实践。例如应用扎根理论的研究方法探讨癌症患者坚强特质的促进因素和转归；运用扎根理论研究烧伤患者心理弹性的产生过程，得出烧伤患者心理弹性产生过程、阶段及内外保护性因子，建立心理弹性产生过程的框架图。

四、其他质性研究方法

（一）人种学研究

人种学研究（ethnographic research）又称民族志（ethnography）研究，是对人们在某种文化形态下的行为的描述和解释。在健康照护领域，人种学研究适合于探讨不同文化环境中人们的健康信念、健康行为、照护方式等，用以研究文化对护理行为及其中的观点、信念、方法的影响，探索护理本身的文化特性、临床过程以及护患关系。人种学研究关注对人群的研究，努力理解一群人如何共同形成并维持一种文化，旨在将文化中隐藏的意义表现出来。要认识一种文化，既包括了解形成这些文化的人，知道他们说什么、做什么、有哪些习惯、有何种信仰，又包括了解人们彼此关系如何，如何解释他们的经验。研究者要深入田野，参与到当地人的日常生活中，通过周密访谈，观察并记录其所见、所闻、所感、所思，详细记叙和描述各个社会的文化及过程，试图探索该群体或文化的"整体性"态度、模式和生活。通过人种学研究，可以收集到详细且深层的文化相关情景资料，从而更好地理解某特定人群的行为以及复杂的社会。

人种学研究的主题可以是某个特定人群中尚未得以描述的特定文化议题，如儿童健康观念的习得；可以是特殊的理论问题，如健康行为与信念的文化冲突；也可以是某个尚未被人类学家研究的已知存在人群；还可以是寻找可能的解决方法的实践性问题，如某妇女群体中避孕方法的低使用率问题。在确定研究问题之后，研究者需要对问题进行陈述，说明对某一文化进行描述和阐释的原因。

（二）行动研究

行动研究（action research）是行动者采用科学的方法对自己的行动所进行的研究，是行动者为解决自己实践中的问题而进行的研究，是行动者对自己的实践进行的批判性思考。行动研究是"行动"和"研究"两个词的结合，但实际上它并不是一种研究方法，而是研究的一种方式、取向或看待研究的一种视角。行动研究一方面能够解决当时情境下人们的实际问题，另一方面可实现社会科学研究的原本目的，如理论贡献。这类研究方法适宜探讨社会情境中的实际问题，从广义上讲，只要从特定情境出发，研究者和实践者一起合作、共同行动，采用科学的研究方法解决某个实践问题，都可以采取行动研究方法。具体而言，在临床护理方面，患者究竟希望护理人员提供哪些层面的专业性支持？在护理管理方面，什么样的管理方式能够调动被管理者的积极性而取得较好的预期效果？凡此种种问题，都可以通过行动研究进行探讨。行动研究在西方已相当普遍，而我国学者对此的关注时间不长，且多集中在教育学领域。

（三）个案研究

个案研究（case study）起源于一种个案所得的资料变成教材的教学方法。个案研究最初用于医学和教学领域，用于研究患者案例，而后逐渐扩大到心理学、社会学、人类学、经济政治学、护理学领域。个案是研究的中心，对这个特定的、有清晰界限的个案，需要限定其时间、地点、范围，要掌握有关的情境背景，要收集与个案有关的大量多样化的资料来深度描画。

在质性研究中，当需要回答"怎么样""如何""为什么"这类更富有解释性的问题时，研究者需要追溯相关事件，找出联系。当研究者几乎无法控制研究对象时，或关注的焦点是当前现实生活中的实际问题时，适合运用个案研究的方法。也就是说，个案研究偏重于对当前事件的研究。具体来说，个案研究适用于对一个广为接受的理论进行验证、批驳或扩展，判断某个理论是否正确。例如，是否存在比这个理论更恰当的理论；对某一极端个案、独特个案、不常见个案进行分析；研究有代表性的典型个案，了解典型个案出现的环境和条件，以加深对同类事件的理解；研究启示性个案，对之前极少进行过深入的观察和研究的现象进行研究；研究纵向个案，对两个或多个不同时间点上的同一个案进行研究，反映其在不同阶段的变化情况。

（张会君）

第三节　质性研究对象的确立

质性研究目的多为探索意义和揭示多元现实，而非推广到目标人群，故质性研究者关注的不是样本量的多少，而是所选择的研究对象是否能提供丰富的信息。选择对象的主要标准是他是否经历过所研究的现象或处于所研究的文化中，其他因素（如费用、可及性、研究者和研究对象语言的相容性）也可影响研究对象的选择。

案例 9-1B

经过文献研究及专家咨询，研究团队最终采用质性研究中的现象学研究，采用半结构式访谈对社区低龄老年人进行一对一深入访谈。采用目的抽样法，以某市某社区符合纳入标准的低龄老年人为研究对象。在向研究对象解释本研究的目的和意义，并签署知情同意书后正式开展研究。

请回答：

1. 在研究过程中，怎样选择研究对象才能保证研究结果的全面性？
2. 在该项研究中，如何确定最终的样本量？

一、质性研究对象的选择

（一）选择研究对象的特点

研究对象的选择并不强调随机抽样，随机抽样并不一定选中能够提供最多信息的对象，质性研究需要的研究对象是对研究现象了如指掌，能够清晰、明白地讲述，善于思考以及愿意对研究者详细讲述的人。研究对象数量一般比量性研究少，以 10～20 人多见，以便研究较深入地开展。研究对象并非事先预定的，他们的选择可能根据概念化的需要，在资料收集过程中进行调整。

（二）抽样方法

1. 便利抽样（convenient sampling） 往往用于质性研究初期，尤其是当研究者希望在较大的人群范围内或社区里可能的研究对象能够自告奋勇地出现时。例如，需了解月经周期紊乱的人的经历，但难于寻找这些人。研究者可以通过在公告栏、报纸或网络上发布通知来招募月经周期紊乱的人与之联系。便利抽样省时、省力，但并非首选，因为其并不一定能达到质性研究的选样初衷，即选择提供最多信息的人，且会影响到研究的可信性。

2. 滚雪球抽样（snowball sampling） 即由被研究者介绍其他的研究对象。滚雪球抽样比便利抽样更具成本效益和实用性。通过介绍人的引荐，研究者更易获得下一位研究对象的信任。研究者更易指定他们希望的下一位研究对象应具备的特征。滚雪球抽样在调查某些排外的团体，如吸毒者、性工作者，更能体现出其优势。缺点是通过滚雪球抽样最终获得的研究对象往往是来自一个相当小的群体里的熟人；介绍人是否信任研究者、是否真正想与研究者合作将影响被推荐人的质量。

3. 目的抽样（purposive sampling） 又称立意取样，即选择最有利于研究开展的案例，在质性研究中得到较普遍的运用。目的抽样具体的策略有多种，最常用的有下面几种。

（1）典型个案抽样（typical case sampling）：选择研究现象中那些具有一定典型性的个案，目的是了解研究现象的一般情况。在质性研究中，对典型个案进行研究不是为了将其结果推论到从中抽样的人群，而是为了说明在此类现象中一个典型的个案是什么样子。例如要探索乳腺癌患者的生活体验，则选取一个典型的患者，请她讲述自己患病和康复的过程以及感受。

（2）极端个案抽样（maximum variation sampling）：选择研究现象中非常极端的、被一般人认为不正常的情境进行研究。虽然这种现象比较极端，不具有代表性，但可丰富正在形成的概念，可加入研究对象的不同观点。例如，欲了解临床护士日常工作中同理心的运用情况，可选择患者最喜欢的和最有意见的护士进行访谈。

（3）分层目的抽样（stratified purposive sampling）：在这种抽样方法中，研究者首先将研究现象按照一定的标准进行分层，然后在不同的层面上进行目的性抽样。分层目的抽样旨在了解每一个同质性较强的层面内部的具体情况，以便在不同层次中进行比较，进而达到对总体异质性的了解。例如，欲了解护士离职的原因，为了对不同特征的护士有一个总体的了解，可按职务、学历、科室等标准进行分层，从不同层面选择相应的护士，探究他们离职的原因。

（4）同质性抽样（homogeneous sampling）：选择一组内部成分比较相似（即同质性比较高）的个案进行研究。同质性抽样旨在对研究现象中某一类比较相同的个案进行深入探讨和分析，常用于小组焦点访谈，通常选择数位背景比较相似的被访者在一起就共同关心的问题进行探讨。

（5）效标抽样（criterion sampling）：是指事先为抽样设定一个标准或一些基本条件，然后选择所有符合这个标准或这些条件的个案进行研究。例如，欲研究不具备剖宫产术指征的孕妇为何选择剖宫产术，研究者事先明确剖宫产术的指征，此时抽样的标准即是在不符合这些标准的孕妇中选择研究对象进行访谈。

4.理论抽样（**theoretical sampling**） 常用于扎根理论研究，在资料收集的过程中产生理论，研究者结合了收集、编码、分析各步骤，初步形成的结果决定了下一步收集什么资料，去哪里寻找这些资料，因此理论抽样是为了促进理论的形成。理论抽样并非单一、线性的，要求研究者在资料和正在形成理论的类属之间多次往返。格拉泽（Glaser）强调，理论抽样不同于目的抽样，理论抽样旨在发现类属及其属性，并建立类属之间的关系。例如，在资料收集的过程中，被访者提到生病后，她意识到自己应该"活在当下"，研究者在备忘录中记录道："活在当下，是什么意思？具有什么特征表现？其促进因素和结果分别是什么？"研究者除继续追问这位被访者对于"活在当下"的解释之外，还通过理论抽样寻找其他研究对象，尤其是被认为符合"活在当下"特征的研究对象进行访谈或观察，以扩充和丰富这个概念。

二、质性研究样本量的确定

在质性研究中，样本量的多少基于资料饱和（data saturation）原则确定，即在资料收集和资料分析同时进行的过程中，会出现即使再增加样本量，也没有新的信息或内容呈现出来。在质性研究中，当资料饱和现象出现时，即可停止资料的收集。因此，关键是获得了足够的深入资料，用以说明研究现象。确定资料是否真正饱和经常会困扰研究者，建议研究者发现资料似乎重复出现后，再增加 1 ~ 2 个案例，以确保没有新的信息出现。同时应注意，饱和是一个相对的状态，研究者还必须随着研究进程的进展，通过反复比较，提取类属和主题，构建主题和意义，不断反省是否还需要进一步纳入新的研究对象。

样本量的大小受很多因素的影响。第一，受研究问题的范围影响。研究问题的范围越广，不仅需要访谈更多的经历这个现象的人，还需要寻找其他的补充资料者，因此在研究开始前，研究者需要考虑到研究问题的范围及潜在的所需要的资料量。第二，受资料质量的影响。如果研究对象是一个出色的信息提供者，能够反思自己的经历，进行有效交流，那么相对很小的样本量就可以达到饱和，因此便利抽样可能比目的抽样或理论抽样需要更多的案例。第三，受研究现象的敏感性的影响。如果研究主题属于非常私人或尴尬的问题，研究对象可能较勉强地与研究者分享他们的想法，因此要深入理解一个敏感的或有争议的现象，需要更多的资料。

在质性研究中，增加样本量可以产生更多的资料，但有时更长时间或更具深度的访谈（或观察），或多次访谈同一个对象可以获得深入、丰富的资料。重复访谈不仅可以产生更多的资料，而且可以提高资料的质量，但重复访谈的前提是研究者与研究对象已建立了信任的关系。因此，纵向的质性研究则需要较少的参与者，因为在追踪每名研究对象经历变化的过程中，都可获得更多的信息。

随堂测 9-2

（张会君）

第四节 质性研究资料收集方法

质性研究应用多种方法收集资料，包括访谈法、观察法、文字资料收集法等，其中以访谈法和观察法最为常用。研究者可单独应用其中的一种方法或同时应用几种方法来收集资料。

> **案例 9-1C**
>
> 　　研究团队按照纳入及排除标准、应用目的抽样法从某社区抽取低龄老年人作为研究对象，采用半结构式访谈法进行一对一深入访谈，从低龄老年人的角度，了解他们对互助养老的认知和参与动机，以期为提高社区低龄老年人互助养老参与度提供参考。
>
> 　　**请回答：**
> 　　1. 如何设计访谈提纲？
> 　　2. 如何实施访谈？访谈时的注意事项有哪些？

　　访谈法是研究者通过口头谈话从受访者那里收集第一手资料的资料收集方法。不同于日常谈话，访谈是一种有特定目的、按照一定规则实施的研究性交谈，形式灵活且开放，基于访谈者和受访者之间的信任关系，聚焦受访者实际的经历和情感进行访谈。访谈法在质性研究中最为常用，其按照访谈人数分为个体访谈和焦点小组访谈，平时常提及的访谈法多数情况下指的是个体访谈，即针对一名受访者的一对一访谈。如果是针对多人实施的小组访谈，则需要明确提出应用的是焦点小组访谈。

一、个体访谈

（一）访谈分类

　　根据访谈提纲的有无或访谈提纲的详细程度，可以将访谈分为结构式访谈、半结构式访谈和非结构式访谈。质性研究中最常用的是半结构式访谈。

　　1. 结构式访谈（structured interview）　访谈者严格按照访谈提纲的内容和顺序进行提问，常见于量性研究中研究对象阅读或书写有困难时，由访谈者依次读出问卷中的问题。

　　2. 半结构式访谈（semi-structured interview）　研究者对自己所研究的现象有比较具体的认知，他们知道需要问什么，问题来自研究者，答案来自受访者，但受访者的回答是无法预测的。半结构式访谈由访谈者推动，访谈者事先准备好访谈提纲，受访者在访谈提纲框架下回答问题。半结构式访谈的访谈提纲由一系列与研究主题相关的开放式问题组成。半结构式访谈有助于访谈者获得大量所需的信息，适用于访谈技巧不太熟练的访谈者。

　　3. 非结构式访谈（unstructured interview）　又称开放式访谈。研究者对自己所研究的现象没有明确的认知，不知道具体问哪些问题，问题和答案均来自受访者。一般在研究过程的早期发生，不需要提前拟定访谈提纲，而是以受访者讲述自己的故事为主。研究者通常以一个与研究主题相关的宽泛的问题开始，然后根据受访者的回答将问题逐渐聚焦。

　　除上述三种访谈类型外，质性研究中另外一种常用的资料收集方法是深度访谈（in-depth interview）。深度访谈指访谈者与受访者之间进行面对面的互动式交谈，达到意见交换和构建意义的目的。访谈者借由访谈的过程与内容，了解受访者对问题的想法与态度，也可通过问、答双方的互动过程对问题加以澄清，以确认受访者内心的真实感受与行为认知。深度访谈的结构不如半结构式访谈，可能只涉及一两个问题，或者仅包括几个主题相关的开放型问题。这种类型的访谈用于详细探讨受访者自己的感受和认知。此方法适用于对鲜为人知的现象获得深入的理解，或用于了解复杂、抽象的问题，通过深度访谈，获取研究对象对研究现象或问题的深层次了解。

（二）访谈的特征

　　质性访谈需要以严格的方式实施，以确保访谈的可靠性和有效性。这意味着研究结果要能够回答研究问题，其反映的是研究对象的真实经历或看法，而不是研究者的偏见，因此访谈需要具备以下特性。

1．可重复性　即其他人使用相同的访谈提纲能获取类似的信息。

2．系统性　研究者按照科学、合理的方法进行抽样和收集资料，而不是只挑选支持自己先前设想的答案的研究对象或者资料。

3．可信性　研究者提出的访谈问题以及提问题的方式，能够对现象进行合理、真实的描述。

4．透明性　研究过程记录详细，以便读者能够明白资料的收集和分析方法。

（三）访谈实施前的准备

1．访谈问题易理解性　了解受访者的语言、文化和受教育程度，保证访谈问题的用词能够被受访者理解，避免应用专业术语。如果受访者不会讲普通话，只能用方言回答问题，那么应由一位能够和受访者说同一方言的研究者实施访谈，以保障访谈者和受访者之间的有效沟通。

2．准备好访谈提纲并进行预访谈　在正式访谈之前，应对初步拟定的访谈提纲进行预访谈，以了解访谈提纲的用词、长度和逻辑等是否合适，并基于预访谈反馈做出相应的修改。预访谈研究对象无需过多，一般 2 ~ 5 位即可。

3．预约访谈时间和地点　访谈地点应该容易找到、受访者能够方便到达，避免选在访谈者和受访者都陌生的地方、影响受访者真实表达的地方。例如，访谈患者对同病房病友的行为对疾病康复的影响的看法，不宜在病房进行。访谈环境应舒适、安静、便于录音、能够保护受访者隐私且不易被打扰。访谈时间应提前和受访者确定，在他们方便的时间实施访谈。

4．准备访谈必需品　如知情同意书、一般资料表、访谈提纲、笔记本和笔、录音设备，必要时准备致谢的小礼物、纸巾等。

5．访谈开始前的沟通　在访谈开始之前，应向受访者说明有关事宜，包括向受访者介绍自己、访谈的目的和程序、所需时间、自愿和保密原则、录音许可等。

（四）访谈提纲的拟定

访谈提纲是访谈中的主要工具，主要用于半结构式访谈，对访谈起直接的引导作用。访谈者应尽量参与到访谈提纲的拟定中，不仅应牢记访谈提纲中的问题，还应明白通过提问该问题期望得到哪些有效的信息。

拟定访谈提纲应该结合研究目的，在参考已有文献、研究小组讨论和专家咨询的基础上拟定，或者基于理论指导或者前期研究假设来拟定，并通过预访谈完善访谈提纲。访谈提纲的拟定应遵循以下原则。

（1）访谈提纲应根据研究目的确定，一般需列出访谈者认为在访谈中应该了解的主要问题和应该覆盖的内容范围。

（2）访谈问题应该尽量开放，使受访者有足够的余地选择谈话的方向和内容。

（3）访谈问题应该简单易懂、具有可操作性、易于回答，且数目不宜过多。

（4）访谈提纲应遵循一定的逻辑顺序，如时间顺序或从普遍到具体的顺序，将敏感问题放到最后。

（5）访谈提纲只是起到提醒的作用，访谈者在使用访谈提纲时一定要保持开放、灵活的态度，不可生搬硬套访谈提纲。

（6）访谈提纲应该根据预访谈情况或者实际情况随时进行修改，前一个受访者访谈的结果可以为下一个受访者的访谈设计提供依据。

随堂测 9-3

案例 9-1D

为了解老年人对互助养老的认知以及他们参与互助养老的动机，研究者根据前期的文献回顾、研究目的及 3 名专家咨询结果设计访谈提纲。经过对 2 名社区低龄老年人预访谈和课题组论证后，对访谈提纲进行完善并最终确定。具体提纲内容：①您认为什么是互助养老？②您是怎么看待互助养老的？③您参与互助养老的动机是什么？④哪些因素会影响您参与互助养老？

（五）实施访谈

在完成访谈实施前的准备工作之后，访谈者在与受访者约定的时间和地点实施访谈。在访谈开始之前，访谈者需要再次确认受访者的知情同意和录音许可，并告知受访者，如果他们觉得不舒服或不想继续，访谈可以随时停止。另外，应向受访者说明访谈需要的时间，质性研究的访谈一般为 0.5 ~ 2 小时，具体时间取决于访谈问题的多少和受访者回答内容的多少。

在访谈期间，应创造轻松、融洽的访谈氛围。在访谈进程中，访谈氛围是否融洽，对于受访者能否真实、清楚、全面地表达出访谈需要的信息至关重要。正确合理的访谈导入、亲切和蔼的表情、平易近人的态度和语言等会让受访者在轻松愉快的气氛中更容易表达出自己的真实想法。

怎样在访谈期间挖掘出对研究有用的深层次的第一手资料，对整个研究的深度尤为重要。访谈是一个访谈者和受访者双方沟通的过程，这一过程进行得是否顺畅，受访者能否在访谈者的引导下敞开心扉是衡量访谈能否成功的一个重要标准。如果一次访谈中受访者的回答仅是简单的"是""挺好的""没意见"，可以说这次访谈是失败和无效的。研究者要掌握一定的访谈技巧，避免这种情况的发生。这些访谈技巧包括如下方面。

（1）访谈刚开始，访谈者应通过寒暄或询问简单、尝试性问题帮助受访者放松，并尽快进入访谈状态。

（2）在访谈过程中，访谈者需要抓住受访者语言中模糊但对研究有意义的点进行有效追问。追问技巧可用于获取更多细节信息或澄清自己的理解，如"为什么这么想？""您能具体描述一下当时的情景吗？""还有谁在场？""您能举个例子吗？""您的意思是……，对吗？"

（3）访谈中，要对受访者理解有障碍的词语、语句用恰当的语言解释和说明，可采取客观的举例方式对其进行启发引导，避免访谈中出现各种模糊的回答，从而影响到研究的分析。

（4）做积极的倾听者，不轻易打断受访者的谈话，允许沉默，因为这会给受访者充足的思考时间。同时，适当做出回应，比如，认可、重复或总结受访者说的话。在适当的时候跟进访谈，并进行简单的总结，这其实是在告诉受访者，你一直在认真倾听。

（5）质性访谈和临床评估访谈不同，访谈者对受访者的回答要尽可能保持不评判，也不要刻意引导受访者去表达访谈者感兴趣的观点，更不要对受访者的观点提出异议。而是需要审视访谈者是否真正了解受访者的意思，而不是进行主观猜测。

（6）访谈者需要对受访者的需求保持敏感。例如，如果受访者身体虚弱或者听力不好，需要确保他们保持舒适，并提供必要的帮助。

在实施访谈的过程中，访谈者的一个重要任务就是依据访谈提纲进行提问。为保证有效、成功的访谈，提问问题需要遵循以下原则：①从一个主题相关的广泛问题开始访谈，逐渐细化和深入。②应用受访者可理解的语言，避免使用专业词汇或过于复杂的词汇，确保受访者理解访谈问题。③询问开放型问题，尽量少用封闭型问题，即要求回答的不仅仅是"是"或

"否"。④询问中立的问题，避免问有指向性或诱导性的问题。例如，不宜问："为什么没有给患者用吗啡？"而应问"你是如何决定是否给患者用吗啡的？"。⑤询问具体而非抽象的问题。例如，"你觉得在安宁疗护病房住院期间接受的服务怎么样？"而不是"你觉得安宁疗护服务怎么样？"。⑥使用具体的事件来帮助受访者理解。⑦敏感问题放在访谈的最后提问。⑧避免提问问题速度过快，这样可能会导致受访者回答肤浅。

在受访者回答完所有访谈问题之后，访谈者一般会问"您还有什么想说的吗？"或者"您还有什么想要分享的吗？"一方面，这给受访者一个补充信息的机会；另一方面，这预示着访谈的结束。

（六）访谈的记录

为了完整地记录访谈内容，在访谈过程中需要有录音或录像设备，但是笔记也是必不可少的。笔记可以记录访谈中因设备故障或环境问题导致的缺失的资料、访谈中受访者的语气及语速、音量和沉默时间的长短等信息。在访谈过程中，受访者的非语言性行为也可以通过笔记记录，包括衣着、打扮、表情、眼神，便于了解受访者所要表达的真实意思。另外，访谈者可将访谈过程中临时想到的追问性问题记录下来，以便后续提问，从而防止打断受访者的思路，同时也不会忘记需要追问的问题。在录音设备关闭之后，可通过笔记记录受访者补充的回答。访谈者也可以将临时想到的问题随时记录下来，便于后续提问。

二、焦点小组访谈

焦点小组访谈（focus group interview）指访谈者把多名受访者安排在一起组成团体，同时访谈。焦点小组访谈旨在鼓励小组成员和彼此交谈，而非向访谈者强调自己。在焦点小组访谈中，访谈者的主要身份不仅仅是提问者，还是主持人和中介人。访谈时，访谈者需聚焦讨论，让每个人都有发言的机会，要避免个别几个人主导访谈。访谈者除与受访者互动外，还需积极鼓励团体中小组成员之间的互动。

（一）适用情况

焦点小组访谈未必比其他方法收集的数据更真实，但焦点小组访谈可能是研究特定类型问题的最合适方法。如焦点小组访谈有助于更深入地了解社区的环境和社会结构，以及受访者的看法和知识是如何在社会环境中形成的，如对卫生服务的不满等问题，往往更容易在小组中讨论。

焦点小组访谈具有其独特的优势：①可以了解受访者如何相互交谈，并通过有目的地利用小组成员互动来生成数据。如在对一组包括医生和护士的医护人员的访谈中，如果护士很少表达看法，且往往同意医生的说法，那么访谈者需要注意到这些不平等的互动关系，这启示我们，在这种情况下，护士提供的信息可能是不可依赖的。②节约时间、在较短时间内获得丰富的信息，短期内获得多个受访者的观点，但易受个别人主导，易形成思维和访谈定势；③在焦点小组访谈中，访谈者控制较少，参与者有较大的自由，可实现更大程度地自发表达和安全的谈话氛围，参与者在类似群体中会有更高的支持感和自主权。

对于焦点小组访谈，资料收集和分析在小组层面进行，而非个人层面。所以，研究者如想获得弱势或边缘人群的观点或者对敏感话题的讨论，那么焦点小组访谈则不适用。

（二）实施焦点小组访谈需考虑的问题

要组织一次焦点小组访谈，研究者需要考虑以下问题。

1. 小组人数 一般来说，每个小组参与者为 5 ~ 12 人。如参与人数过少，难以获得充分的互动，无法维持讨论；而如果参与人数过多，会很难控制。

2. 环境准备 焦点小组访谈应在安静、舒适的地点实施，以便参与者感到放松、愿意表达，而这在很大程度上取决于人与人之间的座位距离。建议参与者围成一个圈，大家可以看到彼此，这样也便于主持人组织访谈顺序，营造相互信任的访谈气氛。

3. 访谈者准备　焦点小组访谈的成功与否在很大程度上取决于访谈者的角色和访谈技能。焦点小组访谈资料收集的复杂性在于，其不仅需要收集个体所说的话，还要收集小组成员间如何互动的，同时还要避免资料收集过程被个人主导或者被小组协调所干扰。这要求访谈者接受过严格的培训，具备实施焦点小组访谈的能力。

4. 焦点小组访谈提纲的拟定　与个体访谈提纲的拟定方法类似，研究者基于研究目的、文献研究和小组讨论初步拟定，访谈提纲涵盖访谈中要探讨的关键问题。焦点小组访谈提纲的目的是指导小组讨论，激发关于研究主题的对话，并确保获取所有需要的信息。

5. 焦点小组组数　基于资料饱和确定，即当不再产生新的数据时，应该停止访谈。而具体需要实施几组焦点小组访谈，则取决于访谈问题是什么和参与者每次说多少。

（三）实施焦点小组访谈

一个好的开始可以是要求小组中的每个人做一个简短的自我介绍。如果想缓解紧张的气氛，可以请每个人谈谈他们在空闲时间喜欢做的事情。

开始焦点小组访谈时，应该将与研究主题直接相关的问题放在前面，便于访谈者尽快向受访者提出最相关的问题。第一个问题即提出访谈的主题，并引出小组讨论。在访谈的过程中，要让每个小组成员给出有意义的回答。因此，第一个访谈问题的一个关键特点是，受访者应该能够轻松地做出回应，尴尬或敏感的问题应稍后提问。需要注意的是，访谈提纲仅作为指导，访谈者主持人可能会在小组访谈过程中提出其他问题，或在必要时使用评论来促进和聚焦讨论。

在第一轮访谈开始之后，可以根据已经获取的信息产生的主题进行提问，而不必按照访谈提纲上问题的顺序提问。

访谈者（主持人）在焦点小组访谈中的角色至关重要，需要发挥以下作用：

（1）主持人需要向受访者解释小组访谈的目的，确定他们的参与意愿并获得录音许可。同时，应用访谈提纲引导访谈、促进互动。比如，针对某个访谈问题，主持人找出受访者之间的意见分歧并询问细节，推进小组访谈、促进小组成员之间的互动。

（2）主持人应积极营造一种安全、支持的氛围，鼓励所有参与者发表意见，促进小组成员之间的互动和交流，插入探究性问题、过渡性问题并总结发言，而避免对对话干涉过多。

（3）小组讨论时，主持人要注意受访者的平等性，不偏袒任何特定的受访者，在小组中创造信任、平等、尊重的环境是焦点小组访谈成功的前提。

（4）确保访谈涵盖重要的主题和问题，同时依靠判断实时调整访谈提纲，并注意受访者的非语言反应。

当访谈即将结束时，应明确告知小组成员。焦点小组访谈一般持续约90分钟。可以请每位受访者做最终的信息总结陈述，请他们指出他们认为最重要的观点，这将有助于后续的资料分析。

（四）焦点小组访谈的记录

为便于获得完整的焦点小组访谈转录文本，进行资料分析，实施焦点小组访谈时建议使用录音设备，一般使用两个录音设备，一个用于录音，另一个用于备份，以防万一。使用录音设备记录必须事先征得受访者的许可。向他们解释清楚录音的目的是更好地记录他们所说的内容。如果人员允许，可以安排一名专门的记录员，记录讨论的关键点，总结提出的问题，并核对受访者对这些问题的解释。

三、其他资料收集方法

在质性研究中，除个体访谈和焦点小组访谈之外，研究者也经常采用观察法、文字资料收集法等来收集资料。

（一）观察法

观察法（observation method）可用于理解发生在自然环境中的人们的行为和经历，也可用于区分人们所说和所做之间的差异，并且有助于发现参与者自己可能不知道的行为。实施观察法时，研究者一般需要深入研究现场，与研究对象共同生活，在密切的相互接触和直接体验中，倾听和观察研究对象的言行。在观察过程中，研究者还应记录现场笔记，将观察的内容随时记录下来。观察的内容一般包括场所、物体、人物、活动、时间、目标及情感等。观察的步骤一般是从开放到集中，先进行全方位的观察，然后逐步聚焦观察点。关于观察法的详细描述，见本书第七章第三节。

实施观察法的注意事项：①研究者进入研究现场，尽量不干扰研究场所的自然情景，除非研究需要，否则观察期间避免与人交谈；②每次观察都要记录场所，注明日期和时间；③实施观察期间，随时且尽快记录；④记录事件的发生顺序，并记录它们持续的时间；⑤观察和记录要尽量具体、完整和全面；⑥记录在当时看似不重要的谈话或例行公事，它们以后可能会变得重要；⑦随着思路快速记录，而不必过于担心书写问题；⑧在观察期间，可以借助图表等方式来记录研究者自己和参与者的活动轨迹；⑨在一个专门的地方，记录情感和个人想法；⑩应用客观性描述，避免应用评价性描述。

（二）文字资料收集法

文字资料包括那些可能帮助回答研究问题的书面资料，通常包括研究文献、机构文件和临床服务记录、政策文件等。

1. 研究文献　即这一领域的其他研究以及不同领域同一主题的相关文献，便于研究者了解文献背景信息，进行资料分析时思考自身研究中有哪些相同、哪些不同以及相应的原因。

2. 机构文件和临床服务记录　便于研究者了解谁在使用服务、使用的原因，谁没有使用服务、未使用的原因。

3. 政策文件　有时候，研究者需要熟悉来自当地卫生部门和非政府组织的政策文件，以及相关的国际政策文件，便于研究者了解研究的国内和国际背景。

（郭巧红）

第五节　质性研究资料的整理与分析

研究者及时地对资料进行整理和分析，不仅可以较早地对收集到的资料有一个比较系统的把握，而且可以为下一步的资料分析提供方向和聚焦的依据。在质性研究中，研究者对资料进行整理分析的过程是一个分类、推理、解释的过程。

一、质性研究资料的整理

资料收集后，应尽早进行整理。及时整理资料能够利用短时记忆弥补访谈中遗留的信息，保证记录的完整性。资料的整理包括建立研究档案、转录、整理和准备数据。

1. 建立研究档案　为收集到的资料建立一个档案文件，包括资料的编号、研究对象的基本信息，收集资料的方法、时间、地点，以及与研究课题相关的信息。经初步整理和匿名编号后，建议将原始资料单独妥善保存，便于资料管理和保证资料安全。

2. 转录　将录音转化为文字的过程称为转录。在进行转录时，建议逐字逐句地记录访谈的内容。对于与研究不相关的内容或两段话之间略去的部分，用省略号（……）表示；访谈中的停顿用破折号（——）表示。转录时，应同时记录访谈中的感叹词和情感变化，可以放在括号内，如（大笑、叹气、哭泣等）。在转录的文本中，研究对象以编号或代码表示，不同对象的访谈内容，应分行记录。

需要注意的是，转录应尽量保留资料的原始风格和内容，并注明受访者说话时的肢体动作、表情神态等，切忌用自己的话来表述受访者的原意。整理时也可附注访谈者进行此次访谈的心得体会。转录是一项耗时的工作，一般来说，1 小时的访谈录音要花 3 ～ 5 小时才能转录为文字。

3. 整理和准备数据　将转录后的访谈录音、现场笔记和文件、图片、视频等资料进行分类，形成文字、文档、图片、音频等类别，以备资料分析。如果应用计算机资料分析软件辅助分析资料，则将上述资料录入软件。

二、质性研究资料的分析

在质性研究中，资料收集和分析同步进行，在资料收集的初期即开始寻找重要的主题和概念。质性研究资料分析旨在对收集的资料进行组织并从中提炼意义。质性研究资料分析目前虽然没有普适性的规律和标准步骤，但已形成多种资料分析方法，如主题分析（thematic analysis）、内容分析（content analysis）、Colaizzi 现象学 7 步分析、扎根理论分析（grounded theory analysis）。其中，最常用的是主题分析和内容分析。主题分析包括发现、解释和汇报资料中有意义的单元，研究者通过对文本的全面分析，提炼主题，回答研究问题。其他质性研究资料分析方法大多数以主题分析为基础，如内容分析是研究者聚焦资料所呈现的主题并可统计主题在资料中出现的频率。

案例 9-1E

课题组将访谈录音转录成文本，并导入资料分析软件 NVivo 进行资料分析，最终形成了关于社区低龄老年人对互助养老的认知和参与动机的研究报告。课题组将研究结果进行了总结，提炼出 2 个主题：对互助养老的认知和参与动机（包括互利互惠、价值表达、经验学习和利他主义），并在国内外老年护理会议上做汇报。

请思考：访谈完成后，如何进行资料分析？

（一）质性研究资料分析的基本要素

1. 悬置（bracketing）　指对所研究问题的预设进行确认和控制的过程，目的是使研究者无偏见地面对资料。悬置的过程并非回避研究者自己的感悟和体验，而是在资料分析过程中适时地运用。研究者只有先意识到自己的认识，才能在随后的研究中谨慎地看待自己的预设造成的干扰或偏倚。

2. 直觉（intuition）　是对所研究现象的一种开放性的、创造性的理解和思考。直觉要求研究者完全沉浸在研究资料中，反复地阅读资料，直到对研究现象共识性的理解呈现。这要求研究者要有敏锐的判断力和洞察力，不仅能够很快地抓住资料呈现的表面信息，更能挖掘隐藏在文字后面的深层意义。

3. 分析（analyzing）　包括编码（coding）、归类（categorizing）和主题。最终形成的主题应能够描述现象的本质，这要求研究者必须要有足够长的时间完全沉浸在资料中，以保证全面、彻底地描述。

4. 描述（describing）　当研究者能够理解并定义所研究的现象时，就进入了最后的描述阶段。描述的目的是通过书面或口头的形式进行交流，并提供确切的、评价性的描述。

（二）质性研究资料分析过程

量性研究的资料收集与资料分析是两个独立的过程，通常在资料收集完成后，运用统计学分析方法对数字资料进行量性分析。而质性研究的资料分析与资料收集常同步进行，是一个不断循环的连续过程。资料分析以语言文字为基础，在资料分析过程中，研究者运用自己的推理和归纳能力，对资料进行分类、综合和诠释。一般来说，质性研究资料分析大致包括下列基本步骤：阅读并注释转录文本、编码资料、提炼类别和主题、描述和解释、确认资料的准确性。

1．阅读并注释转录文本 研究者反复阅读整理好的文字资料、反复听录音或观看录像、回忆当时的情形，找出其中有意义的陈述，进行反思、分析，使自己真正深入资料当中，寻找其间的关联和逻辑关系，获得对研究对象所描述现象的一个整体理解，在阅读的同时记录自己的想法。

在阅读资料的过程中，研究者完成初步资料分析，即检查并追踪资料，探索从资料中获得的信息，确定需要进一步追问的问题，自问哪些是主要的信息，具有引导作用。初步资料分析的目的在于深入理解隐含在资料中的价值和意义，研究者需要悬置自己的前设和价值判断，完全开放地与资料互动。

2．编码资料 编码就是对有意义的句子或段落进行命名，通过初步编码，获得资料分析中最基础的意义单位。那么，哪些资料可以编码？选择编码的资料是由研究问题和研究目的决定的，同时也要注意资料本身呈现的特性。需要进行编码的内容包括：①反复出现的事物或观点；②现象或事物的形式；③现象或事物的变异性。

一般来说，最初的编码涉及面广，通过不断与原始资料进行对照、修订，逐渐缩小范围。在进行编码时，一般先反复阅读前3份访谈的转录文本，建立编码纲要和编码原则。然后以此为依据，反复阅读其余的资料，适当地进行比较和修改。一般情况下，最初的分类纲要并不完整，有些概念在反复出现后才被意识到其重要性，从而添加到分类纲要中。最后将形成一份编码手册（coding book），其中包括每类编码的特征和范例。

（1）资料编码的步骤：①选择一个转录文本，可以是最有趣的、最短的或者列在最上面的一个。通读该转录文本，询问自己"这是关于什么的？"不要仅停留在对字面意思的理解，要思考其背后的含义。同时在文本边沿部分写上自己的想法或思考。②当结束几个转录文本的编码后，列出所有的编码。将相似的编码整理到一起，从而列出主要的编码、独特的编码和剩余无归类的编码。③将编码（code）缩写并附上相应的支持性原始资料。按此步骤，继续编码，看是否有新的编码出现，完成初步资料分析。

（2）资料编码的原则：①编码越细致越好，直至达到资料饱和；②如果发现了新的编码内容，可以在下一轮资料收集中收集原始资料；③编码命名时，注意应用受访者使用的词语进行编码，从受访者的角度理解意义。除使用受访者的原话之外，编码也可以是研究者自己概括的词，例如，"我害怕疾病恶化、不能活下去"，可编码为"濒死恐惧"；"谁也不来帮我，我觉得孤家寡人一个"，可编码为"缺乏支持"。当研究者难以决定最合适的命名或者暂时不能完全理解资料深层次的意义时，可以多读几遍原始资料，加深对资料的理解，或在不确定的编码上做标记，便于以后斟酌的修改。

3．提炼类别（category）和主题（theme） 完成编码后，接下来应分析编码之间的关系，按照一定的原则，将相关的编码归为一个类别。随着分析的深入，各类别、研究对象、行为、事件之间的相互关系逐渐出现，这时可根据编码和类别进一步提炼出主题，选择最具概括性的语句作为主题的名称，同时分析各主题之间的关系，并对所有主题进行阐述和说明。最后，将资料组织为对研究现象的有意义的、个体化的解释或框架。

当进行资料分析时，研究者通过再次收集资料和循环分析、与研究小组的讨论，反复确定资料分析产生的编码、类别和主题。在分析过程中，有必要进行个案间的比较分析和个案内的分析，以区别适用于所有或大多数研究对象的概念和现象，以及某些特别的对象特有的经历。

4．描述和解释　在分析的最后阶段，研究者将各主题的片段整合成一个整体，各种主题相互关联，形成一个有关资料的整体框架，这个过程称为"讲故事"，解释主题和类别，形成联系和故事线。通过资料分析，产生对场景、任务的描述和对分类和主题分析的描述。整合的过程是质性研究资料分析中最难的阶段，其成功实施取决于研究者的创造性和严谨的思维。在描述和解释阶段，利用图表进行概括有助于总结行为、事件和流程的发展。

5．确认资料的准确性　在完成整个资料分析后，研究者可将形成的最终资料返回给研究对象，以确认资料的准确性。

随堂测 9-4

需要注意的是，质性研究的资料分析与资料收集常同时进行，是一个不断循环的提问和证实的过程，十分费时，需要研究者沉浸在资料中去理解资料的含意。在分析资料时，应尽量全面参考案例，避免因为少数个案而影响调研状况的分析，但其中突出的个案可作为个案分析的案例单独列出。

以研究者对老年人参与互助养老的动机访谈为例，采用上述资料分析方法，分析过程列于表 9-2。

表 9-2　资料分析过程：以老年人参与互助养老的动机访谈为例

转录文本	编码	类别及其描述	主题
E："我是退休药师，教会大家管理药品是我的强项，也算为这个互助养老作贡献了（非常欣喜）。"	作贡献	价值表达：在志愿服务活动中继续发挥个人余热、实现自身价值是大部分低龄老年人愿意参与社区互助养老的重要动机之一	互助养老参与动机
M："我觉得互助养老活动挺好的。参加互助养老活动，我可以帮忙照顾年龄较大的老年人，帮他们做饭，陪他们去卫生所。我是一名老党员呢，我有义务帮助他们。"	帮助他人		
O："我觉得这个（社区互助养老）非常好，别看我现在身体不错，谁都有老的一天，在帮助他人的同时，还能学一学养老照护经验，学会照顾自己，减轻儿女和老伴的负担。"	学习养老照护经验	经验学习：部分低龄老年人表示通过社区养老志愿服务活动，能够积累一些养老照护经验与技能	
B："互助养老算是集体志愿服务嘛，这样可以在这个集体中学习一些养老照护经验和技能。"	学习养老照护经验和技能		

（三）质性研究资料分析工具

质性研究资料分析可以应用传统的纸笔形式实现，也可以应用文字处理软件或者计算机分析软件实施。应用传统的纸笔形式进行资料分析时，需要先将转录文本打印出来，按照信息卡片进行资料分类。进行编码时，用不同颜色的记号笔进行标记，同一颜色代表同一编码，然后用剪刀将各编码文本剪下来，将同一编码下的信息粘贴到一起，然后基于编码卡片，进行进一步资料分析。

随着计算机的普遍应用，研究者倾向于应用计算机文字处理软件进行资料分析，如直接在 Word 文档上应用批注功能进行初级编码，然后应用 Excel 表格协助编码、整理和进一步分类。另外，越来越多的研究者选择使用质性研究资料分析软件进行资料分析，常用的分析软件包括 NVivo、Atlas.ti、Maxqda、Ethnograph。这些资料分析软件可协助资料分析，用于文字、录音或图片等资料的存储、整理和归纳，但资料分析过程中的编码、归纳和描述解释的过程则必须人工完成。

（四）撰写资料分析笔记

在资料分析的过程中，建议研究者随时记下自己的所思所想，撰写分析笔记。一方面，可以培养研究者的思考力；另一方面，便于同行核对。在撰写分析笔记时，研究者需要描写有关研究方法的反思，分析用的方法是否合理、有效。记录研究者在研究过程中做出的一系列有关设计方法的决定，有关主题形成的分析，研究者对资料中事件、行为或者语言的意义理解、用于构建结果中的编码或类别。在扎根理论研究中，研究者还要记录关于理论的思考，分析现有理论或文献是否能够解释研究结果，并为正在形成的结果提供参考意见。此外，研究者还应撰写研究过程中涉及的伦理问题、参与者的隐私保护措施等。

（郭巧红）

第六节　质性研究的质量控制

质性研究设计的严谨程度决定质性研究质量控制的好坏。但由于质性研究和量性研究所持的哲学观和专业范式不同，对严谨性的内涵理解也是不同的。在量性研究中，严谨的设计指样本的代表性、评价指标的可测性和客观性、结果的精确性和结果的可推广性，并严格按照科研设计方案收集资料，应用正确的统计方法分析资料，用精确的结果表明其科学性。而质性研究中设计的严谨性表现在对其哲学基础深刻的理解，对研究对象特征、内心世界和行为的深度理解和详尽分析和观察，进入研究现场的程度和持续时间以及在资料分析过程中对资料的整体考虑和推理过程的逻辑性。质性研究用文字而非数据解释和说明事物或现象，量性研究的标准并不适合于质性研究。提高质性研究结果的效度（又称有效性）和信度（又称可靠性）是质性研究质量控制的关键。

随堂测 9-5

案例 9-1F

　　课题组完成题为"社区低龄老年人对互助养老的认知和参与度：一项质性研究的设计、实施和总结"的课题，并撰写研究报告，待向所在单位的科研委员会做结题汇报。
　　请思考：在该研究实施的全过程中，研究团队可以采取哪些措施保证研究的可信性？

一、质性研究的效度

（一）效度的概念

质性研究的有效性或效度（validity）指的是研究者通过采用某些程序来保证结果的准确性。研究者可以从研究者、参与者或读者的角度确定研究结果是否准确。

（二）效度提升策略

1. 真实性　即所收集资料的真实程度，等同于量性研究的内在效度，可控制不相关变量对研究结果产生的影响。真实性可通过减少因研究人员的介入和参与对研究结果带来的影响来提升，即减少霍桑效应。霍桑效应指在质性研究中，当人们知道自己成为观察对象而会改变行为的倾向。此外，资料收集的时间长是质性研究的特点，一般通过深入研究现场、主动参与、延长访谈或持续观察等方法促进与研究对象建立信任关系，有利于得到丰富、正确的资料，进而提高研究结果的真实性。

2．**合众法（triangulation）**　又称为三角互证法，指检查不同来源的证据，对不同资料来源的信息进行合众，利用这些证据为主题建立一致的判断。如果主题是基于从参与者收集多个数据或观点来源而建立的，那么这将增加研究的有效性。

合众法分为四类。一是资料合众法，即在不同的时间点收集资料、不同的场所收集资料、针对不同特征的研究对象收集资料；二是研究人员合众法，即由两名或多名研究人员分析同一份资料；三是资料收集方法的合众法，即多种资料收集方法相结合，如访谈法、观察法、文字资料收集法；四是资料分析的合众法，即利用连续的、反复的资料分析，并将结果与原始资料不断比较对照等方式，提高资料的效度和分析解释的合理性、逻辑性，从而提高资料的可信程度。

3．**参与者核对（member check）**　使用成员或参与者核对，通过将结果或具体描述或主题返回给参与者，以确定这些参与者是否认为其准确，确定质性研究结果的准确性。然而，这并不是拿着原始转录文本来检查准确性；相反，研究人员提取"抛光"或"半抛光"产品，如主要的发现、主题、案例分析、扎根理论、文化描述。这一程序涉及对研究参与者进行后续访谈，为他们提供评论研究结果的机会。

4．**丰富描述法（rich description）**　质性研究的报告一般是叙述性的，丰富描述法会帮助读者置身于研究实地，并提供可供讨论的描述共享经验的内容。例如，当质性研究者提供对环境的详细描述或提供关于主题的多方视角时，结果将变得更加现实和丰富。

5．**避免研究者偏见**　通过自我反思，澄清研究者偏倚，这种自我反思创造了一个开放和诚实的叙述，将引起读者的共鸣。"反思"是质性研究的核心特征。反思策略要求研究者必须意识到自己作为一个个体，会将自己独特的背景、价值观、社会和职业身份带入研究，这将影响到整个研究的过程。最普遍使用的保持反思、避免主观的方法是坚持写反思日记。在研究开始时以及研究不断进展的过程中，研究者可以通过反思日记记录有关自己先前生活经历和先前对于研究现象阅读的一些想法。

6．**提供与主题背道而驰的负面或分歧性信息**　现实生活是由不同的观点组成的，这些观点并不总是一致的，因此讨论相反的信息会增加陈述的可信度。研究者可以通过讨论有关主题的证据来实现这一点。大多数证据将为这一主题建立一个案例。研究者还可以提供与总体观点相矛盾的信息，通过提出这种相互矛盾的证据，使对研究结果的陈述变得更加真实、有效。

7．**延长参与（prolong engagement）**　通过这种方式，研究者可以对正在研究的现象产生深入的了解，并能够表达有关研究场所和研究对象的细节。延长研究者在研究场所的时间、增加与研究对象之间的接触次数，研究结果就趋于准确。

8．**同行汇报（peer debriefing）**　使用同行汇报来提高描述的准确性。这个过程涉及研究团队中的其他研究者，审查和询问有关质性研究的问题，以便结果陈述能够引起读者的共鸣，而不是研究者的共鸣。

9．**审查评定（audit trial）**　由课题组外的研究者对整个研究进行审查。与同行汇报不同，该研究者不熟悉研究团队或科研项目，可以在整个研究过程中或研究结束时对课题进行客观评价。让该研究者查看项目的各个方面，例如转录的准确性、研究问题与资料之间的关系、资料分析水平，以提高质性研究的整体有效性。

二、质性研究的信度

（一）信度的概念

质性研究的信度，即可靠性（reliability），指研究人员应用的方法在不同的研究人员和不同的项目中是一致的。也就是说，采取同样的方法对同一对象重复进行测量时，其所得结果相一致的程度。信度是指测量数据的可靠程度，等同于量性研究的信度，结果可以被重复测量，一致性、稳定性高。研究者应当采用有效的信度提升策略，收集可靠的资料，提升质性研究的可靠性。

（二）信度提升策略

1. 文本核对　核对转录文本，以确保它们不包含明显的错误。

2. 明确编码的定义　确保编码的定义明确，而不是反复变化。这可以通过不断比较转录文本与编码，记录有关编码及其定义的备忘录来实现。

3. 合众法　采用多种方法进行资料收集和分析，从而增强可靠性和内部有效性。

4. 两名及两名以上研究者独立分析资料　两名研究者独立进行资料分析，并讨论编码、主题与副主题直至达成一致；如无法达成一致，则和第三名研究者商量确定。基于两名或两名以上的研究者是否同意文本中用于同一段落的编码，也就是说他们是否使用相同的或类似的命名对同一段文本进行编码。质性计算机软件包中的可靠性程序可用于确定编码的一致性级别，编码的一致性达到 80% 及以上，代表研究结果可靠性良好。

5. 详细记录研究程序　详细报告资料收集和分析策略，以便读者清晰、准确地了解使用的方法。尽可能多地记录研究步骤，建立一个详细的研究程序记录和数据库，以便其他人能够遵循或重复这些程序。

三、质性研究的概括性

（一）概括性的概念

除信度和效度之外，概括性也常用于描述质性研究的质量控制。概括性（generalizability）在质性研究中有不同于其在量性研究中的含义，因为质性研究的目的不是将研究结果概括至本研究以外的情况。质性研究样本量较小，研究结果不可能由样本推论总体，因而质性研究结果不能按照量性研究的定义进行从部分到整体的推广。质性研究的目的是揭示研究对象本身，通过对这一特定的深入研究获得比较深刻的理解。研究者更注重从一个研究对象上获得的结果揭示了同类现象中的共同的问题。质性研究者更倾向于用"概括性"一词表示研究结果中概念和主题的普遍性，表明研究能够引起有类似经历和体验的人的共鸣。

（二）概括性提升策略

1. 研究对象的代表性　在选择研究对象时，采用合理的抽样方法，以典型性、差异性或同质性等为目的选取研究对象，提高研究对象的代表性。

2. 编码过程和资料饱和原则　严格执行编码过程和资料饱和原则。

知识链接

质性研究的质量控制

除应用信度和效度来描述质性研究的质量控制之外，质性研究学者也常通过以下方面来提高质性研究的质量控制：①通过反思日记避免研究者偏倚；②通过延长参与、合众法、参与者核对和同行核对等方法加强研究过程和研究结果的可信性；③合理抽样、严格执行编码过程和资料饱和原则提高概念/主题的概括性；④详细描述研究过程，增强研究过程的可转移性；⑤审查、追踪提高研究结果的确定性和可验证性。

（郭巧红）

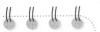

第七节 质性研究论文的撰写

质性研究论文既需要描述研究设计和研究实施过程，便于读者了解研究是如何完成的，又需要详细汇报以文字描述为主的研究结果，阐述研究对象的认知、经历和感受，并分析研究结果在理论和实践方面的意义。

一、写作格式和内容

质性研究论文的组成部分和量性研究论文一致，一般包括前言、研究方法、结果、讨论、结论或建议。鉴于质性研究论文的讨论和结论部分的写作思路和量性研究类似，故本节不做详细阐述。

（一）前言

质性研究论文的前言写作思路和量性研究论文类似，具体见第十一章第三节。但不同的是，作者需要说明为什么采用质性研究方法是解决该研究问题最合适的方法。

（二）研究方法

质性研究中的方法学部分占较大篇幅，是重要的部分之一，因为研究者是主要的研究工具，需要详细说明研究的具体过程，使读者对设计、研究者与参与者的关系以及局限性有全面的了解，从而更易于理解研究结果。

1. 研究对象和研究场所 在质性研究中，需要对研究对象进行详细的描述，如研究对象是谁，多少人，为什么选择，如何获得这些对象，以及招募和抽样过程。另外，报告需要对研究场所进行详细交代，包括该场所的环境和人员，与本研究有关的资源等。

案例 9-1G

2019 年 11 月—2020 年 1 月，某研究采用目的抽样法，以盘锦市鹤乡社区的低龄老年人为研究对象。纳入标准：①年龄 60～69 岁；②日常生活自理能力良好；③知情同意，自愿参与。排除标准：①非长期居住在社区；②重大疾病恢复期（如心肌梗死支架植入术后）；③沟通障碍。研究前由社区居委会工作人员帮助发布招募公告，有意愿接受访谈的老年人经课题组成员审核，并经受访者允许入户访谈。考虑性别、年龄、文化程度、婚姻状况、家庭结构和健康自评等因素，遵循资料饱和原则，本研究共访谈社区低龄老年人 15 人。

---

2. 资料收集 说明本研究使用的资料收集方法，如访谈法、观察法；具体的实施过程，如谁实施的访谈、访谈的地点和环境、平均时长、访谈提纲是如何开发的（举例见访谈提纲的拟定）；如何记录访谈。

案例 9-1H

采用质性研究中现象学研究，研究者对社区低龄老年人进行半结构式个体深入访谈。访谈前，研究者向受访者解释本研究的目的和意义，获取受访者的正式同意并签署知情同意书。在正式访谈之前，对社区互助养老概念进行阐释；向受访者征求在访谈过程中全程录音的许可，并承诺音频只供本课题组研究使用。在访谈过程中，着重观察并记录受访者的表情、动作和眼神等非语言表达，以保证资料更全面、具体、可靠。资料以 A～O 编号记录。

3．资料分析　包括资料整理的方法，如何进行编码和归类，是否使用计算机软件辅助分析。

案例 9-1I

　　访谈结束后，研究者在 24 小时内将录音逐字逐句转录形成文本文档，反复多次阅读原始材料，对不确定的地方及时澄清。将整理好的访谈资料返给受访者进行确认，获得应用许可后，采用主题分析法对资料进行分析，步骤如下：①反复阅读和熟悉转录文本并做笔记。②使用短语或句子对文本进行编码，提炼资料中重复出现的要点。③将意思相近或相关的编码进一步凝练，生成类别与主题。④复审类别和主题，并与原始资料进行比较。⑤用简单易懂的语言精确地描述类别、主题的意思并对它们命名。⑥撰写资料分析过程。本研究应用资料分析软件 NVivo 协助资料分析。为保证研究的严谨性，两名研究人员独立进行资料分析，并讨论编码、类别与主题，直至达成一致。

（三）结果

　　与量性研究结果不同，质性研究以叙述性的、丰富的文字形式报告结果。研究结果描述的是参与者的经历，必须从他们的自身感受出发，用个人回答来报告。质性研究结果撰写强调"深描"，即对研究对象进行整体的、情境式的、动态过程的描述，重视阅读对象，考虑研究结果的陈述是否能和阅读对象产生共鸣。

　　质性研究结果以文字为主，将资料分析中提炼的各个类别或主题内容描述出来，有时用框架图表明各主题或概念之间的关系，然后对各主题一一解释。同时通过直接引用研究对象的原话，对结果描述进行补充说明。引文可以帮助读者直观地了解研究对象的经历，并得知主题是如何得出的，判断主题与资料的一致性。质性研究结果报告引人入胜之处在于作者在结果中呈现出可信且深入的现象及现象背后的概念，通过详细描述相关的事件、人、话语和行动，使读者有身临其境的感觉。

案例 9-1J

互助养老的参与动机

　　1．价值表达　在志愿服务活动中继续发挥个人余热、实现自身价值是大部分低龄老年人愿意参与社区互助养老的重要动机之一。E："我是退休药师，教会大家管理药品是我的强项，也算为这个互助养老作贡献了（非常欣喜）。"M："我觉得互助养老活动挺好的。参加互助养老活动，我可以帮忙照顾年龄较大的老年人，帮他们做饭，陪他们去卫生所。我是一名老党员呢，我有义务帮助他们。"

　　2．经验学习　部分低龄老年人表示通过社区养老志愿服务活动，能够积累一些养老照护经验与技能。O："我觉得这个（社区互助养老）非常好，别看现在身体不错，谁都有老的一天，在帮助他人的同时还能学一学养老照护经验，学会照顾自己，减轻儿女和老伴的负担。"B："互助养老院是集体志愿服务嘛，这样可以在这个集体中学习一些养老照护经验和技能。"

科研小提示

混合研究方法的应用

当应用质性研究资料不足以完整回答研究问题时，需要应用混合研究方法，即结合应用质性和量性研究，收集质性和量性研究资料，共同解释研究困境。此时，研究者需要考虑质性和量性研究的优先次序、实施时序，以及如何整合质性和量性研究资料共同回答研究问题。

二、质性研究论文的评价

与量性研究一样，质性研究也需要经过严格的评价。然而，目前关于质性研究的评价标准仍未统一。常用的质性研究报告评价标准包括澳大利亚 JBI 循证卫生保健中心对质性研究提出的质性研究真实性评价原则、英国牛津大学循证医学中心制定的文献质量评价项目（CASP）——质性研究评价标准、针对应用个体访谈和焦点小组访谈的质性研究提出的《质性研究统一报告标准》（consolidates criteria for reporting qualitative research，COREQ）和质性研究报告标准（standards for reporting qualitative research）。这些评价工具的内容均涉及质性研究问题提出、研究设计、资料收集和分析、结果陈述等影响质性研究质量的重要方面。此外，多个评价工具还特别强调了研究团队和研究者资质的评定对研究结果真实性的影响。

小 结

本章介绍了质性研究的概念，比较了质性研究与量性研究在哲学基础、研究目的、研究设计、研究对象的选择、资料收集方法、资料分析方法、结果呈现方式等方面的不同。并对质性研究常用的现象学研究和扎根理论研究进行了简要的介绍。质性研究以经验论为基础，主要用于表述和解释复杂现象，但不作改变。其研究设计灵活，可在资料收集过程随时调整；往往采用目的取样选取研究对象；综合多种资料收集方法，如访谈法、观察法、文字资料收集法；具有整体性，深入探索事物的内涵和实质；资料收集与资料分析同步进行，并要求研究人员深入研究情境；描述结果时，通常以叙述性文字为主。

（郭巧红）

思考题

1. 比较量性研究与质性研究在抽样方法、样本量的确定、资料收集方法、资料分析方法、结果呈现方式等方面有什么区别。
2. 思考你所工作的领域中，哪些研究问题适于采用质性研究的方法？

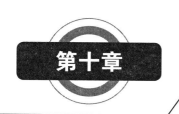

导学目标

通过本章内容的学习，学生应能够：

◆ **基本目标**

1. 理解研究计划书、专利等基本概念。
2. 解释研究计划书的目的和作用。
3. 概述研究计划书的撰写要求。
4. 概述专利申请的意义与要求。

◆ **发展目标**

整合与应用科研基本知识初步撰写研究计划书。

◆ **思政目标**

具备严谨、求实的科研态度。

案例 10-1

我国已步入老龄化社会，跌倒已经成为我国 65 岁以上老年人因伤致死的首位原因。研究发现，改善老年人下肢肌力可降低老年人跌倒的发生率，而八段锦运动可增强老年人的平衡功能。基于文献回顾，某社区服务中心医护人员拟设计老年人跌倒预防的八段锦活动方案，提升该社区老年人的平衡能力。为此，课题组准备撰写相关主题的研究计划书，以期获得项目经费资助。

请回答：

1. 课题组撰写研究计划书前需要注意什么？
2. 研究计划书论证部分的主要组成是什么？

应用科研方法验证工作中发现的科学问题，并撰写研究计划书，是科学研究的重要环节。护理研究也是如此，从文献回顾、提出问题、选择科研方法、分析科研资料及数据到经费预算等，研究计划书的撰写集合了科学研究的各个方面。一份优秀的研究计划书既要充分表达科研项目的科学性、先进性、可行性等，也要能反映科研工作者的学术水平、科研能力和综合分析能力等。专利作为科技成果和创新产出的重要形式之一，作为科技工作者，应了解专利

申请的基本程序和要求。本章通过介绍科研项目及研究计划书的相关概念、撰写要求、专利申请的步骤等，以激发护理人员积极申报科研项目和提高护理人员专利发明及申请的积极性。

第一节　科研项目概述

项目是指一系列独特的、复杂的并相互关联的活动，这些活动有着一个明确的目标或目的，必须在特定的时间、预算、资源限定内依据规范完成。科研项目是应用科学实验方法以找到问题的答案或解决问题的过程。在实际科研工作领域，科研项目又被称为科研课题，其下可进一步分为子科研项目、子课题。本章统一使用科研项目一词。

一、基本概念

（一）科研项目

科研项目（research project）是指为了解决一个由若干研究问题组成的、彼此之间有内在联系的、比较复杂而且综合性较强的科学技术问题而确立的研究与试验活动。科研项目是科学研究活动的基本单元，不论国内外，任何国家层面的科技战略规划实施和创新活动，都是以科研项目为载体形式进行的。

（二）科研课题

一般而言，科研课题与科研项目既有联系又有区别。课题是指为解决一个相对独立而单一的研究问题而确定的最基本的研究单元。科研项目可由若干个彼此有联系的课题组成一个较为复杂的、带有综合性的科研问题和活动。但课题与科研项目的划分标准只是相对而言。对某一研究者或研究群体来说，可以从单个的科研课题入手，不断深入，形成系列课题，从而组成科研项目。或者承担一个科研项目后，分成若干个研究课题逐一进行研究。

二、科研项目的来源与分类

根据不同的标准，项目可以划分为不同的类型。如科研项目既有国家各级政府成立基金支撑的纵向科研项目，也包括来自企事业单位的横向科研合作开发项目等。

（一）按照科技活动性质分类

按照科技活动性质，科研项目可分为基础研究、应用研究和发展研究。

1．基础研究　是以探索未知、认识自然现象、揭示客观规律为主要目的的科学活动，而不以任何专门或特定的应用为目的，是新技术、新发明的源泉和先导，是推动现代科学和经济持续发展的重要支撑和后盾。我国国家自然科学基金委员会每年设立国家自然科学基金项目，一直以支持基础研究为主。护理科研项目因为学科的特点，开展医学基础研究相对较少，但随着近年跨学科合作，基础科研项目也开始显现，如"七叶皂苷导致静脉炎的原理""伤口湿性愈合的原理研究"等研究。

国家自然科学基金项目简介

国家自然科学基金委员会（National Natural Science Foundation of China，NSFC）简称自然科学基金委，网站地址http：//www.nsfc.gov.cn/。自然科学基金委坚持以支持基础研究为主线，聚焦基础、前沿、人才，注重创新团队和学科交叉，为全面培育我国源头创新能力做出了重要贡献，成为我国支持基础研究的主要渠道。自然科学基金按照资助类别，可分为面上项目、重点项目、重大项目、重大研究计划、国家杰出青年科学基金等。根据国家的总体部署，结合科学基金资助工作的特点，国家自然科学基金委员会遴选了13个综合交叉以及按学部分布的一批优先发展领域。近年来，护理研究者在国家自然科学基金方面不断取得进步，但主要研究领域在卫生管理与政策这一分类。

引自：国家自然科学基金委员会网站，http：//www.nsfc.gov.cn/。

2．应用研究 是指为满足社会或生产技术发展的实际需要，利用有关的科学技术知识达到特定应用目的的创造性科研活动。它的特点是具有特定的实际目的或应用目标，针对具体的领域、专门的问题或情况，为解决某一实际问题提供科学依据。应用研究也是护理学科科研项目中最常见的科研项目类型。如膀胱冲洗液温度对经尿道前列腺电切术后出血和膀胱痉挛的影响、八段锦训练方案对老年人肌力的改善效果。

3．发展研究 是运用已有的科学技术知识，将基础研究与应用研究的成果发展为新材料、新产品、新设计、新方法，或者对现有的材料、设备、方法进行本质上的、原理方面的改善而进行的系统创造性活动。发展研究是将应用研究的成果推广、应用到生产实践中，其研究结果有专利、产品原型等。在临床护理研究领域，试验发展研究具有非常重要的意义，包括护理新产品的研制、护理操作流程设计或实质性改进等，如静脉输液自动报警器的研制与应用。

（二）按合同形式分类

1．指令性科研项目 是由国家或各级政府科技主管部门根据其发展需要确定的，直接下达给研究单位，具有强制性和约束力的科研项目。

2．招标性科研项目 是由国家或政府有关部门发布科研招标指南，各高等院校、研究机构、医院等单位依据招标指南提出投标科研项目申请书，经专家论证和主管部门批准下达的中标科研项目。如依据国家自然科学基金委员会每年公布出版的《国家自然科学基金项目指南》，由申请者撰写申请书，经专家论证后批准的科研项目就属于招标性科研项目。招标性科研项目是目前科研项目的主要来源。

3．委托性科研项目 是企事业单位根据自身发展的需要，就某一科研项目，委托研究单位进行研究，由委托方给予研究经费的科研项目。

4．自选科研项目 是科研单位根据自身学科发展的需要和科技人员的研究特长，自行提出和组织研究的科研项目，如各医院、各院校自行组织的不同类型的科研项目。

（三）按行政区域分类

1．国家级科研项目 如国家自然科学基金、国家科技攻关项目。

2．部委级科研项目 如国家卫生和健康委员会项目、国家教育部项目。

3．地方级科研项目和民间团体项目 各省市组织的科研基金项目，以及大型单位设立的专门用于科研和开发的基金项目等。

（四）按照出资主体分类

按照出资主体，科研项目一般可分为纵向科研项目和横向科研项目。

1. 纵向科研项目　是由国家各级政府及其职能部门、各基金委、各类学术团体支持的项目。纵向科研项目包括国家、省部级和地方科技项目。国家科技项目包括国家科技攻关项目、国家自然科学基金项目等。省部级科技项目指相关部委下达的科研项目，如中国科学院、卫生和健康委员会、教育部支持的项目。地方科技项目指各省市等地方政府支持的科技计划项目。

2. 横向科研项目　是由其他政府部门、企事业单位、公司、团体或个人自筹经费进行研究或协作研究的各类项目。

此外，按照所属学科性质，科研项目可以分为自然科学项目和人文社会科学科研项目，如国家自然科学基金、教育部人文社会科学科研项目（申报网址 https：//www.sinoss.net）；从研究目标出发，科研项目又可分为战略性科研项目、自由探索性科研项目、社会公益性科研项目等；从研究内容的重要程度和经费需要的情况，科研项目可分为重大项目和一般项目等。申请者了解各级、各类科研项目的来源，认真解读各级科研项目指南与要求，才能使科研项目申报有的放矢，提高申报成功率。

第二节　科研项目的申请和研究计划书的撰写

项目申报是科研工作的程序之一，经过申请、审核、审批之后才能确定该科研项目能否立项。申请者应根据护理学发展的趋势和国家的长远发展需求，结合申请者本人或团队的科研基础、科研方向，结合各个不同层次基金项目的申报指南与资助方向来定位及进行项目申请。

一、科研项目的申请准备

在不同层次、不同类型的项目基金中，资助重点和要求各不相同。申请者需要熟悉项目申请要求，例如项目方向、类型以及对申请者条件的具体要求，做好前期准备工作，才能提高申报的成功率。

（一）解读项目要求

1. 项目方向　申请者应仔细分析科研项目主持部门的目的性，申报有的放矢。如国家自然科学基金项目重点资助类型是基础研究，大学生创新创业项目注重的是大学生的创新性思维和创新小发明。护理研究领域的主要研究对象是人、健康、环境等，如果主要研究变量是文化、心理反应等社会因素，申报方向应从人文社会科学类项目或管理门类来考虑。因此，了解并清晰定位各类科研项目的研究方向是护理研究获得基金支持的重要前提之一。

▌▌知识链接

国家级大学生创新创业训练计划简介

国家级大学生创新创业训练计划简称国创计划，包括创新训练项目、创业训练项目和创业实践项目三类。国创计划自2012年实施，以促进高等学校转变教育思想观念，改革人才培养模式，强化创新创业能力训练，增强高校学生的创新能力和在创新基础上的创业能力，培养适应创新型国家建设需要的高水平创新人才为目标。网站可查询近10年的立项项目和相关管理方法。

引自：国家级大学生创新创业训练平台，http：//gjcxcy.bjtu.edu.cn。

2. 项目水平 项目水平的高低是申请获得基金支持的重要基础。申请者应注重如何提高科研项目的水平，早做准备，打好基础。项目水平一般表现在以下几个方面。

（1）项目立意新颖，具有创新性：创新性来源于创造性的科学思维。要创建一个高水平的课题，就要了解国内外学者已经完成了什么，正在研究什么，有什么尚未探讨，是不是目前国家或国际的研究方向等，如近年的信息学、互联网、延续性护理等整合研究。因此，要想获得资助与支持，必须立意有较好的创新性、科学性、发展性等（选题的原则详见第二章）。

（2）研究应具有理论或实践价值：任何研究都应具备一定的理论或应用价值，为了研究而研究的项目，不可能获得基金的支持。

（3）研究设计方案应具有可行性：一个高水平的科研项目除应具备创新性之外，技术路线的合理性以及是否具备一定的研究基础是判断科研项目是否可行的重要依据。研究基础包括研究条件、团队能力等要素。如案例 10-1，八段锦运动改善肌力和平衡能力研究已有研究结果，该项研究设计应将具体干预方案的合理性和可行性阐述清晰，如老年人的基线资料一致性以及依从性如何保障。

3. 申报技巧 学习申报方法与技巧可以提高项目申请的成功率，如项目申报书的书写要条理清晰，符合应用文体的要求等。

（二）申请者的条件准备

申请者在申请各类基金项目时，应仔细了解基金对申请者的条件要求，申请者必须符合所报项目类别相应的条件要求，只有符合基本条件，才可能获得基金的支持。如申请者的条件未达到基金的要求，在初审阶段将被淘汰。

1. 申请者的职称、学历等基本条件 很多基金对申请者的职称、学历等有明确的要求，这也是对科研项目申请者能力的基线规范。因此，申请者在申请基金资助时，必须首先确定自己的职称、学历等基本条件是否符合基金申请的要求。

2. 申请者的研究能力与研究基础 判断申请者研究能力的重要标准是申请者的研究经历、研究水平、研究的基本条件和项目成员的合理搭配。所谓合理搭配，就是项目团队成员包含了项目研究所需要的各类技术人才，如统计分析、实验人员、理论指导等多元化科研人才。申请基金项目应选择自己有研究基础、能发挥团队学术优势的项目，如发表过相关论文等。在没有研究基础的领域里提出研究课题，往往难以获得资助立项。

3. 申请者的年龄、地域 部分基金对申请者的年龄或所属地区有明确的要求。如国家自然科学基金青年科学基金项目申报者以青年为主；国家自然科学基金地区科学基金项目的申请者必须是边远地区、少数民族地区和科学技术发展相对薄弱地区正式受聘的科技工作者等。

4. 申请者的其他条件 不同的基金项目对申请者其他方面的要求各不相同，如国家自然科学基金面上项目要求申请者同期只能申请一项，2 年内不能重复申报等。因此，申请者在申请资助前，应认真阅读相应项目的基本要求。

二、科研项目申请程序

国内不同层次的基金项目，其申请方法与程序略有不同，但大致上均按照个人申请、单位审核、专家评审与审批撰写科研项目合同书的程序进行申报。

（一）个人申请

1. 申请前的准备 申请者根据自己的申报需要认真阅读当年项目指南，审核自己的身份和科研项目是否符合基金的要求，选择合适的申报方向与领域。

2. 填写申请书 向项目依托单位提出申请，并按要求逐项认真填写申请书，提交相关资料。

（二）单位审核

1．审核内容及伦理 由申请者所在单位有关领导和学术组织对申请者所填写内容（如伦理、科研基础）进行审核。主要审核研究内容的真实性、技术路线的可行性等。

2．审核研究经费预算 审核研究经费的预算是否合理，是否符合申报指南的要求。一般研究经费项目可包括科研业务费、实验材料费、仪器设备费、协作费及国际合作费等。

3．签署审核意见 对申请者的科研业绩和拟开展的研究工作进行评价，对申请者工作表现的审核推荐及对申请者获资助后将提供的支持与保证（单位领导签字、单位盖公章）。最后按各级科研基金主管部门规定的时间和要求将申请材料统一报送。

（三）专家评审与审批

由基金主管部门聘请有关专家，根据不同的申请课题采用不同的评审方式进行初审和复审。

1．初审 不同层次基金的主管部门在初审时将淘汰一批不符合申请条件、研究目的以及形式不合格的项目。如有下列情况，不能继续评议和评审：①申请者不具备申请资格或违反了基金管理的有关规定；②申请手续不完备或申请书不符合要求；③申请项目主体内容不符合基金的资助范围或申请资助经费超出基金项目资助能力；④申请者以往获资助项目执行不力。

2．专家评议 对通过初审的申请项目，各主管部门根据各自不同的规定，或采用通信评议方式，或采用会议评议方式选择同行专家进行评议。内容相近的申请项目由同一组专家评议，学科交叉的申请项目则选择所涉及不同学科的专家进行评议。专家评议是请同行评议专家对申请项目的创新性、研究价值、研究目标、研究方案等做出独立的判断和评价。

3．评审组评审 由各基金主管部门将专家评议意见进行综合分析后，按照一定的比例对申请项目择优提请专家评审组审议。如国家自然科学基金面上项目一般提请审议的项目数量在计划批准项目数的130%以上。专家评审组在同行专家评议的基础上提出项目资助建议或审定资助项目。

4．审批 各基金主管部门根据专家评审组的资助建议，或提出建议资助方案，提请上级主管审核批准，或授权批准。最后将审批结果向申请者及项目依托单位下达批准资助通知。对未获资助的申请项目，说明不予资助的原因。

（四）撰写科研项目合同书

申请者在接到项目批准通知后，按批准意见撰写资助项目合同书。项目依托单位则对合同书进行审核，并在规定期限内报送基金主管部门。逾期不报合同书且在规定期限内未说明理由的项目，视为自动放弃，由主管部门核准后予以撤销。

三、科研项目申请注意事项

不同层次的研究，基金资助的目的、水平、侧重点各不相同。申请时应注意了解其资助策略的重点及其变化。

（一）结合自身优势与研究基础，选择合适的研究领域和资助类型

护理学是一门综合自然科学和社会科学的应用学科，护理学本身所具有的特点使护理研究更具备自然学科与人文学科的交叉性。申请者应对相关的科研项目领域做深入的了解，结合自身优势与研究基础，提出实质性的交叉学科研究内容，力求创新。

（二）多元协作，拓宽研究思路

护理服务对象是人。如果开展临床护理实践科研项目，研究思路不但应从护理学角度出发，而且应结合日益发展的信息学、预防医学、心理学等因素，在申请时谋求多方领域学科的合作，既起到优势互补的作用，又可提高护理科研项目的质量和水平。科研申报注重"专"与"博"的结合，只注重"专"而忽略"博"，将会限制自己的思考空间；只注重"博"而忽略"专"，将会使自己的研究处于较低水平。

（三）立意与工作基础、技术条件及经费相结合

申请者既要熟悉自己的工作基础、研究团队的研究基础和技术条件，又要了解同行的研究实力和基础，以便认清自己的优势与劣势，扬长避短，有针对性地进行立意与申报。项目申报目的是立项并获得资助，从而开展深入研究，质量控制、研究经费预算等要科学，避免申请的科研项目过大，无条件保证研究的质量。

四、研究计划书的基本内容与撰写

研究计划书也称为科研申报书（research proposal），属于科技应用文体，是由科研项目承担人或团队对拟申请的科研项目的目的、意义等进行具体介绍，对完成该科研项目的具体措施、方法和研究进度做出计划安排的文书。研究计划书的主要作用：一是沟通，向上级主管部门申报立项的重要文档，让评审者判断研究的意义；二是计划，是研究工作的行动指南；三是合同契约。研究计划书也反映了研究者或团队的学术水平、科研设计和发展等能力。

知识链接

经典图书推荐：《如何撰写研究计划书》

《如何撰写研究计划书（第6版)》出版近30余年，是科研工作者学习撰写研究计划书的重要参考书。本书包括三个部分：第一部分，写作计划书；第二部分，申请研究资助；第三部分，计划书样例。

（美）洛柯等著，朱光明，李英武译.如何撰写研究计划书[M].6版.重庆：重庆大学出版社，2017.

引自：个人图书馆，http://www.360doc.com/。

（一）研究计划书的类型

研究计划书包含研究申请书和开题报告两大类。研究申请书和开题报告主要架构相似，主要包括研究背景、研究内容与研究方法、研究进度、经费预算等内容，但其应用目的又有一定的不同。

1.研究申请书　又称基金申请书，简称标书。向资助机构提出申请后，研究申请书成为沟通桥梁，将必要的信息传递给评审者；确定立项后，研究申请书则变成了契约，研究者应按照研究申请书撰写的研究计划开展研究工作，定期提交进展报告，并提交预期的研究成果。因此，研究申请书的撰写是一名科研工作者必须掌握的基本能力。

2.开题报告　在实际工作中，一般将开展的学位性课题研究计划任务书称为开题报告。开题报告的撰写和评审是本科生或研究生开展学位论文工作的重要环节之一，是监督和保证学位论文质量的重要措施。

另外，对于已经获得批准立项的科研项目，在开展正式的课题研究之前，部分项目管理部门要求以召开项目计划论证会的形式，邀请相关领域的专家对整个研究计划进行论证和把关，通过课题背景、设计和构思的报告，论证本科研项目的立意质量，提高科研项目的质量管理水平。

（二）研究计划书的基本内容与撰写要求

研究计划书是确定是否予以资助立项的重要依据。研究计划书撰写的格式，按照资助机构的要求和申请项目类别，会略有差别，但基本的框架结构大体一致，由项目申请团队的基本信息以及项目的论证部分组成。需要注意的是，现在研究计划书大多为电子版或基于Web程序式格式。研究者必须严格遵循各级科研项目《申请指南》的要求下载、打开与撰写研究计划书，如不合规范，在程序初审时就会被淘汰。下面从研究计划书主要架构要素出发，列出撰写部分内容的注意要点。

1. 基本信息的内容　基本信息是研究计划书的第一部分，收集一般信息，包括项目标题、申请人信息、项目依托及合作单位信息、中英文摘要、项目组成员信息等。根据所申请项目的不同要求，内容又略有差别。

（1）标题：标题部分是研究计划书的点睛之笔，科学性强的题目才有说服力。按照选题书写标准，如实验类研究设计一般明确表达出科研设计组成三要素，即受试对象、处理因素和效应结果；言简意赅，用词准确，一般不超过25个中文字等（详见第二章）。

（2）申请人和团队的基本信息与署名：署名不仅代表对研究计划书的所有权，更代表的是责任。因此，在研究计划书撰写的开始阶段，就应该明确署名及顺序。项目负责人要为科研项目承担实施、计划、伦理、经费等方面的首要责任。其次，要确定所有其他合作者或主要参与者，并确定排名顺序。一般来说，项目分工包括文献回顾、现场协调与组织、技术咨询、数据收集、数据分析、研究报告或论文撰写等。应根据参与者的特点和专长，对项目分工及工作时间进行合理安排，并在此基础上确定排名。

（3）项目摘要：评审专家会从摘要中了解项目的关键信息，项目摘要需要用400字左右高度概括整个研究计划书的核心内容（字数要求根据各研究计划书要求而定），摘要是最简要的项目研究计划书，一般包含5个方面的要素：①该选题的必要性和创新性如何；②该课题的科学问题和科学假说是什么；③核心研究内容有哪些；④预期研究结果和目的；⑤拟开展的工作将产生什么样的科学意义和应用前景。

不同的科研项目类型对摘要字数等要求略有不同，如国家自然科学基金要求撰写中英文摘要及关键字，关键字使用分号隔开，不超过5个，也有部分基金项目只要求撰写中文摘要。

随堂测 10-1

2. 论证部分　研究计划书论证部分就是研究计划书的主体，基本内容架构包括研究背景、研究目的与研究意义、研究理论依据或概念框架、研究方案与研究方法、研究进度安排、研究基础、经费预算等。根据各研究计划书的不同要求，内容又略有差别。

（1）研究背景：即国内外研究现状、水平和发展趋势，阐述本研究主题达到什么水平，存在什么不足以及发展方向等，就该科研项目的文献进行综述。一方面，通过对过去、现在的研究情况的评价，提出本项目的研究创新点和依据；另一方面，展示课题研究人员对本课题研究是否有较好的把握，反映出研究者的批判思考、综合与分析能力。研究背景的文献综述重点在"评论"，而不是"描述"，可对以下几个问题来评述。

1）是否有前人（国内外）的研究报告探究过同样或类似的问题？

2）过去的研究有哪些发现？这些研究有何优点及缺点？有何启示？

3）还有哪些问题亟待探讨？

（2）研究目的、意义：即阐述科研项目要解决什么样的问题、预期结果以及价值。研究价值一般先谈现实需要，产生什么样的影响，再谈理论价值。如案例10-1，该项目的实践意义更具有代表性，预期结果是有效的社区八段锦干预方案可用于社区的健康教育，提高老年人的肌力与平衡能力。

（3）研究理论依据或概念框架：论证研究假设的科学性，首先应阐述该科研项目理论依据或概念框架。如探讨提升护理本科生护理研究能力的教学改革研究，该研究假设是基于建构式学习理论或其他教育理论，在理论依据中应清晰阐述如何应用此理论构建研究设计。

（4）研究方案与研究方法：研究方案是研究计划书的重点内容，是研究目标的落脚点，应清晰地阐述每一阶段的主要内容和目标，主要研究内容与预期成果、拟采取的主要研究方法、阶段研究目标、研究可行性、研究创新性和拟解决的关键问题。研究方法是完成研究任务达到研究目的的程序、途径、手段。在具体的方案设计中，可根据研究内容选择不同的方法，如观察法、实验法、调查法、文献法。

（5）研究工作的进度：一般分为月度、季度、年度来进行安排。进度安排要明确、具体，对应相应的研究内容，可使用图表格式（如甘特图）表述预期的任务与进度。

知识链接

甘特图

甘特图（Gantt chart）又称横道图、条形图（Bar chart）。其通过条形图来显示项目、进度和其他时间相关的系统进展的内在关系随着时间进展的情况。甘特图以提出者亨利·劳伦斯·甘特（Henry Laurence Gantt）先生的名字命名。一条线条图，横轴表示时间，纵轴表示项目，线条表示期间计划和实际完成情况，可以直观地表明计划何时进行，进展与要求的对比。

主要任务事项	完成时间（以月为基本单位）											
	1	2	3	4	5	6	7	8	9	10	11	12
1. 撰写计划书	→											
2. 建立研究工具			→									
3. 资料收集					→							
4. 编码								→				
5. 资料分析									→			
6. 结题报告											→	

引自：百度百科，https://baike.baidu.com/。

（6）研究基础：主要是人员基础和研究客观基础，说明该项目研究团队的技术职称与职责、各项工作的分工及所负责的具体工作等，以及项目所需的实验条件以及以往承担的相关科研活动等，应实事求是。这些是项目审核人员判断申请者研究实力的重要依据。

总之，正确、清晰地表达科研项目的目的、目标、拟采取的研究方法和技术路线、需要达到的主要技术指标、预期效果等内容，有利于评审专家组理解并客观地评价研究计划书。研究计划书撰写完成后，可依据相应的评价指标先进行自我评价，而后项目组团队共同协作，进行相应的修改，力求使研究计划书科学、可行、合理，提高申报的成功率。

（7）经费预算：经费预算的撰写一般在其他部分完成之后，便于按照项目实施的过程拟定预算。不同的资助机构对于经费使用预算均有一定的要求和规范，所以申请者务必事先解读相应项目的经费指南。各类项目申请经费一般分为直接费用和间接费用两部分，其中直接费用包括设备费、材料费、劳务费、专家咨询费等；间接费用是指项目依托单位在组织实施项目过程中发生的无法在直接费用中列支的相关费用，主要包括依托单位为项目研究提供的现有仪器设备及房屋，水、电、气、暖消耗，有关管理费用的补助支出以及绩效支出等。

所有的经费预算都应遵循一些基本原则：①必须依照资助条款，将经费直接用在研究上；②反复估算进行研究所需的实际费用，支出越符合最初的预算越好；③对于某些预算，必要时可增加简短的说明。越是大型的项目，经费预算的要求越严格、精确、合理。

研究计划书论证部分的基本评价指标

(1) 文献搜集的完备性及对国内相关研究现状是否了解清楚。

(2) 研究主题的创新性。

(3) 研究计划撰写的完整性及科学性，研究方法及步骤的可行性。

(4) 预期成果在学术上或临床护理上的应用价值。

(5) 主持人及研究团队研究能力及经验。

(6) 研究团队人力配置、仪器、经费的申请额度及执行期限的合理性。

3. 研究计划书的撰写要求 一个好的研究计划，其立意的新颖性、方法的科学性、对实际工作的实用性、价值性等，是评价的重点所在。除此之外，还需要关注文字叙述的流畅性、应用文体规范性等书写要求。格式要求不同的研究基金，其申请书的格式报送要求各不相同，但大体上形成了相对固定的书写格式，务必在理解指南的基础上，严格按书写要求填写。

(1) 书写整洁、清晰：目前，各等级研究计划书中的内容（尤其是简表内容）均输入或导入计算机进行管理，因此要求使用国家公布的简化汉字，外来语同时用原文和中文表达。第一次出现的缩写词，必须注出全称。

(2) 语言简练、严谨、流畅：研究计划书的表达要明确、严谨，内容陈述有内在联系，逻辑性强。

(3) 注意申报学科和申请金额：申请项目必须是所属的基础学科。如涉及多学科，可填写两个。申请金额一般以万元为单位。

(4) 忌用简称和代码：所在单位名称按单位公章填写全称。例如"中国科学院"不得填"中科院"。单位全称中的数字一律写中文，例如：中国医科大学附属第一医院。

(5) 正式签名：项目组主要成员是指在项目组内对学术思想、技术路线的制订与理论分析及对项目的完成起重要作用的人员，项目组成员应亲自在申请书上签名，不得由他人代签。

(6) 伦理要求：自 2012 年开始，在申报科研项目时，如果研究内容中牵涉人体信息、标本等材料，必须取得伦理审查委员会同意，才能向各科研基金管理部门申报科研项目（详见第一章内容）。

总之，申请前应认真阅读项目申请指南和经费管理办法，根据不同层次项目的资助要求，认真做好项目申请的基础积累和资料准备工作。申请者应有一定的恒心与毅力，不断努力，不断积累发现，才能不断学习与收获。立项后，要依据研究计划书开展研究并按照相关规范进行文档等的收集和整理，已备后续的科研项目的结题申请和评价。

第三节　专利申请

　　科技成果转化是落实科学技术是第一生产力的关键。科研要以成果转化为导向，我国于 1996 年 5 月 15 日发布《中华人民共和国促进科技成果转化法》，为促进科技成果转化为现实生产力，规范科技成果转化活动，加速科学技术进步，推动经济建设和社会发展，专利作为创新产出的重要形式之一，其与科技进步有较强的关联性。护理专利作为护理科技成果的重要内容，是知识产权保护的一种有效形式。护理科技工作者应了解科技成果专利申请的意义和基本程序等，增强护理人员的创新意识，激发护理人员专利发明及申请的积极性，积极地将成果转化，为社会服务贡献力量。

一、专利的概述

　　专利是专利权的简称，它是国家按《中华人民共和国专利法》（本节简称《专利法》）授予申请人在一定时间内对其发明创造成果所享有的使用、处理和独占的权利，是受法律保护的发明创造和成果。专利是一种知识产权，与有形的财产权不同，具有时间性、地域性和专有性特点，同时又可以进行分类。

　　1．专利的特点

　　（1）时间性：专利只在法定期限内有效，期限满后专利权将失效，其发明创造就成为社会的共同财富，任何人都可以使用。

　　（2）地域性：一个国家授予的专利权，只在授予国家法律的管辖范围内有效，对其他国家没有约束力。

　　（3）专有性：一项发明创造的专利，只能为相应的专利人所拥有。

　　2．专利的分类　主要包括发明专利、实用新型专利和外观设计专利。

　　（1）发明专利：是指对产品、方法或其改进所提出的新的技术方案。其技术含量最高，发明人所花费的创造性劳动最多。

　　（2）实用新型专利：是指对设计产品的构造、形状或其结合时所提出新的技术方案。有一些技术改进的产品才可以申请实用新型专利，未经人工制造的物品不属于实用新型专利。实用新型专利对创造性的要求较低，而实用性较强，因此通常被称为"小发明"。

　　（3）外观设计专利：是指对产品的形状、图案或者其结合所做出的富于美感的创新。

二、申请专利的准备工作

一项专利申请能够获得授权需要具备多方面的条件。第一，必须具备实质性条件，即具备专利性；第二，还要符合《专利法》规定的形式要求以及履行各种手续。为了提高专利申请的成功率，专利申请人在提出申请以前一定要做好以下准备工作。

1. 确定是否申请专利 了解《专利法》及其实施细则，明确该项发明创造是否有必要申请专利，是否符合专利实质性授予条件，即创造性、新颖性和实用性的要求；该项发明创造是否有市场空间，不申请专利就无法受到专利法律的保护，新产品或新技术可能会被他人模仿，导致自身利益受到损失。

2. 确定专利申请的类型 三种专利保护对象的审批程序、审批方式和保护年限有所不同。在申请专利之前，要有针对性地认真选择专利申请类型。

3. 申请前应注意的其他事项 为保证专利申请的技术方案具有新颖性，在提出专利申请前，申请人应当对申请内容保密。如果在发明或鉴定的过程中有其他人参与，应当要求这些人员予以保密，必要时可以签订保密协议。

知识链接

《中华人民共和国专利法》

《中华人民共和国专利法》是为了保护专利权人的合法权益，鼓励发明创造，推动发明创造的应用，提高创新能力，促进科学技术进步和经济社会发展所制定的法律。1984年3月12日，《中华人民共和国专利法》经第六届全国人大常委会审议通过，自1985年4月1日起施行。2020年10月17日第十三届全国人民代表大会常务委员会第二十二次会议通过第四轮修改《中华人民共和国专利法》的决定，自2021年6月1日起施行。

三、专利申请文件的撰写

申请专利时，根据《专利法》第二十六条第一款的规定，发明专利申请文件包括请求书、说明书及其摘要、权利要求书以及其他附件。其中申请实用新型专利或申请外观设计专利，对提交的文件内容有不同的要求。

1. 发明和实用新型专利申请文档的撰写

（1）请求书：向中国国家知识产权局（网址 https：//www.cnipa.gov.cn/）请求启动专利申请和审批程序。目前均可在网站下载"发明专利请求书"和"实用新型专利"等表格。

（2）说明书：是具体说明发明创造内容和限定专利保护范围的一种官方文件或其出版物。按照《专利法》的要求，说明书需要包括技术领域、背景技术、发明内容、附图说明和具体实施方式5个部分，其中发明内容和具体实施方式是最主要的内容。发明内容应明确阐述专利的技术问题，提供详细的技术方案和有说服力的有益效果。具体实施方式应通过举例对技术方案进行详细说明。说明书的撰写应具备清楚、完整、能够实现三个基本特征。

（3）权利要求书：是发明的实质内容和申请人切身利益的集中体现，也是专利审查、无效及侵权诉讼程序的焦点。权利要求书是专利授权后，确定专利权保护范围的法律依据。权利要求书的撰写应具备以说明书为依据、清楚、简要三个基本特征。①以说明书为依据：体现在保护的技术方案在说明书中已经充分公开，突出。避免出现权利要求得不到说明书支持的情况。②清楚：体现在对每一项权利要求类型和权利要求所确定的保护范围都必须清楚，并且构成权利要求书的所有权利要求作为一个整体要清楚。③简要：体现在每一项权利要求简要，只记录技术特征，并且构成权利要求书的所有权利要求作为一个整体要简要。

（4）说明书摘要：包括发明所属的技术领域、需要解决的技术问题、主要技术特征和有益效果。它仅是一种技术情报，不具有法律效力。对于有附图的专利申请，应选择一幅最能反映该发明专利或实用新型专利特点的主要技术特征图作为摘要附图。

知识链接

一种智能的防跌倒装置

申请公布号：CN113057629A
申请公布日：2021.07.02
申请号：2021105168899
申请日：2021.05.12
申请人：浙江大学医学院附属邵逸夫医院
发明人：王旭飞
地址：310020 浙江省杭州市上城区庆春东路 3 号
分类号：A61B5/11（2006.01）I；

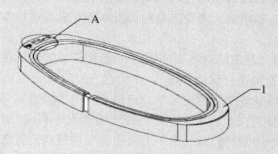

摘要：

本发明公开了一种智能的防跌倒装置，包括：固定装置和防护机构，固定装置包括固定带，固定带的上部和底部均设置有圆弧槽，气囊设置有两个，电陀螺仪固定安装在第二安装槽内，高压液态气瓶固定安装在第一安装槽内，控制器固定安装在第三安装槽内；本智能防跌倒装置，在老人佩戴固定带后，当老人不是主观改变身体姿态时，控制器将控制三通式电磁阀，将高压液态气瓶内的高压液态气充入两个气囊内，两个气囊快速弹出，形成安全防护罩，有效地防止老人在摔倒时出现严重的手足骨折、头破血流等情况，避免造成过重的家庭负担，在老人佩戴固定带后，以及提高固定带的使用效果，避免控制器的错误判定而造成不必要的损伤。

引自：中国专利公布公告网站，http：//epub.cnipa.gov.cn/。

2. 外观设计专利申请文档的撰写

（1）外观设计的图片或照片：一项外观设计专利申请的保护范围以其图片或照片中显示的该产品的外观设计为准。因此，图片或照片应能够清楚地显示要求专利保护的产品的外观设计。立体产品的外观设计，应当提交六面正投影视图。平面产品的设计，应当提交两面正投影视图。

（2）简要说明：外观设计专利申请文档是对产品图片或照片的说明，对设计要点、包含的色彩、图片或照片的情况进行说明。外观设计的内部结构的说明不能使用广告性宣传语进行表达。

四、申请专利的审批程序

依据《专利法》，专利申请的审批程序根据专利分类的不同分为以下两种审批流程。一是发明专利申请审批流程：专利申请→专利受理→初步审查→公布→申请实质审查→实质审查→专利授权；二是实用新型专利和外观设计专利申请审批流程：专利申请→专利受理→初步审查→专利授权。对于专利申请审批的每一项步骤，具体内容介绍如下：

1. 专利受理 国家知识产权局专利局受理专利申请。该局先对专利是否符合受理条件进行审查。对符合条件的申请，该局将确定申请日，给予申请号，并在核实文档清单后，发给申请日受理通知书。

2. 初步审查 按照规定缴纳申请费后，专利自动进入初审阶段。该阶段主要对申请文档是否存在实质性缺陷及形式进行审查。实用新型专利和外观设计专利申请经初审通过的，将直接进入授权程序。发明专利申请则需进入后续的公布和实质审查阶段。

3. 发明专利申请公布阶段 发明专利申请从发出初审合格通知书起就进入等待公布阶段。如果申请人请求提前公布，申请将立即进入公布准备程序，约3个月后在"中国专利公布公告"（网址 http://epub.cnipa.gov.cn/）上公布并附专利详细信息。如果申请人要求撤回或提前发布专利申请等，应参考《专利法》细则要求进行申请。

4. 发明专利申请实质审查阶段 发明专利申请公布后，对已经办妥实质审查请求手续的专利，国家知识产权局专利局将发出进入实质审查请求通知书，然后申请进入才能进行实质审查。从申请日起满三年，如申请人未提出专利实质审查要求或实质审查请求未生效，申请即被视为撤回。

5. 授权阶段 发明专利申请通过实质审查，或者实用新型专利和外观设计专利申请通过初步审查，专利局即可发出"授权通知书"，申请进入授权登记准备阶段。申请人收到专利局发出的授权通知书和办理登记手续的通知后，在两个月内按照通知要求办理登记手续并缴纳规定的费用。相关手续和缴费完成后，专利局将授予申请人专利权，颁发"专利证书"，在专利登记簿上记录，并在"中国专利公布公告"上公告，专利权自公告之日起生效。未按规定办理登记手续或逾期未办理的，视为放弃取得专利权。

专利通过法定程序确定发明创造的权利归属关系，从而有效地保护发明创造成果以及科研成果的转化。专利最大意义在于既保护了发明人的利益，又保证了社会的技术发展，利国利民。

小 结

护理研究活动最基本的单元是科研项目或科研课题，护理人员应根据护理学发展的趋势和国家的长远发展需求，结合申请者本人的科研主攻方向、不同层次基金项目的资助重点来考虑和选择申报科研项目。任何科研项目想要获得批准和资助，必须提供书面的申请书或计划书，因此护理科技人员应本着科学求实的原则，应用护理科研知识与理论，从科学性、可行性、规范性等出发撰写相应的项目申请书。科研要以成果转化为导向，护理专利是护理科技成果的重要构成部分，护理科技工作者应了解专利申请的意义、各类型专利的条件以及申请程序等，积极将护理成果进行转化。

思考题

1．某护理本科生在临床实习期间，发现老年高血压患者用药依从性是影响高血压患者病情的重要因素之一，如果以依从性为研究主题，在撰写研究选题的意义时，她需要思考什么？

2．在撰写案例 10-1 研究计划书的立项依据时，应特别注意哪些事项？

（李　桃）

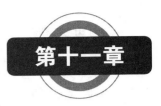
护理论文的撰写

导学目标

通过本章内容的学习，学生应能够：

◆ **基本目标**

1. 陈述护理论文的分类。
2. 描述护理论文的写作原则。
3. 列出综述性论文和研究性论文的写作格式及要求。
4. 分析综述性论文和研究性论文写作中的常见问题。

◆ **发展目标**

1. 按正确格式书写综述性论文。
2. 按国际论文报告规范书写研究性论文。

◆ **思政目标**

1. 具有国际视野。
2. 具有逻辑性、系统性和评判性科学思维。

案例 11-1A

　　随着人们生活水平的提高，糖尿病患病率增高，约 3/4 的糖尿病患者伴有各种并发症。血糖平稳和达标是延缓糖尿病并发症发生、发展的关键。社区是糖尿病防治的主要场所，但我国各地区社区卫生服务发展水平不平衡，技术力量较薄弱，患者对糖尿病并发症重视程度低、血糖控制达标率较低。因此，提升社区糖尿病患者的血糖达标率是亟待解决的问题。近年来，随着移动通信技术的发展及智能电子设备的普及，基于互联网开发的健康管理软件被越来越多地用于慢性病患者的健康管理。作者团队以"互联网 +"理念为基础开展医院与社区一体化慢性病管理，将 100 例社区 2 型糖尿病患者使用随机数字表分为两组。实验组由慢性病管理师采用"互联网 +"医院社区一体化慢性病管理模式进行管理，对照组进行常规糖尿病管理，共干预 1 年。干预 3 个月、6 个月、12 个月时，测评两组患者的糖化血红蛋白、自我管理行为、生命质量等指标。目前已完成干预及数据收集和分析工作。

　　请回答：

1. 该团队应按哪种类型论文的报告规范来撰写论文？
2. 该类型论文由哪几部分组成？每部分描述哪些信息？

护理论文是护理科技工作者将理论与实践工作中获得的相关信息进行科学的收集、整理、归纳、分析，形成新知识、新经验，并以书面形式表达的一种成果形式。护理论文的数量和质量是评价护理科研人员学术水平的重要标志。因此，撰写论文是护理研究人员必须具备的能力。为了便于护理学术信息更好地交流和传播，促进学科的发展，国内外学术期刊对论文撰写的质量要求越来越高。本章主要介绍护理论文的分类、写作原则，并重点分析综述性论文和研究性论文的写作格式及常见问题。

第一节　护理论文概述

护理论文是进行学术交流、信息传播、总结推广经验、储存科技信息的有效方式，也是科研工作的重要环节。不同类型的论文，在写作格式和报告规范上有一定的差异，但总体上都要遵循论文写作的基本原则。

一、护理论文的分类

在护理期刊中，按论文的体裁可以分为研究性论文、综述性论文、案例报告、新技术／新方法等类型；按写作目的，可分为学术论文和学位论文。

（一）按论文体裁分类

1. 研究性论文　又称科研论文，多为论著，是护理期刊中的核心部分。研究性论文是研究者运用科学的研究方法对前人积累的和自己在研究中收集到的研究资料进行整理分析和撰写的论文。如"脊髓损伤患者认知功能的影响因素""1223 名本科院校护理教师线上教学质量的调查研究""跨院帮扶肿瘤专科护理信息化平台的构建及应用"。

2. 综述性论文　是作者围绕某一专题，收集、查阅大量的文献资料，并对其进行整理对照、归纳分析，提炼而形成的概述性、评述性的专题学术论文。如"阿尔茨海默病患者照护者获益感的研究进展""虚拟现实技术在减轻儿童操作性疼痛中的应用进展"。

3. 案例报告　是对临床实践中具有特殊性或典型性病例的研究，总结工作中的经验和体会，探索疾病的个性特征与共性规律。案例报告可以是单个或多个病例，内容可以包括临床病例分析、病例报告（个案报告）、案例系列报告等。案例选择要"新""奇""特"，无论经验或是教训均可交流，能给读者带来新的启发和认识。如"1 例肺泡蛋白沉积症患儿行全肺灌洗治疗的护理""44 例 PICC 原发性上腔静脉内异位患者的护理"。

4. 新技术／新方法　是对护理领域技术方法上的创造性或重大改进的报道，或关于新技术的应用及操作步骤的论文，如"过敏性哮喘患者抗 IgE 治疗智慧提醒系统的设计及应用""襻式造口支撑棒装置的设计及应用"。

（二）按论文写作目的分类

1. 学术论文　是对某个科学领域中的学术问题进行研究后表述研究成果的理论文章，是在实验性、理论性或预测性上具有的新的科学研究成果或创新见解和知识的科学记录，或是某种已知原理应用于实际中并取得新进展的科学总结，是用于学术会议交流或在学术刊物上发表的书面文件。

2. 学位论文　是作者为获得学位而撰写的研究报告或论文，作为考核及评审的文件，用以表明作者从事科研取得的成果和从事科研工作的能力，是重要的文献情报源之一。学位论文一般包括学士论文、硕士论文和博士论文。

二、护理论文的写作原则

撰写护理论文时，应遵循科学性、创新性、实用性、规范性、可读性、伦理性的基本原则。

（一）科学性

科学性是指科技成果客观、真实与严密的程度，是研究成果得以成立的先决条件和前提要素，是论文最重要的基本属性，主要体现在下列四个方面。

1．真实性　科学研究必须尊重客观事实，取材可靠，实验设计合理，方法先进、正确，研究结果忠于原始资料，真实地反映护理实践的现象与规律，论点和论据真实、有据。

2．准确性　指选题准确，内容准确，数据准确，引文准确，资料统计方法及结果表述准确，用词准确。

3．逻辑性　指论文研究设计合理、严谨，用科学的逻辑思维方式进行分析、综合、归纳和推理，科学论证所产生现象的本质。

4．重复性　他人采用同样的实验方法和实验材料，能够重复出所报道的研究结果，论文才具有实践性和指导性。

（二）创新性

创新性是科研的灵魂，论文价值的高低在很大程度取决于其创新性。创新是在继承前人有价值的科学思想、科学理论、科学方法和科学成果的基础上，进行多种形式创新。利用新的研究方法、新的实验材料、新的干预模式，或是填补某一研究领域的空白，都属于创新。创新是推动科学进步和社会发展的主要动力。

（三）实用性

护理论文的内容应指导临床实践、护理管理和护理教育，最终目的是解决护理领域的问题，提高护理质量，促进护理学科发展。因此，护理论文应源于实践并能指导实践，这是护理论文实用性的核心。

（四）规范性

各种类型护理论文的写作有固定的格式和统一的规范。论文撰写应用科学的语言、规范的名词术语、标准化的量和单位、统一的格式，以严谨的结构、严密的推理、简洁而富有逻辑的文字传递科学思想及研究成果。论文投稿时，可参照各期刊编辑部的具体要求。

知识链接

《中华护理杂志》

《中华护理杂志》创刊于 1954 年 5 月 1 日，是中国创办最早、历史最悠久的综合性护理学术期刊。本刊由中国科学技术协会主管，中华护理学会主办，在国内外公开发行，主要报道护理学领域领先的科研成果和临床经验，以及对护理临床有指导作用的护理理论研究。《中华护理杂志》的投稿要求见网址 http：//zh.zhhlzzs.com/CN/0254-1769/home.shtml。

（五）可读性

发表论文是为了传播、交流或储存护理学科技信息，论文要有良好的可读性。论文要体现严谨的科学思维，不仅要有创新的科学内涵，还要合乎逻辑，达到结构严谨、层次分明、内容充实、图表直观、论点明确、论据充分、表述清晰、用词精炼等要求。

（六）伦理性

护理多以人为研究对象，容易涉及伦理问题。在形式上，应有研究对象的知情同意书，研究者所在单位伦理审查委员会的审查批准；在内容上，主要看研究的各个环节，不可给研究对象带来生理、心理、社会、经济方面的危害，需对可能的益处和风险进行评估。

知识链接

SCI 期刊

科学引文索引（Science Citation Index，SCI）是国际著名的检索工具，由美国科学情报研究所（Institute for Scientific Information，ISI）于 1964 年创设，网址 http：//www.isinet.com，其出版形式包括印刷版期刊和光盘版及联机数据库。SCI 收录的是全世界出版的自然科学各学科的核心期刊，该类期刊集中了各学科高质量的优秀论文精粹。一般将 SCI 收录的期刊称为 SCI 期刊。SCI 分为 SCI 和 SCI-E。SCI 指 SCI 印刷版和 SCI 光盘版（SCI compact disc edition，SCICDE），收录了 3700 余种来源期刊；SCI-E（SCI expanded）是 SCI 的扩展库，收录了 5600 余种来源期刊。目前，SCI-E 护理学来源期刊已超过 100 种。

第二节　综述性论文的撰写

案例 11-2A

据原国家卫生和计划生育委员会统计，全球有将近 4.5 亿人患有精神疾病，其所带来的疾病负担约占全球疾病负担的 11%。小田作为一名精神科护士，在工作中发现精神疾病患者治疗配合度低，且重性精神病复发率、伤残率高，常出现患者刚出院又被送回医院的情况。为了提高我国社区精神疾病照顾质量，为促进我国社区精神卫生服务的发展提供借鉴，小田计划撰写一篇精神病患者社区管理模式相关的综述。

请回答：写一篇综述性论文，需要哪几个步骤？

综述（review）是指作者在阅读大量原始文献后，以某一主题为中心，将各种资料归纳、总结、对比、分析和评价，再加上自己的观点而写成的一种专题性学术论文。一篇综述包含大量的最新研究信息，作者通过撰写综述，可将有关某一专题零散、片段的信息上升为比较全面和系统的知识，为确立科研课题提供重要依据。读者通过阅读综述，可在很短的时间内就此专题获得较为丰富的最新知识，指导临床实践。

一、综述的特点

1. 综合性　综述要"纵横交错"，既要以某一专题的发展为纵线，反映当前课题的进展，又要从国内到国外，进行横向比较。经过综合分析、归纳整理、消化鉴别，使材料更精练、更明确、更有层次和更富有逻辑，进而把握本专题的发展现状和趋势。

2. 评述性　综述应全面、深入、系统地论述某一方面的问题，对所综述的内容进行综合、分析、评价，反映作者的观点和见解。

3. 先进性 在撰写综述时，要搜集最新资料，获取最新内容，将最新的信息和科研动向传递给读者。

二、写作步骤

综述的写作通常包括选题、搜集和整理资料、草拟提纲、撰写成文4个步骤。

（一）选题

综述并非文献的简单罗列和组合，而是一项全新的创作。综述的选题应注意实用性、新颖性、范围适当。

1. 实用性 综述的选题必须建立在客观需要的基础上。如果在实践中发现需要对某些问题进行归纳、提炼，或某些专题的研究近年来发展较快，有必要进行综合评价，可以作为综述选题的来源。只有把收集的文献资料和自己熟悉的领域有机地结合起来，才可能将所选的主题写得深入、透彻。

2. 新颖性 要注意收集最新的文献资料，只有新颖的内容才能提炼出有吸引力的题目。如果选题不新，缺乏最新的文献资料，写出的综述就是"坐井观天"；或是论述的内容已成定论，没有评述的价值。

3. 范围适当 尽量选择具体的、范围较小的主题，这样既有利于选择新颖的主题，又可以将主题写得深入。如果所选主题的文献过少或缺乏高质量的文献，则可以扩大至上一级选题，以获得足够量的文献。

案例 11-2B

小田在工作实践中体会到目前我国精神疾病患者接受的初级预防健康服务状况不佳。她在阅读大量文献后发现，主动式社区治疗是一种基于循证的综合性的精神治疗方式，为患有严重、复杂精神疾病患者提供综合性、个体化治疗和康复策略。于是，小田初步选择了如下3个题目：

1. 精神病患者管理模式进展。
2. 精神病患者康复期的管理模式进展。
3. 主动式社区治疗模式在精神疾病患者康复中应用的研究进展。

请回答： 以上3个题目可能涵盖哪些范围？哪一个题目更合适？

（二）搜集和整理资料

在确定选题之后，要搜集和阅读相关的文献资料。搜集资料时，总的要求是齐全、规范、可靠，并严格挑选、不断更新。关于研究的进展部分，要多引用最新的文献，一般选择近5年的文献，以保证时效性。关于理论、概念和历史起源等，可适当引用远期文献、权威性的专著或教材。搜集资料时，应广泛搜索中文和英文文献，保证文献查全、查准。

资料搜集完毕后，需对其进行筛选、鉴别、分类和归纳。通过浏览文题、摘要、作者及单位等信息，识别文献资料与本综述选题的相关性和可靠性，鉴别出具有实用意义的资料。分类的目的是使资料内容单元化，可从大到小逐层逐级地划分。归纳的意义是使资料内容系统化，可依时间顺序、价值属性等不同情况分别进行归纳。在广泛阅读资料的基础上，选择有代表性的、权威性的文献进行精读。在阅读文献的过程中，应做好文献摘录，摘录内容主要包括文献著录项、研究目的、研究方法、主要结果和结论。

（三）草拟提纲

综述不是众多材料的堆积，作者需对获得的文献资料进行整理、归类、分析，并草拟提纲。提纲是一篇综述的整体框架，代表作者的写作思路。提纲的重点是确定前言的内容和正文的各级标题，要求紧扣主题、层次分明、提纲挈领，为写作方便，最好把摘录文献的编号分别置于相应的标题之下，并根据文献适当调整写作提纲。

案例 11-2C

"主动式社区治疗模式在精神疾病患者康复中应用的研究进展"写作提纲如下。

前言部分：概述精神疾病的患病率、严重性，目前管理的现状，引出精神疾病患者管理的意义及迫切性，简要介绍主动式社区治疗模式，以此阐明立题依据和综述目的。

主体部分：分为以下几个标题。

1．主动式社区治疗模式概念及与传统社区精神卫生服务的区别

2．主动式社区治疗模式的应用现状

3．主动式社区治疗模式的应用效果

（1）对疾病控制与症状改善的效果。

（2）对住院频次的影响。

（3）对患者社会功能及满意度的影响。

（4）对照顾者的影响。

4．小结　总结主动式社区治疗模式的应用现状，指出国内外的差异，提出在我国精神疾病患者康复应用中的建议。

请回答：

1．该综述的写作提纲是否可以反映出文章的整体框架？

2．你能否通过提纲找到本综述的写作重点？

（四）撰写成文

拟好提纲后，可根据提纲将搜集到的资料和文献信息经过分析和整合，添加到相应的各级标题下，并进行恰当的评述。完成综述的初稿后，作者应反复修改和补充，或请同行予以审定，避免在成文中可能出现的错误和不妥之处。审定文稿应注意以下几点：①资料来源是否翔实；②文章框架是否合理；③引用文献是否正确；④符号、计量单位、数值是否正确一致；⑤名词、用语是否规范；⑥是否存在有可能产生误解或歧义的文字。

三、写作格式和要求

综述的写作格式一般包括文题、作者署名、摘要、关键词、正文、参考文献几部分。其中正文部分由前言、主体和小结组成。

（一）文题

文题应能准确地概括论文的主要内容，表达出论文的主题，与正文内容相符。读者常从文题来判断文献的阅读价值，所以文题要准确、简短、醒目和新颖，能引起读者的注意和兴趣。文题不能过长，一般以不超过 20 个汉字为宜，英文文题一般不超过 10 个英文实词，尽量不加标点符号。若文题必须很长时，可用副标题说明，副标题前用破折号与主标题分开，副标题是对主标题的说明和补充。文题应尽量避免使用非公认的缩略语、字符、代号等，也不应将原形词和缩略语同时列出。

随堂测 11-2

综述的文题一般由综述涉及的对象及说明语构成，如"青少年社交障碍心理干预的研究进展"中，"青少年社交障碍心理干预"是综述的对象，"研究进展"是说明语。目前，国内很多综述以"……的研究进展""……的护理进展"等为题。但是很多研究虽以"进展"为题，正文中却并未体现最新的研究成果，此时在确定综述的文题时，可选择更为确切的说明语，如"……的现状""……的应用进展"。

（二）作者署名

文题下面是作者署名，是作者对文章内容负责任的体现。若作者在两位以上，要按照参加研究工作的多少和实际贡献大小排列先后次序。第一作者应该参与研究工作的构思、设计、执行，并且是论文的主要撰写者。作者署名要署真实姓名，国内作者外文署名一律用全名汉语拼音，顺序是姓前名后，例如 Sun Chunhan（孙春涵）。

国际科技期刊实行通讯作者制（corresponding author），国内很多论文也会标明通讯作者。通讯作者是论文的主要责任人，可以是第一作者，也可以是其他作者，但必须对论文的科学性和结果、结论的可信性负主要责任，一般是第一作者的导师或课题的主要负责人。对研究及论文撰写过程中给予过一定指导和帮助的人，在征得同意后，可列入文末的致谢中，对其贡献表示感谢和肯定。

此外，多数期刊要求在论文首页的左下角或文题下面写明作者的工作单位、通讯地址、电子邮箱等联系方式，以及第一作者简介等，以便读者与作者联系，具体需参照期刊的投稿要求。

（三）摘要

摘要即文章的内容提要，是对论文内容高度概括的简短陈述，能使编辑和读者迅速、准确地了解论文的主要内容。摘要的内容必须完整、具体、一目了然。摘要部分不列图或表，也不用引文，尽量不用缩略语，一般不分段落而是独立成章。综述的摘要属于指示性摘要，一般在200字以内，须反映论文的主题思想，囊括全文的各段主题，使读者获得全文纲要性信息。

案例 11-2D

"主动式社区治疗模式在精神疾病患者康复中应用的研究进展"摘要部分如下：

综述了主动式社区治疗模式的概念及与传统社区精神卫生服务的区别、主动式社区治疗模式的应用现状和应用效果，对探索符合中国国情的主动式社区治疗模式进行了展望，以期为中国社区精神卫生管理提供参考。

请回答：该综述的摘要是否符合书写要求？

（四）关键词

关键词是最能反映论文主要内容的词或短语，便于读者快速了解论文的主题和进行文献检索。一篇论文可选 3～5 个关键词，常从文题、摘要中选择。关键词要写原形词，不用缩写词，要求尽量选用美国国立医学图书馆出版发行的 Index Medicus 和中国医学期刊索引中所列的医学主题词表（MeSH），以便论文能被国内外文献检索系统收录，提高论文的引用率。关键词之间可用空格或分号隔开，但最后一个词末尾不加标点。

案例 11-2E

"主动式社区治疗模式在精神疾病患者康复中应用的研究进展"一文的关键词如下：

主动式社区治疗；精神卫生；康复；综述文献

Assertive Community Treatment；Mental Health；Rehabilitation；Review

---

知识链接

医学主题词表

医学主题词表（Medical Subject Headings，MeSH）由美国国立医学图书馆编制，我国医学科学院信息研究所将其翻译成中文版。很多权威数据库都以其中列出的主题词作为检索途径。因此，论文中如果用 MeSH 中的主题词作为关键词，可提高检索的准确性和效率。为了使主题词具有系统性，MeSH 采用树形结构表的方式，将主题词（主要叙词）和次要叙词按学科性质、词义范围的上下类属及派生关系，划分为不同的类目。例如，"慢性阻塞性肺疾病"在 MeSH 中的词是"肺疾病，慢性阻塞性"；"本科护理教育"在 MeSH 中的词是"教育，护理，学士"；"2 型糖尿病"在 MeSH 中的词是"糖尿病，2 型"。

（五）正文

1. 前言　主要阐明综述的必要性、意义和目的，以引出主体部分。前言要在既往研究文献的基础上，简要说明所综述问题的历史、现状和发展动态，有关概念和定义，选择这一主题的目的、应用价值和实践意义。如果属于争论性课题，要指明文献中争论的焦点所在。前言应简明扼要，一般 300 ~ 500 字，避免描述与本文无关的内容。

案例 11-2F

"主动式社区治疗模式在精神疾病患者康复中应用的研究进展"前言部分如下：

据原卫生部等部门[1]统计，全球有将近 4.5 亿人患有精神疾病，其所带来的疾病负担约占全球疾病负担的 11%。欧洲的流行病学研究报告[2]显示，重性精神病的患病率占精神疾病总患病率的 2.33‰。与其他精神障碍患者明显不同，重性精神病患者更可能是未婚、失业人员，表现出的精神症状和残疾程度更严重，对精神卫生服务需求更强烈[3]。目前重性精神病患者接受的初级预防健康服务状况不佳，并且在身体健康方面存在不良结局，比正常人群早 12 ~ 32 岁死亡[4-7]。由于患者治疗配合度低，且重性精神病复发率、伤残率高[8]，常出现刚出院又被送回医院的情况[9]，重性精神病问题突出。主动式社区治疗针对病情不稳定、社会功能严重受损的重性精神病患者，是一种应用广泛的社区精神疾病管治模式。本文通过对国内外主动式社区治疗模式进行综述，为提高我国社区精神疾病照顾质量和促进我国社区精神卫生服务的发展提供借鉴。

请回答：论文的前言部分叙述了哪些方面的问题？

2. 主体　是综述的主要部分，围绕提纲中设定的小标题，通过提出问题、分析问题和解决问题，比较各种观点的异同点及其理论根据，结合作者自己的经验和观点，从不同角度阐明有关护理问题的历史背景、现状、争论的焦点或存在的问题、发展方向和干预方法等。

主体部分无固定的写作格式。可按照问题的发展年代顺序写，即纵向写法，从历史背景、目前状况和发展趋势 3 个方面加以阐述；也可以围绕某一护理问题的国内外研究现状，通过横向对比，分析各种观点、见解、方法、成果的优劣利弊，即横向写法；也可综合纵向和横向写法，如历史背景采用纵向写法，现状采用横向写法。总之，主体部分的格式取决于作者对文献资料的整理和归类的思路，在写作过程中要注意整篇文章的完整、连贯，确保段落之间过渡自然、语意流畅。

案例 11-2G

"主动式社区治疗模式在精神疾病患者康复中应用的研究进展"一文中的正文节选如下：

2. 主动式社区治疗的应用现状

20世纪80年代主动式社区治疗模式开始在加拿大、澳大利亚应用[18-19]。紧接着，英国精神卫生服务从医院逐渐向社区转型，相关部门对主动式社区治疗项目进行了大力推广，几年后英国主动式社区治疗团队的数量达到300个左右[20]。此外，西欧一些发达国家也进行了主动式社区治疗模式的探索和推广，如意大利、德国、瑞典和瑞士，并都取得了一定的成效。各个国家在发展社区精神卫生治疗模式的同时，也针对自身固有文化对主动式社区治疗模式进行了本土化改良[21]。

近年来，主动式社区治疗模式除在经济发展水平较高的发达国家和西方推广之外，波兰、南非等发展中国家，以及日本、新加坡、马来西亚等亚洲国家，都先后引进了主动式社区治疗模式来推动本国的精神卫生服务发展[22-26]。日本是亚洲开展主动式社区治疗模式最早的国家，新加坡于2003年开始试行主动式社区治疗模式，发现接受治疗的患者住院率和住院天数都大幅度减少[22]。马来西亚以及我国香港地区均建立了自己的主动式社区治疗团队，其初步研究[27-28]结果验证了主动式社区治疗模式跨文化领域具有有效性。2011年起，我国中南大学湘雅二医院以精神分裂症患者及家属为研究对象，进行了基于家庭的主动式社区治疗模式在中国的首个试点研究[29]；2012年深圳市精神卫生中心也在南山区与龙岗区慢性病防治院启动了主动式社区治疗服务试点项目[30]；2016年徐韦云等[31]在上海市虹口区开展主动式社区治疗对首发精神分裂症患者结局的探索研究，这些试点研究对主动式社区治疗模式在中国的应用与发展具有重要的参考价值。

请回答：该部分运用何种写作手法对主动式社区治疗的应用现状进行描述？

3. 小结 应与前言部分相呼应，即小结对前言部分提出的问题应给予一个较明确的答案或回答。小结可概括性地总结综述主体部分提出的各种观点、研究结果、结论，并加以比较，从而指出未来的发展趋势和研究方向。

案例 11-2H

"主动式社区治疗模式在精神疾病患者康复中应用的研究进展"小结部分如下：

随着医疗卫生事业的发展，精神卫生问题受到广泛关注。由于精神疾病患者在发病时丧失对疾病的自知力和控制力，可能做出危害公共安全、自身或他人人身安全的行为，长期患病会严重损害患者的社会功能。在我国，社区精神卫生服务发挥了越来越重要的作用，目前主动式社区治疗模式已成为较成熟且应用广泛的社区精神疾病管理模式之一。然而，我国社区精神卫生服务人员精神科知识水平有待提高，社区中精神疾病专业人员短缺。第一，应重视社区精神卫生工作，加强对社区卫生服务人员关于精神专科知识的业务培训，培养社区精神疾病专业队伍。第二，在部分卫生资源丰富地区，先进行主动式社区治疗模式试点，取得一定经验后，在我国一些条件成熟的地区建立主动式社区治疗示范基地，为其他地区的社区卫生服务中心提供经验和指导。社区护理工作者应立足国情，积极学习国外经验，在原有的社区服务模式下，进一步发展适用于中国国情的主动式社区治疗模式，逐步推进社区精神卫生服务的发展。

请回答：针对该论文的小结部分，你是否还有其他写作建议？

（六）参考文献

参考文献是论文的重要组成部分之一，是在论文中引用过的文献清单。由于综述的写作内容由文献而来，因此，综述的参考文献数量比研究性论文要多。参考文献的数量和质量在一定程度上反映了综述的广度和深度，也是吸引读者阅读的因素之一。很多读者阅读综述的目的在于按图索骥，在综述所列的参考文献指引下去查找原文，以便做进一步研究。如果参考文献标注不规范或有缺项，就会造成查找困难。

1．引用参考文献的要求

（1）只列出公开发表的文献：论文中可引用的文献来源包括期刊论文、专著、官方网站公布的信息、学位论文、会议论文等。未发表的论文、内部资料、普通网站上的信息一般不列入参考文献。

（2）文献引用准确：参考文献应是作者直接阅读过并在正文中直接标引了其内容的文献，引用的数据或观点应准确无误，避免断章取义或歪曲作者的原意，避免转引。

（3）引用最新和权威的文献：参考文献最好以近 5 年的文献为主，在本领域有开创性贡献的旧文献也可适当引用。不要遗漏本领域权威作者和权威期刊发表的文献。

（4）文献标注格式规范：参考文献应采用统一的书写格式和标注方法。在正文中，应按参考文献在文内首次出现的先后顺序，以阿拉伯数字在引用处的右上角标注文献序号，序号外加方括号。

2．参考文献的著录格式　各个学术期刊对于参考文献的著录格式有明确的规定。《信息文献　参考文献著录规则》国家标准（GB/T 7714—2015）中推荐了顺序编码体系（又称温哥华格式）和著者 - 出版年体系（又称哈佛格式）。目前国内医学期刊通常采用国际上生物医学期刊广泛接受的温哥华格式。尽管如此，各刊的格式仍有细微差别，投稿前作者应注意期刊稿约中的有关规定，以了解其参考文献的著录格式。下面以《中华护理杂志》的文献著录格式为例进行介绍。

（1）期刊论文的著录格式

[序号] 主要作者．文题 [文献类型标志]．刊名，出版年份，卷次（期号）：起止页码．

作者列出前 3 位姓名，无论中、外文姓名均为姓在前，名在后，外文姓名姓用全称、首字母大写，名用大写首字母简称，每个人名之间用逗号隔开，3 人以上用"等（中文）"或"et al（外文）"表示。在国家标准（GB/T 7714—2015）中，建议作者的姓均用大写字母。刊名中文期刊用全称，外文期刊采用缩写名（参照 Index Medicus 的缩写法）。文献类型标志中期刊用 [J]，专著用 [M]。期号如为增刊，则在卷后圆括号里标注"（增刊）"或（Suppl）字样，并标注增刊号码。

举例：

[1] 田双月，王勋彪，周婧，等．主动式社区治疗模式在精神疾病患者康复中应用的研究
进展 [J]．中华护理杂志，2018，53（9）：1132-1135.

[2] LI G，PAPAIOANNOU A，THABANE L，et al. Modifying the phenotypic frailty model
in predicting risk of major osteoporotic fracture in the elderly [J]．J Am Med Dir Assoc，
2017，18（2）：414-419.

（2）专著及专著中析出文献的著录格式

[序号] 专著主要编者．专著题名 [文献类型标志]．版次（第 1 版可省略）．出版地：出版者，出版年份：起止页码．

很多专著由一组人集体完成，参考的内容可能是专著中析出的文献，章节的作者和主要编者并不相同。可以首先列出析出文献的作者和析出文献题名。

举例：

[1] 胡雁，王志稳 . 护理研究［M］. 5 版 . 北京：人民卫生出版社，2017：202-211.

[2] LORIG K，HOLMAN H，SOBEL D，et al. Living a Healthy Life with Chronic Conditions［M］. 3rd Ed. Boulder：Bull Publishing Company，2007：46-50.

四、写作中的常见问题

以下分别从综述论文的题目、前言、主体部分、小结、参考文献方面分析写作中的常见问题。

（一）题目

1. 选题过大 是初次撰写综述者常见的问题。例如在案例 11-2 中，如果文题定为"精神疾病患者护理进展"，选题就过大、过宽。选题过大不仅影响综述的新颖性，而且分析不易深入、透彻，难以引起读者的阅读兴趣。选题时，应尽量缩小范围，尽可能把一个专题写透彻。

2. 文题与内容不符 文题与内容不符的表现有很多，常见的是以"进展"为题，但实际上文中并未体现最新的研究成果，与进展无关。另外，在确定综述文题时，需要选择更为贴切的说明语。

（二）前言

前言书写常见的问题包括：①过于冗长，大篇幅介绍历史背景、意义等内容。中文综述的前言一般在 300 ~ 500 字，不宜过长。②与其他部分内容雷同，常见的是与摘要雷同。③与论文主题相关性差。例如，论文主题是"主动式社区治疗模式在精神疾病患者康复中应用的研究进展"，若在前言中大篇幅介绍精神疾病的治疗和护理，就属于与综述主题关系不大的内容。

（三）主体部分

1. 逻辑性、综合性差 一方面，表现在综述的大纲欠缺清晰的逻辑思路，未将文献中的观点、论据进行合理的综合和提炼，写作提纲的条理、层次不清；另一方面，表现为在各个段落的书写过程中，未使用恰当的关联词或句子承上启下，使读者看起来不知所云，思路混乱。

案例 11-3A

2.2.2 运动疗法

运动疗法是指利用器械、徒手或患者自身力量，通过主动或被动运动，使患者获得全身或局部运动功能、感觉功能恢复的训练方法。主要包括关节功能训练、肌力训练、有氧训练、平衡训练、易化训练、移乘训练及步行训练。康复医学所要解决的最常见问题是运动功能障碍，因此运动疗法已成为康复治疗的核心治疗手段，属于物理疗法（physical therapy，PT）两大组成部分之一（另一组成部分为物理因子疗法）。国外研究显示，进行锻炼的乳腺癌患者睡眠质量较高，未进行锻炼或锻炼次数较少的乳腺癌患者入睡时间明显更长[13]。另有研究[21]发现，乳腺癌患者进行运动干预，与对照组相比睡眠障碍得到改善。因此，乳腺癌患者采取常规简单的锻炼，可改善睡眠状态。

请回答：

1. 请分析主体部分的叙述是否恰当？

2. 请对该部分进行适当修改。

2．评述性差　主要表现在以下两个方面：①简单罗列文献，述而无评。只是简单地将原始文献中的观点分门别类地堆砌在一起，没有归纳、分析和提炼。②虽然进行了评述，阐述了自己的观点和见解，但未运用文献中的证据来佐证自己的观点。

案例 11-3B

2.2.1 认知行为疗法（cognitive behavioral therapy，CBT）

CBT 是目前针对失眠采用最多的一种心理学疗法。最常用的有睡眠卫生教育、刺激控制疗法、睡眠限制疗法、放松疗法、矛盾意向和认知重组等。CBT 能够改善抑郁、慢性疼痛、癌症等引起的睡眠障碍，降低乳腺癌患者症状反应的严重程度，改善术后免疫反应，提高睡眠效率[17]。近期一项 meta 分析结果表明，CBT 有利于改善乳腺癌患者的睡眠质量[18]。Epstein 和 Dirksen[19]的研究显示，睡眠卫生教育对乳腺癌患者睡眠的入睡潜伏期、睡后觉醒时间、睡眠效率、卧床时间和总睡眠时间均具有改善作用。Demiralp[20]的研究证实，渐进性放松训练能够改善乳腺癌患者化疗期间的睡眠质量和疲劳症状。虽然 CBT 对乳腺癌患者的睡眠质量具有改善作用，但需要专业人员每周对其进行干预，并且需要进行长期的干预，在临床护理工作中的实施仍有限制。

请回答：该部分内容作者是否进行了述评？

3．文献引用不准确　主要表现在：①引用文献时并不是自己阅读过的原文，只是将其他文章中的语句直接复制，有时甚至曲解了原意。②随意引用文献，不加甄别和选择。有些文献的标引只是某些文章里的一些做法或观点，就得出肯定或否定的结论，而原文质量或证据等级不高，代表性和权威性均不够，这样就可能误导读者。③表达文献观点时使用的语句不恰当，不交代具体的研究信息，直接用肯定的陈述句叙述。

（四）小结

小结部分常见的问题为篇幅过长、套话过多、偏离主题。如果综述没有小结部分，或小结的内容与中心部分无关，没有归纳总结文献的观点、结果和结论，只说明作者本身的观点，或只是文献观点的堆砌，都不是合格的综述。

（五）参考文献

1．文献过于陈旧　综述一般都是某一主题的研究现状和进展，要求参考文献最好为近 5 年的。引文陈旧使综述失去了应有的价值。

2．文献著录不规范或缺项　表现为以下问题：①作者姓名引用错误，常见把国外作者的名和姓颠倒，按照医学期刊一般的要求，应先标国外作者的姓，再标其名字的首字母，如 Bill Clinton，应标为"Clinton B"；②单词拼写错误；③页码有误，或只标起页未标止页；④期刊名称、年代写错，卷号和期号写反；⑤书籍未标出版社的地址等；⑥文献编码顺序与文中不一致。

第三节　研究性论文的撰写

研究性论文是用数据回答研究问题的论文类型。这类论文是研究者结合自己的专业兴趣和临床实践，在确立研究问题之后，事先设计研究方案，然后按照研究方案实施研究计划、收集数据、进行资料分析，最后以研究问题为主线，将研究过程和研究结果以书面形式报告出来。

一、写作格式和要求

研究性论文通常由文题、作者署名和单位、摘要和关键词、正文（前言、对象与方法、结果、讨论）、参考文献等部分组成，字数一般在 4000～6000 字。针对不同类型的研究性论文，国际上均有清单式的报告规范，如针对随机对照试验的 CONSORT，针对类实验性研究的 TREND，针对队列研究、病例对照研究、横断面研究的 STROBE，针对诊断性试验的 STARD，针对质性研究的 COREQ。

知识链接

CONSORT：随机对照试验论文的报告规范

为了提高随机对照试验的报告质量，加拿大 CONSORT 小组于 1995 年出台 CONSORT 声明（consolidated standards of reporting trials statement），针对随机对照试验论文的文题、摘要、前言、方法、结果、讨论、其他信息（试验注册、研究计划书、资助情况），提出各部分应报告的 25 条信息清单及描述受试者流动的流程图。

（一）文题

文题是对论文主要内容的高度概括，是读者决定是否阅读全文的重要线索，也是给审稿专家留下的第一印象。文题的书写要求如下。

1. 准确、具体　文题应表述出研究对象、主要变量、干预措施、研究类型等关键信息，可遵循 PICO 原则书写文题。例如，"计算机认知训练对轻度认知障碍老年人认知功能的影响"，文题中表述出了研究对象（P）是轻度认知障碍老年人，结局指标（O）是认知功能，干预措施（I）是计算机认知训练。对于描述性研究，因未对研究对象施加干预，文题中无干预（I）这个要素。

此外，尽量在文题中表述出研究类型。在针对随机对照试验的报告规范 CONSORT 中，明确要求从文题中能识别出是随机对照试验。例如，"A multicomponent exercise program improves physical function in long-term nursing home residents：A randomized controlled trial"，文题中表明了研究类型是随机对照试验。

案例 11-1B

"互联网＋"慢性病管理模式在 2 型糖尿病患者中的应用。

请回答：该文题是否准确、具体？

2. 醒目、突出特色　文题要用醒目的词表达出论文的主要特色。例如，"接纳承诺疗法对口腔癌复发患者癌症复发恐惧的影响"，该研究的创新点在于接纳承诺疗法这种心理干预方法，如果文题使用"心理干预"就过于笼统，体现不出该研究的创新点。因此，在书写文题时，作者应认真思考本研究的创新点体现在哪个要素上，在文题中精准地表述出亮点。

3. 精炼、避免奇异简称　文题不宜过长，通常不超过 20 个字，一般不加标点符号。文题应具有自明性，避免为了追求精炼而使用同行不熟悉的简称。例如，某文题中使用了"ADR"这一简称，由于有些读者不知晓 ADR 的含义 [adverse drug reaction（药物不良反应）]，也就无法从文题中准确获悉论文的主要内容。

（二）作者署名和单位

作者姓名是查阅文献时的检索途径之一，作者署名及排序的要求详见本章第二节。应避免出现以下问题：①将未参加论文工作的人列为作者；②在不告知他人的情况下将其列为作者；③在稿件修改过程中随意增加、删除或变更作者署名及顺序；④代替他人在论文著作权转让书上签字。

（三）摘要和关键词

1. 摘要 即文章的内容提要，指用最扼要的文字概括说明研究的目的、方法、结果和结论，使编辑和读者快速了解论文的主要内容。书写要求如下。

（1）内容完整：摘要应独立成章，不分段落，通常包括目的、方法、结果和结论4个基本要素。①目的（objective）：列出本研究要回答的研究问题。英文期刊论文中还会简要描述研究背景；②方法（methods）：用最精炼的语句描述研究对象、研究类型、干预措施、结局指标等；③结果（results）：针对研究问题，列出最重要的研究结果及关键数据；④结论（conclusion）：提出该研究得出的主要论点、启示及建议。

（2）语句精炼：一般不超过500字，部分期刊允许600字左右。用最扼要的文字，凝练出研究目的、方法、结果和结论。摘要中不列图和表，也不用引文。

（3）慎用简称：对于字数较多的专有名词或术语，第一次出现时写出全称，必要时写明英文全称，在括号里注明简称或缩写，再次使用时可用简称或缩写。

案例 11-1C

"互联网+"慢性病管理模式在2型糖尿病患者中的应用

【摘要】目的：探讨基于"互联网+"理念的慢性病管理模式对2型糖尿病患者的干预效果。方法：便利选取从综合性医院转介到社区的100例2型糖尿病患者，使用随机数字表分为两组。实验组由慢性病管理师采用"互联网+"医院社区一体化慢性病管理模式进行管理，对照组进行常规管理。干预3个月、6个月、12个月时，测评患者糖化血红蛋白、自我管理行为与生命质量。结果：实验组46例、对照组45例完成研究。干预3个月、6个月、12个月时，两组患者的糖化血红蛋白均有不同程度的下降，自我管理行为和生命质量有不同程度提升，实验组自我管理行为总分及饮食控制维度得分、生命质量总分及各维度得分均高于对照组（均$P < 0.05$）。干预12个月时，实验组糖化血红蛋白与对照组相比，差异有统计学意义（$P < 0.05$）。结论：基于"互联网+"理念的医院社区一体化慢性病管理模式可以提高糖化血红蛋白达标率和自我管理行为，有利于预防和延缓糖尿病并发症的发生与发展。

请回答：该案例的摘要是否符合书写要求，有哪些可以改进之处？

---

2. 关键词 一篇论文一般选3～5个关键词，具体要求详见本章第二节。为了提高论文的引用率和便于文献检索，尽可能采用医学主题词表（MeSH）中的规范词作为关键词，避免使用不规范的词或短语。例如，"重型颅脑损伤患者"属于不规范的短语，可改为"颅脑损伤"。

案例11-1有5个关键词：糖尿病，2型；互联网；慢性病；管理模式；医院社区一体化。

（四）正文

正文通常包括前言（introduction）、对象与方法（materials and methods）、结果（results）、

讨论（discussion）4 个部分。

1. 前言 又称引言、导言，包括该研究涉及的临床问题、研究现状、尚未解决的问题等背景资料，以阐明为什么做这项研究（立题依据），引出研究问题及其意义（研究目的）。书写要求如下。

（1）点明问题及重要性：直接点明该研究针对的是哪个人群、什么问题（临床问题），用数据阐述该问题的发生率、引发的不良结局，以阐明问题的普遍性和重要性。

（2）明确存在的差距：通过回顾已有研究现状，剖析针对该问题已知了什么、尚未解决清楚的问题是什么，引出本研究要解决的问题，从而阐明创新点。

（3）阐述科学依据：无论是探究变量之间的关系，还是评价某个新的干预措施是否有效，都应建立在科学依据的基础上。可引用理论机制、理论框架或类似研究的数据，阐述变量之间关系的科学基础或干预的机制。

（4）言简意赅：文字应精炼，直奔主题，避免罗列与本文关联不大的文献。目前国内护理期刊发表的论文前言一般为 400～600 字，国外期刊发表的论文前言通常为 3～4 段文字。

（5）实事求是：当阐明研究的创新性时，要实事求是地描述该问题的研究现状，分析已知了什么、尚未解决清楚的问题是什么，准确标注文献。不要故意隐瞒已有的类似研究，慎用"首次报道""国内首创""填补空白"。

案例 11-1D

"互联网＋"慢性病管理模式在 2 型糖尿病患者中的应用

随着社会发展和人们生活水平的提高，我国已成为全球糖尿病第一大国，大约有 3/4 的糖尿病患者患有不同种类的并发症[1]，血糖平稳、达标是防止和延缓并发症发生和发展的关键。社区是糖尿病防治的主要场所，然而我国社区卫生服务发展不平衡，技术力量较薄弱，存在社区医生水平和医疗设备有限、居民对糖尿病并发症重视程度低、糖尿病患者监管欠缺等问题[2]，社区糖尿病的诊治工作无法系统、全面地开展。综合性医院因其人力限制，无法在社区广泛开展糖尿病的防治工作，即使是自我管理水平较高的上海市某社区，血糖达标率仍不足 10%[3]。如何提高社区糖尿病患者的血糖达标率是急需解决的问题。近年来，随着移动通信技术的发展及智能电子设备的普及，基于互联网开发的健康管理应用软件被越来越多的医护人员用于慢性病患者的健康管理，国内外常见"互联网＋"慢性病管理应用模式主要有单一 APP 模式、"智能硬件＋后台算法＋APP"模式、"产品＋服务＋支付"的平台型模式、整合线上与线下资源的 O2O 模式 4 类[4]，大多数研究局限于前 3 类，目前在国内以"互联网＋"理念为基础开展医院与社区一体化慢性病管理的研究为数不多。本研究采用组间对照的方法，利用"互联网＋"云技术，基于患者体征信号大数据的糖尿病并发症预警模型，建立"互联网＋"糖尿病管理云平台，充分发挥综合性医院临床专科的技术优势，强化医院和社区在慢性病诊治与管理中的专业协作，旨在探讨社区有效管理慢性病患者的模式。

请回答：该案例的前言部分写作思路是什么？有哪些可以改进之处？

---

2. 对象与方法 又称"资料与方法"或"材料与方法"，详细阐述该研究具体如何做的，包括研究类型、研究对象、干预、结局指标等内容。不同研究类型的论文研究方法的要素及步骤有所不同。该部分是审阅人判断论文科学性和严谨性的主要依据，应具体描述，便于他人进行重复验证和质量评价。

（1）研究对象：介绍研究对象的来源或场所、抽样方法、纳入和排除标准、样本量及估算方法、分组方法等。其中，纳入和排除标准应具有可操作性，疾病诊断、年龄段、疾病分期等的界定，最好有公认的标准，确保有据可依。对于抽样和分组方法，应具体描述抽样和分组的过程，避免只用"随机"二字。

案例 11-1E

"互联网 +"慢性病管理模式在 2 型糖尿病患者中的应用

1.1　研究对象

本研究为平行设计的随机对照试验。采用便利抽样，选取 2014 年 1 月—2016 年 5 月综合性医院需转介至横山桥社区的糖尿病患者作为研究对象。纳入标准：①根据 1999 年 WHO[6] 糖尿病诊断和分型标准，确诊为 2 型糖尿病；②年龄 25 ~ 75 岁；③糖尿病病程 ≥ 1 年，接受胰岛素或药物治疗 ≥ 90 天；④意识清楚，有阅读能力，沟通无障碍。排除标准：①合并严重心脏、脑、肾、眼、足和神经病变并发症，如增殖性视网膜病，肾病 IV 期以上或肌酐水平大于 177 μmol/L；②患有严重心脑血管疾病，心肺运动测试不耐受；③病情不稳定，如不稳定型心绞痛、血压超过 200/100 mmHg 或合并感染；④精神异常；⑤患有肿瘤，近半年接受放疗、化疗；⑥正在参加其他科研项目。符合标准的研究对象签署知情同意书。

本研究主要结局指标为糖化血红蛋白水平，采用两样本均数比较的样本量计算公式，设 $\alpha=0.05$，$\beta=0.1$，参考相关文献[5]，将 $\sigma=0.74$，$\delta=0.5$ 代入公式，得到每组样本量为 $35.72 \approx 38$；考虑 20% 的失访率，最终计算每组需 45 例，共纳入 100 例研究对象。利用 Excel 产生随机数进行随机分组，根据入组先后对应的随机数，分配至实验组或对照组。

请回答：该案例中研究对象的表述是否符合书写要求，有哪些可以改进之处？

（2）干预：在干预性研究中，各组的干预措施是需重点阐述的内容，应详细到同行能模仿出来，包括干预实施者（who），干预开始的时间、频次、每次的时长（when），干预的内容（what）、干预的方式（how）及干预的场所（where）。如果是观察性研究，没有干预这个要素，则略去该部分。

案例 11-1F

"互联网 +"慢性病管理模式在 2 型糖尿病患者中的应用

1.2　干预方法

　1.2.1　实验组干预方法

　　1.2.1.1　慢性病管理在线平台的设计

　　1.2.1.2　建立慢性病管理团队

　　1.2.1.3　管理方法

　1.2.2　对照组干预方法

请回答：该案例中干预方法的描述是否符合书写要求？

（3）结局指标：按照主要结局和次要结局，介绍每个结局指标的名称（what），测评时间点（when），测评者及是否施盲（who），测评工具、方法及结果判定标准（how）。对于测评工具，如果使用仪器进行测量，应介绍仪器的型号、测试方法；如果使用公认的量表或问卷，应写明全称、来源、条目数、维度名称、评分方法、信度和效度指标，并标注文献来源；如果是自设问卷，应写明问卷包括哪几个部分、每部分的题目数及评分方法，内容效度指数（CVI）、Cronbach's α 系数等信度和效度指标。另外，应描述是如何发放和回收问卷的，发放和回收了多少份，其中有效问卷多少份，报告出问卷的回收率和有效回收率。

案例 11-1G

"互联网+"慢性病管理模式在 2 型糖尿病患者中的应用

1.3 结局指标

分别在入组时，干预后 3 个月、6 个月、1 年时，收集患者的一般人口学资料、生活方式；测评空腹和餐后 2 小时血糖、糖化血红蛋白值，并填写糖尿病自我管理行为量表和生命质量量表。

1.3.1 糖尿病患者自我管理行为量表

由 Toobert 等[8]修订，万巧琴等[9]对其进行翻译。包括饮食控制（4 个条目）、运动依从性（2 个条目）、监测依从性（2 个条目）、足部护理（2 个条目）4 个分量表，共 10 个条目。每个条目采用 Likert 计分方式，其中饮食控制的前 2 个条目及运动依从性、监测依从性、足部护理可获得平均天数（得分），而饮食控制的后 2 个条目（测量特殊饮食状况，包括蔬菜和高脂肪食物 2 个方面）和吸烟状态单独计分。每个分量表最高得分为 7 分，总分 28 分，总分 > 23 分（单项 > 5.6 分）为"好"，17 ~ 23 分（单项 4.2 ~ 5.6 分）为"一般"，< 17 分（单项 < 4.2 分）为"差"[9]。得分越高，自我管理行为越好。量表整体 Cronbach's α 系数为 0.84，4 个分量表的 Cronbach's α 系数为 0.71 ~ 0.93。

1.3.2 糖尿病患者生命质量量表（diabetic quality of life，DSQL）

由廖志红等[10]发展，包括生理、心理、社会关系和治疗 4 个维度，共 27 个条目。每个条目采用 Likert 5 级评分，最低 1 分，最高 5 分。得分越高，生命质量越差[13]。量表 Cronbach's α 系数为 0.76。

请回答：结局指标的描述是否符合书写要求，有哪些可以改进之处？

（4）统计分析方法：需写出采用什么软件，针对哪些结局采用了什么统计分析方法。

案例 11-1H

"互联网+"慢性病管理模式在 2 型糖尿病患者中的应用

1.4 统计方法

应用 Excel 2003 软件建立数据库，采用 SPSS 18.0 统计软件进行数据录入和分析，计量资料采用 $\bar{x} \pm s$ 表示，采用 t 检验、方差分析进行比较。

请回答：统计方法的描述是否符合书写要求，有哪些可以改进之处？

3. 结果 是用文字、统计表或统计图，将经过归纳和分析的数据和资料，准确、客观、具体地报告出来。结果是研究性论文的核心部分，也是讨论部分论述观点的依据和基础。书写要求如下。

（1）层次清晰：有多个结果时，可分成几个小标题，使读者一目了然，根据作者提出的研究问题找到相应的答案。结果中的指标及数据类型应与方法中介绍的指标及结果判定标准相一致。

（2）准确性：使用准确数据描述结果。当进行描述性统计时，列出均数 ± 标准差，例数和百分比；当进行推断性统计分析时，应列出具体的统计量值（如 t 值、χ^2 值、F 值）及 P 的具体数值。

（3）客观性：描述结果时应实事求是，不论结果是阳性还是阴性，只要是真实的，都应报告出来，避免只列出阳性结果。另外，结果部分不宜进行评论，应将评论性的语言放在讨论部分。

（4）恰当运用统计图表：统计图或统计表可使结果更为直观和清晰。注意统计图、统计表要符合规范，按其在文中出现的先后顺序连续编码，如表 1、图 1。列出图表后，可以用扼要的文字概括、分析或补充图表中的内容，但应避免文字与图表内容完全重复。

案例 11-1I

"互联网 +" 慢性病管理模式在 2 型糖尿病患者中的应用

2 结果

2.1 研究对象的基本特征

收集基线资料时，两组各回收 50 份，干预 3 个月时随访，实验组回收 48 份（1 例搬迁至外地，1 例无法联系），对照组回收 47 份（3 例退出研究），干预 6 个月时实验组回收 47 份（1 例手术退出），对照组 46 份（1 例退出），干预 12 个月时实验组回收 46 份（1 例搬迁至外地），对照组 45 份（1 例出国定居）。两组基线资料中，性别、年龄、病程、教育水平等人口学资料和疾病特征均比较，差异无统计学意义（$P > 0.05$）。

2.2 实验组平台使用情况（略）

2.3 两组干预前后血糖控制情况比较（略）

2.4 两组干预前后自我管理行为比较（略）

2.5 两组干预前后生命质量的比较（略）

请回答：论文中对结果的描述是否合适？

---

4. 讨论 是针对研究结果进行分析和解释，将本研究结果与类似研究的结果比较异同，借用理论依据和数据基础分析结果产生的可能原因，提出对护理工作的启示与建议等，具体书写要求如下。

（1）针对结果提炼出论点：要针对研究问题和本研究结果，提炼出论点，尤其强调本研究的创新性发现。如果涉及多个论点，可分成若干小标题写。在每个论点下，都要有本研究数据作为支撑。反之，如果某段论点与本研究结果无关，就脱离了研究问题和结果，应将其删掉。

案例 11-1J

"互联网+"慢性病管理模式在 2 型糖尿病患者中的应用

3　讨论

3.1　基于"互联网+"理念的慢性病管理模式可以改善患者的血糖控制水平

3.2　基于"互联网+"理念的慢性病管理模式可以提高患者的自我管理水平，改善生命质量

3.3　基于"互联网+"理念的医院社区一体化慢性病管理模式的前景与困惑

4　小结

本研究借助互联网平台，实施医院社区一体化慢性病管理，在控制患者空腹血糖、提高患者自我管理能力及生命质量方面，均取得了较好的结果，高血压、支气管哮喘等其他慢性病管理，可以参考本平台设计相关的网络平台，促进慢性病的一体化管理。

请回答：讨论部分的框架是否合理？

（2）与同类研究比较异同：要查找国内外的类似研究，将本研究结果与类似研究的结果或论点进行比较。如果结果存在差异，可从研究对象的特征、文化背景或地域差异、干预的细节、结局指标及测评工具等方面，分析产生差异的可能原因。在每段中，可按照"简述本研究主要结果……→与类似研究结果比较异同……→分析结果的原因……→提出对实践者和研究者的启示……"这样的思路来写。

案例 11-1K

"互联网+"慢性病管理模式在 2 型糖尿病患者中的应用

3.1　基于"互联网+"理念的慢性病管理模式可以改善患者的血糖控制水平

目前我国糖尿病的患病率已达到 9.7%[1]。孟朝琳等[14]研究显示，北京市三级甲等医院 2 型糖尿病患者糖化血红蛋白达标率仅为 37.8%，研究[15]显示，目前我国糖尿病患者的治疗率为 25.8%，控制率为 39.7%，如何提高患者的血糖达标率至关重要。本研究开发了慢性病在线管理平台，以"互联网+"为理念，实施医院—社区—家庭一体化慢性病管理模式，通过为期 1 年的研究，由表 1 可见，两组干预开始后 3 个月、6 个月、12 个月，空腹血糖水平存在组别和时间效应（$P < 0.05$），干预开始后 12 个月实验组的糖化血红蛋白水平优于对照组（$P < 0.05$）。这与陈静等[16]、曾锦霞等[17]实施的医院社区一体化管理的结果类似，说明护理干预可改善血糖控制，但也有不同，该研究中实验组空腹血糖、餐后 2 小时血糖、糖化血红蛋白水平均低于对照组（$P < 0.05$），其对照组采用的是常规管理模式，而本研究的对照组采用的是导入国际标准的糖尿病管理规范，结合我国糖尿病管理实际情况进行干预；另外，可能与本研究的干预时间有关，曾锦霞等研究干预时间为 2 年，而本研究为 1 年。本研究是否能长期改善患者的代谢水平，还需要进一步深入研究。

请回答：该案例对论点的分析是否合适？有哪些可以改进之处？

（3）分析结果产生的可能原因：可结合理论依据和数据，解释结果产生的可能原因。如

果能找到相应的理论基础来解释结果，可提升论文的科学性（案例 11-4）。如果缺乏理论基础，分析原因时用词要慎重，用"原因可能是……"这样的表述，避免使用过于肯定的语言。当对结果产生的原因一无所知时，不要盲目解释原因，可提出疑问，指明进一步研究的空间。

案例 11-4

低负荷小强度抗阻运动对卧床老年患者肌力和心肺功能的影响

3.2　低负荷小强度抗阻运动可改善高龄卧床老年患者的上肢、躯干及下肢肌力

本研究结果显示，低负荷小强度抗阻运动能改善高龄卧床老年患者的上肢、躯干及下肢肌力，干预时间越长，效果越明显。分析原因可能是抗阻运动可以使肌肉的形态结构变得更加发达、完善，同时肌肉功能也可获得改善，经过系统的肌力训练后，肌肉体积增大，肌纤维增粗，收缩蛋白、肌红蛋白、酶蛋白增加，糖原储备、毛细血管密度、结缔组织量也逐渐增加，从而实现肌肉形态及功能的改善[15]。

请回答：该案例对论点的分析是否合适？

（4）提出对实践者和研究者的启示：提出论点，并用论据论证了论点之后，应提出该研究结果对实践者的启示，针对结果提出可行性建议，但应避免长篇大论；指出本研究尚存在的局限性，提出下一步的研究方向。

（五）参考文献

在研究性论文的前言、方法和讨论部分，当引用到已发表文献中的数据、观点或理论时，应在文中引用处标注文献，文末列出参考文献，准确说明其出处。参考文献的数量和质量也反映出作者对本课题的了解程度，在一定程度上反映出论文的水平和质量。应用参考文献的要求及书写格式参见本章第二节。

二、写作中的常见问题

研究性论文在选题、研究设计、资料收集、资料分析、论文写作任一环节出现缺陷，均会降低论文的科学性和学术价值，本章主要列举写作方面的常见问题。

（一）论文结构混乱

研究性论文注重结构合理、逻辑清晰，应以研究问题为主线，在前言（做什么、为什么做）、对象与方法（如何做的）、结果（做出了什么）、讨论（为什么这样、说明了什么）各个部分相互呼应，避免出现下列结构混乱的问题。

1. 文题未准确概括论文内容　文题应能准确概括论文的主要内容，有些论文的文题与正文内容不相符。此外，有些作者一味追求文题的精练，忽略一些关键信息，导致文题不够准确。例如，文题"信息支持对白血病患儿父母的影响"，缺少了主要结局的表述，改为"信息支持对白血病患儿父母负性情绪的影响"更准确。在干预性研究中，有些作者未能用准确的词概括出干预的亮点，将文题写为"心理干预对……的效果""延续护理对……的效果"，心理干预、延续护理的有效性已得到验证，其创新点应体现在具体的干预方式或内容上，例如用"正念减压""接纳承诺疗法"等具体的干预方法替代"心理干预"；用"基于信息平台的延续护理"替代"延续护理"，更能突出论文的特色。

2. 结果与方法不呼应　论文中报告的各项结果应与方法中介绍的评价指标及其评定标准相一致。但有些论文存在前后不一致的现象。例如，某论文方法部分介绍了 3 个指标：疼痛、

舒适度、焦虑，但结果部分只报告了疼痛和焦虑的得分，漏掉了舒适度；还有些论文在结果中出现方法部分未提及的指标，读者无法知晓该指标是如何测评的；或结果中报告的数据与方法中描述的评分方法不一致，方法中提及用分值，但结果中却变成了率。

3．结果中混有讨论　结果部分要求客观、准确、具体地报告研究所得的数据及其相关资料，避免在结果部分书写作者的评论。例如，某论文在结果部分用统计表列出了急诊患者各种就诊病因的例数和百分比，在统计表下面用文字提及"由表可见，车祸外伤所占比例最高（29.3%），这可能与患者交通安全意识淡薄、不遵守交通规则和外出社交多有关"。其中"这可能与……有关"属于评论性语言，应移至讨论部分。

4．讨论与结果分离　讨论部分应密切结合本研究结果进行分析和解释，而有些论文的讨论与结果分离，主要表现为：①未围绕本研究结果进行分析，论点与本研究结果无关（案例11-5）。②讨论中出现结果部分未报告的重要数据；③对本研究得出的某些重要结果置之不理，不进行任何分析。

案例 11-5

家庭干预对居家腹膜透析患者生命质量的影响

该研究将居家腹膜透析患者分成两组，对照组是常规护理，试验组实施3个月的家庭干预，分别在干预前和干预后测评两组患者的生命质量，并记录1年内的再住院率。在论文结果部分，用2个小标题分别列出了两组患者生命质量得分的比较、两组患者再住院率的比较；讨论部分用2个小标题论述了2个观点："3.1 家庭干预改善了患者的遵医行为"和"3.2 家庭干预提高了患者满意度"。

请回答：该案例讨论中的论点与结果是否前后呼应？应如何修改？

（二）信息表述不充分

论文各个部分的信息应表述充分，以便他人对该研究进行质量评价，并能借鉴其中的方法和结果，避免出现下列问题。

1．立题依据不充分　前言部分应阐述研究的立题依据和研究目的。有些论文的前言偏离主题，未充分阐明问题的背景、重要性和创新性，或不回顾研究现状，主观地说相关研究未见报道或很少。

2．研究对象信息不足　研究对象的来源、抽样方法、纳入与排除标准、样本量等是读者判断研究结果有无代表性的重要信息来源。有些论文对研究对象交代不具体，存在下列问题：①不交代研究对象的来源和场所；②纳入与排除标准不明确、不全面，纳入与排除标准前后重复，例如纳入标准中提及"年龄＞60岁"，排除标准中又提及"年龄＜60岁"。③抽样和分组的具体方法表述不清，仅用"随机抽样"或"随机分组"，未描述是如何随机的。④未写明样本量估算依据，或样本量估算中各参数及其来源不明。

3．干预措施不具体　干预措施具体、有可操作性，才能被他人借鉴或评价，以体现论文的实用价值和科学性。但有些论文干预措施笼统、抽象，无法让他人准确模仿。例如，某论文用以下方式描述心理干预："在患者病情稳定后对不同个体运用不同方法进行心理疏导，如理解、安慰、鼓励、支持。指导家属减少愤怒与内疚情感的表达，为患者建立良好的家庭环境，给患者提供心理支持。"未介绍心理干预由具备什么资质的人实施，干预的时间、频次，"对不同的个体采用不同的方法进行心理疏导"具体如何实施，对于家属的指导，仅介绍了原则和目的，无法让读者重复或借鉴。

4．指标的测评方法不明确　有些论文未阐明用什么标准对指标进行评定，或标准过于主观。例如，关于"服药依从性"，仅提到将服药依从性分为好、中、差3个等级，不介绍由谁、通过什么方式、以什么为标准判定，如果让患者自评为好、中、差，会因主观性导致结果不可靠；有些论文不报告量表或问卷的评分方法，不阐明由谁、在何时、何地、以何种方式收集资料；对于问卷调查，不介绍何时、用什么方式发放和回收问卷，回收率和有效回收率是多少。

5．结果表述不准确　数据准确是研究性论文的重要特征。但有些论文结果表述不准确，主要问题如下：①报告统计分析结果时，只列出 P 值，缺少具体的统计量值（如 t 值、χ^2 值、F 值及 P 值）。②报告各组患者的基本特征时，将各组资料混在一起介绍，只是笼统地提及"两组资料经比较差异无统计学意义（$P > 0.05$）"，读者无法判断两组是否真正有可比性。

（三）文字表述方面的问题

研究性论文的文字表述应语言通顺、准确、精练、严谨，忌用华丽的修饰和夸张的语言。尽可能使用规范的术语，并保持全文前后一致。尽量用正性语言和表述方式，减少负面信息的传递，避免出现下列问题。

1．论述过于片面和负性　在撰写学术论文时，避免过于片面和使用负性语言，尽量从正面的角度来写，传递正面信息。例如，某作者对使用量表作为测评工具的205篇论文进行分析，发现73篇（35.6%）存在量表使用不规范的问题，在讨论中提出"由于我国护士缺乏心理学相关知识，极少应用科学的评价体系，评估结果缺乏真实性和可靠性"。这样的论点过于片面，且提及"结果缺乏真实性"，等同于否定了绝大多数论文，易引起负面效应。此时宜从提建议的角度来写，改为"由于部分研究在量表使用方面存在不规范现象，为了提高研究结果的科学性和可靠性，应对研究者加强量表使用的培训"。

2．论述缺乏逻辑性　逻辑性是研究性论文的重要特征，但有些论文论述缺乏逻辑性。例如，某论文讨论中提及"本调查反映，护士对基础生活护理的认知程度应引起重视，说明护士对基础护理的内涵缺乏足够的认识。有77.1%的护士认为基础生活护理应由护工做，62.9%的护士不愿意做。这种认知将影响基础生活护理的落实到位情况。生活护理是整个护理工作的基础，也是患者最基本的生理、心理需要"。该例语句间逻辑性差，尤其是第一句"护士对基础生活护理的认知程度应引起重视"无法推出"护士对基础护理的内涵缺乏足够认识"这一论点。可调整为："生活护理是整个护理工作的基础，也是满足患者生理需要的基本方式。但本调查发现，77.1%的护士认为基础生活护理应由护工做，62.9%的护士不愿意做，说明护士对基础护理的内涵缺乏足够的认识，这将影响基础生活护理的落实到位情况。因此，护士对基础生活护理的认知程度应引起重视"。

3．主观色彩过浓　某论文在分析护理人员工作倦怠的原因时，提到"护理人员拿着相对于付出非常微薄的薪金，从事着比普通人更为繁重的工作，不仅享受不到正常睡眠和节假日，还要为医疗改革的不成功分担本不该分担的种种责难和压力"。这段话带有抱怨和个人主观色彩，可改为"护理人员的劳动付出与所得尚不成比例，且护理工作负荷较重，经常值夜班和节假日值班打乱了正常的生物节律和生活规律；同时，医疗改革使患者对医疗护理服务的期望值提高，这些都给护理人员带来了较大的压力"。

4．用词过度修饰或口语化　研究性论文属于科技论文，要求语言准确、严谨，使用书面用语，避免华丽的修饰和口头语。有些论文用词过度修饰，例如，"竞赛需面对大庭广众，有上千双眼睛亮铮铮地看着，上千张嘴评头论足，需具备镇定自如、宠辱不惊的良好心态"；有些论文走入另一个极端，用词过于口语化。例如，"护士长要想尽办法了解护士的想法，让护士觉得护士长不是跟她过不去"。

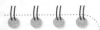

小 结

论文写作应遵循科学性、创新性、实用性、规范性、可读性、伦理性等基本原则。综述是指作者在阅读大量原始文献后，以某一主题为中心，将各种资料归纳、总结、对比、分析和评价，再加上自己的观点而写成的一种专题性学术论文，特点是综合性、评述性和先进性。写作步骤包括选题、搜集和整理资料、草拟提纲、撰写成文。其正文部分包括前言、主体和小结。选题时应注意实用性、新颖性、范围适当。

研究性论文的正文部分由前言、对象与方法、结果、讨论组成。文题要求准确、具体，提炼出关键字，突出特色，用词精练；前言包括立题依据和研究目的，注意文字精练、直奔主题；对象与方法部分包括研究类型、研究对象、干预、结局指标、统计方法等；结果部分可用文字、统计图表，要层次清晰、准确、客观；讨论部分针对结果进行分析和解释，应论点明确，论据充分。

思考题

1. 从护理期刊上查找一篇近 2 年发表的文献综述，分析各级标题的逻辑性，以及各个段落是按什么方式进行文献归纳的，存在什么问题。

2. 从护理期刊上查找一篇近 2 年刊发的研究性论文，评价文题、前言、对象与方法、结果、讨论的写作及参考文献的应用。

(刘 杨 王志稳)

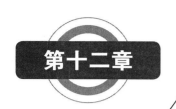

第十二章　循证护理

第十二章数字资源

导学目标

通过本章内容的学习，学生应能够：

◆ **基本目标**

1. 解释循证护理的概念。
2. 概述证据的特征及分级。
3. 结合临床问题提出循证问题。
4. 运用数据资源检索与主题相关的最佳证据。
5. 列出证据转化及证据应用的步骤。

◆ **发展目标**

1. 阐述证据总结的基本步骤。
2. 运用循证护理实践的原则判断和分析有关案例。

◆ **思政目标**

1. 具有评判性思维。
2. 具有获取最新研究证据并用于指导实践的意识。

案例 12-1

2020 年 1 月—2021 年 9 月，某院收治高龄经产妇 101 名，年龄在 35 ~ 45 岁。高龄经产妇时隔多年再次生育，生理和心理均出现较多的问题。在生理上，高龄经产妇普遍存在产道骨化，身体各项功能减退，易发产后出血，且其子痫前期、妊娠期糖尿病、唐氏筛查阳性率等发生率高达 76.45%，高于同期住院的适龄产妇。在心理上，经围产期抑郁筛查工具评估（爱丁堡产后抑郁量表），高龄经产妇产后抑郁等心理问题的发生率高达 24.74%。这些均对产后康复、生活质量、婴儿照护等带来不利影响。高龄经产妇产后优化护理及管理对促进产妇康复、降低产后焦虑及抑郁的发生、提高生活质量和健康水平具有重要的意义。如何帮助护理人员做出科学决策、对高龄经产妇进行规范化管理十分重要。

请回答：

1. 针对高龄经产妇，如何提出循证问题？
2. 如何基于高龄经产妇产后优化护理及管理的最佳证据，构建循证实践方案？

循证护理（evidence-based nursing，EBN）是循证医学（evidence-based medicine，EBM）在护理领域的应用和发展。循证理念的广泛传播与渗透，推动了知证决策（evidence-informed decision-making）模式的形成。欧美发达国家已将循证实践理念整合到护理专业教育，将循证护理实践能力作为护理人员的核心胜任力进行培养。本章主要介绍循证护理的基本概念、循证实践证据资源及检索、最佳证据总结、循证干预方案构建及应用和评价。

第一节　循证护理概述

循证护理对促进护理决策的科学性、保证护理实践的安全性、提高护理措施的有效性、高效利用卫生资源有重要意义。近年来，循证护理逐渐成为国内护理人员关注的重点，这对提高临床护理实践的持续性、常态化开展起到重要作用。

一、循证护理的概念

受循证医学的影响和启发，1992 年，加拿大麦克马斯特（McMaster）大学阿尔巴·迪康索（Alba Diconso）教授首次提出了"循证护理"（evidence-based nursing，EBN）的理念。她认为护理人员进行循证护理实践时需要判断证据的相关性，根据护理人员的专业知识权衡利弊，并且要考虑患者的特殊性和个人意愿。2000 年，英格索尔（Ingersoll）借鉴萨克特（Sackett）对循证医学的定义，将循证护理定义为"审慎、准确和明智地应用由理论支撑、研究证实的证据做出患者的照护决策，并在决策中参考患者的需求和意愿"。1996 年，英国约克（York）大学护理学院成立了全球第一个"循证护理中心"，旨在为循证护理实践提供系统评价、临床决策和当前最新的信息。英国约克大学循证护理中心主任库伦教授和美国罗彻斯特（Rochester）大学护理学院临床研究中心主任英格索尔博士在界定循证护理概念时，借鉴循证医学的奠基人之一的萨克特教授对循证医学的定义，认为循证护理是护理人员在有计划地执行其护理活动时，审慎地、明确地、明智地将科研结论与临床经验及患者的意愿完美结合，协助护理决策的过程。

二、循证护理的基本要素

循证护理以有价值的、可信的科学研究结果为证据，提出问题，寻找实证，用实证对患者实施最佳的护理措施，包含 3 个要素。

1. 最佳证据　对临床护理研究的文献，需应用临床流行病学的基本理论和临床研究的方法学以及有关质量评价的标准去筛选最佳证据，即看其研究的设计是否科学合理，研究结果是否真实可靠，经过认真分析与评价获得最新且有重要临床应用价值的研究证据。最佳的护理研究证据来源包括数据库、期刊、指南等。

2. 护理人员的个人技能和临床经验　护理人员是循证护理实践的主体，因此，护理人员的理论知识和临床经验尤为重要，其中临床流行病学基本理论和研究方法学是循证护理实践的学术基础。因为进行最佳证据的筛选需要观察其研究设计是否科学、合理，对文献质量的评价需要掌握评价标准，分析医学文献是否存在偏倚和混杂因素的影响等。不仅如此，护理人员还必须不断更新和丰富自己的理论和方法，必须具备崇高的医德和一心一意为患者服务的精神。只有具备了以上条件，才能开展循证护理。

3. 患者的选择和偏好　患者患病后对疾病恢复极为关心，其对医生、护士的任何医疗护理决策的实施是否配合是相当关键的，因为任何先进的诊治手段都必须得到患者配合才能取得相应的效果。因此，护患间平等、友好的合作关系，护士护理的正确决策，是成功实施循证护理的重要条件之一。

最佳证据是指来自设计严谨，且具有临床意义的最新研究的结论。运用纳入与排除标准去筛选最佳证据，对证据的科学性、可行性、适宜性、临床应用价值、有效性以及经济性进行严格评价。任何先进的诊治手段首先必须得到患者的接受和配合，才能取得最好的效果，因此循证护理必须充分考虑患者的需求和意愿。护理人员可运用"循证实践"的方法分析患者多种多样的需求，结合自身丰富的临床经验，寻求满足其需求的最佳方式，而非一味"按常规行事"。这三个要素必须有机地结合起来，树立以研究指导实践、以研究带动实践的观念，护理学科才能进步。同时，专业护理人员的经验积累也是循证实践不可缺少的财富。整体护理的中心理念就是要以患者为中心，从患者的实际情况出发，这同样也是循证护理的基本出发点。

三、开展循证护理的基本技能

在开展循证护理的过程中，护理人员必须秉持以患者为中心的观念，具备关怀照护的人文素质和利他主义的精神，注重对患者个体需求的评估和满足。证据的应用必须强调情景性，在某一特定情景获得明显效果的研究结论并不一定适用于所有的临床情景，这与该情景的资源分布情况、医院条件、患者的经济承受能力、文化习俗和信仰等均有密切的关系。因此，对循证护理人员技能有如下要求。

1. 评判性思维　循证护理人员应具有对临床问题的敏感性，善于运用评判性思维从临床实践中发现问题，同时在循证证据总结、证据运用过程中也应保持评判性思维。

2. 文献检索及评价能力　文献检索及评价能力是循证护理研究必备的条件。研究人员需要从海量的资源中找到研究目的所需要的证据，并能基于 FAME 策略或 VIP 策略等对证据进行评价。

3. 沟通能力　证据的传播和应用需要研究人员与部门领导、同事、患者及家属等多方协调与合作，良好的临床沟通能力是证据得到有效传播和应用的关键。

4. 临床决策能力　因为临床现象的复杂性、患者及家属的个性化需求、社会背景等不同因素的影响，在证据的应用过程中会出现各种问题和困难，循证研究人员应具备临床决策能力，以应对实践过程中的各种具体问题。

四、循证护理的意义

循证护理来源于循证医学，强调护理决策需要结合当前最佳证据、护理人员专业知识和经验以及患者的意愿，是循证医学理念和方法在护理领域的应用。

1. 促进护理学科的发展　循证护理以护理研究为依据，以临床实践为指导，改变了临床护士以经验和直觉为主的思维和行为。

2. 促进护理科研成果在临床的应用　护理人员利用循证护理学可系统地、集中地、精简地获取科研成果，作为下一步工作的依据，确保科研成果的推广及应用。

3. 密切医护患关系　循证护理的推行加强了医护间的协调性与一致性，建立起循证医疗与循证护理相结合的临床路径，推动建立医、护、患密切合作的诊治联盟，从而为患者提供最新、最科学、最有效的实施方案。

4. 体现护理人员的自身价值　循证护理实践的特征就是在确定治疗护理方案时不仅注重经验，而且遵循科学证据。应用系统评价，可避免护士花过多的时间去搜寻和分析评价复杂的原始研究信息，节省时间，减轻劳动强度，其护理过程和护理效果更能体现护理人员的自身价值，有助于护理事业的发展。

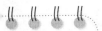

第二节 循证护理的基本理论与方法

一、护理证据的类型及特点

（一）证据的类型

国内外关于证据资源最经典的类型模型为海尼斯（Hayness）等提出的 6S 证据资源金字塔，见图 12-1。基于该模型，证据资源自上而下可分为计算机辅助决策、循证临床指南、循证摘要期刊、系统评价、原始研究摘要、原始研究 6 层。6S 模型是金字塔从底部到顶端，证据资源的等级逐渐升高。位于塔尖的级别是最高、最可靠的。因此，我们在用证的检索中，需要自上而下进行资源的检索。关于 6S 证据资源金字塔，每一层的资源都有对应的数据库。每一个数据库有相应的网址。

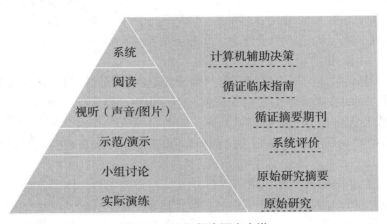

图 12-1　6S 证据资源金字塔

（二）证据的特点

1. 科学真实　用于指导护理实践的证据需要来自以人为研究对象，经过科学设计、实施、测量与评价。分子生物学、动物实验等基础研究结果不能直接用于护理实践，需经临床流行病学或流行病学研究证实后方可使用。

2. 分类分级　不同的研究设计方案适合不同的护理问题，提供的证据级别和结果可靠性也各不相同。循证护理可将证据按研究者和使用者关注的问题先进行分类，再在同类证据中按事先确定的标准经科学评价后严格分级。

美国纽约州立大学下州医学中心根据研究设计将证据级别由高到低依次分为：系统评价和 meta 分析、双盲临床随机对照试验、队列研究、病例对照、病例系列、病例报告、专家想法 / 社论 / 意见、动物研究和体外（试管）试验 9 个等级（图 12-2）。证据的分级并不绝对，如果一项干预措施的疗效显著而稳定，则设计良好的观察性研究的证据质量反而高于不严谨的随机对照试验。

3. 系统全面　针对某一健康问题，通常会有多个不同的研究证据，且研究证据之间因人群、样本量、测量指标、研究方法等限制，导致证据质量和结论不一。因此，循证护理实践需要系统、全面地检索到所有相关证据，对证据进行系统性评价与综合后指导护理实践。

4. 动态更新　证据的结论可以是肯定、否定和不确定。人类对健康和疾病的认识处于不断地探索与发展中，基于一定时期、一定人群、一定条件下生产出来的研究证据会随着条件、人群、方法与手段的变化，研究结论发生改变。因此，循证护理实践需要不断更新证据才能科

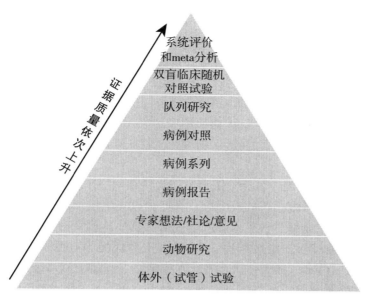

图 12-2　证据分级系统
（美国纽约州立大学下州医学中心）

学地指导护理决策。

知识链接

JBI 循证卫生保健中心介绍

　　JBI 循证卫生保健中心全称为 JBI 循证护理与助产研究中心（Joanna Briggs Institute for Evidence Based Nursing and Midwifery，JBIEBNM），是一个致力于循证卫生保健理论、方法及实践研究的国际非营利性学术组织，同时也是目前全球最大的循证护理协作网（Joanna Briggs Collaboration，JBC）。该中心是在澳大利亚皇家阿德莱德医院研究基金和南澳大利亚健康委员会资助下，由南澳大利亚州阿德莱德大学的艾伦皮尔逊（Alan Pearson）教授于 1996 年发起。目前，在全球已经拥有 80 余个合作中心，服务于 90 余个国家。为了给国内循证方法与实践领域的研究者提供理论支持，进而充实国内循证研究内涵，并推动循证理论与实践研究的良性发展，JBI 循证卫生保健中心是一个公认的全球性循证保健的领导者。

二、循证护理资源检索

（一）常用的循证资源来源

1. 计算机决策支持系统资源来源　BMJ Best Practice、整合 UpToDate 的计算机决策支持系统和美国 Zynx Health 公司的系列产品。

2. 专题证据汇总资源来源　循证证据综合知识库、BMJ Clinical Evidence、世界卫生组织（World Health Organization，WHO）官方网站、全球指南协作网（Guidelines International Network，GIN）、英国国家卫生与临床优化研究所（National Institute for Health and Clinical Excellence，NICE）、苏格兰学院间指南网（Scottish Intercollegiate Guidelines Network，SIGN）、美国国家指南库（National Guideline Clearinghouse，NGC），以及各种专业协会（如美国综合

癌症网络、加拿大安大略注册护士协会）。

3. 系统评价摘要资源来源 美国医师学会期刊俱乐部（American College of Physicians Journal Club，ACP Journal Club）、科克伦疗效评价摘要文献库（Database of Abstract of Reviews of Effects，DARE）证据总结资料库。

4. 系统评价/证据合成的资源来源 科克伦系统评价、JBI系统评价和Campbell系统评价。

5. 研究摘要资源来源 科克伦临床对照试验中心注册数据库（Cochrane Central Register of Controlled Trials，CENTRAL）；原始研究的资源来源，如PubMed、Embase、CINAHL、SinoMed。

6. 常用的循证资源检索库 科克伦图书馆作为科克伦协作网的主要产品，是获得高质量循证医学证据的重要检索系统，包括6个分数据库：科克伦系统评价数据库、疗效评价文摘库、临床对照试验中心注册库、科克伦方法学注册数据库、科克伦卫生技术评估数据库、英国国家医疗服务体系经济学评价数据库。JBI循证卫生保健中心已拥有78个协作和附属中心（collaborating and affiliate centers）和11个方法学组（methods group），其数据库中有530篇JBI系统评价、125篇最佳实践信息表（best practice information sheets）、2896条证据总结（evidence summaries）和858条循证推荐实践（evidence based recommend practices）等证据资源。

（二）常用循证护理资源检索方法

1. 检索目的 循证护理涉及的证据资源检索有两个目的。因为目的不同，对检索要求不同，故护理人员首先应明确其检索的目的，再进行检索。以"用证"为目的，即根据现有的护理问题查找并运用证据，此种目的的检索强调查准率，便于临床护理人员在短时间内检索到最佳证据。以"创证"为目的，即检索、收集、整理现有资料后，产生新的证据，此种检索常指系统评价/meta分析，通过立题、检索文献、筛选文献、评价文献质量、收集资料、解释结果最终产生证据的过程。检索过程及临床转化为目的的证据检索流程，见图12-3及图12-4。

2. 检索方法 基本的检索方法有如下几种。①主题词检索：主题词（subject headings）又称叙词（descriptor），是经过规范的术语，能较确切地表达文献的主题概念，能指引标引者使用相同的标准术语来描述同一主题概念。②关键词检索：关键词（keyword）是指出现在文献中的具有检索意义并能表达文献主要内容的名词。

检索策略应适时修改和调整，可以扩大检索范围，提高查全率：①所选主题词的上位词或

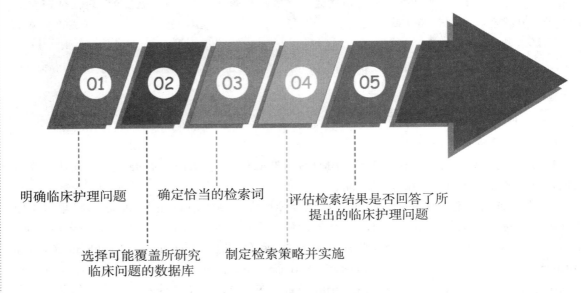

图 12-3 证据检索流程

选用多个主题词进行检索；②用 OR 运算符扩大检索范围；③采用截词检索；④使用通配符检索等。

可以缩小检索范围，提高查准率：①所选主题词的下位词检索；②选择合理的副主题词，使用主题词、副主题词组配检索；③用运算符缩小检索范围等。

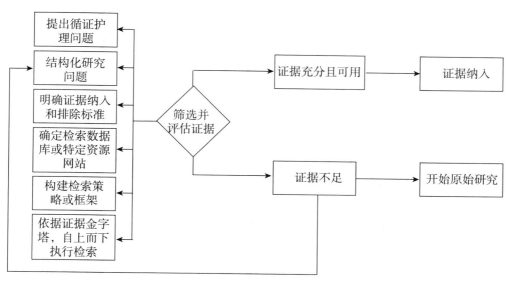

图 12-4 临床转化为目的的证据检索流程

引自：邢唯杰，胡雁，周英凤，等．推动证据向临床转化（四）以临床转化为目的的证据资源检索 [J]．护士进修杂志，2020，35（10）：879-882.

3．检索过程

（1）明确临床护理问题：在临床护理实践中，护士提出一个具有临床意义的问题，并期望通过检索证据运用到临床工作中，首先应对该临床护理问题进行分析，常用 PICOS 策略进行问题解析。第一个 P（population）为证据临床转化的目标人群；I（intervention）为干预措施；C（control）为对照组；O（outcome）为结局；S（study）为研究类型。

（2）选择可能覆盖所研究临床问题的数据库：根据 6S 证据资源金字塔模型进行自上而下的计算机证据检索。从最高级的证据资源开始，首先为计算机辅助决策，其次为证据总结类（循证指南等），再次到系统评价、meta 分析。若实在无法检索需要的证据，最后考虑原始研究。

（3）确定恰当的检索词：根据提出的临床问题确定合适的检索词，包括主题词、关键词、自由词等。研究者应注意，为查找到充分的证据，检索词应尽量全面，在使用主题词检索时，可提前查找研究主题相关主题词，如可在 SinoMed 中进行主题词检索。

（4）制定检索策略并实施：检索策略是影响文献查全率和查准率的关键环节，因此应根据不同数据库检索特点及提出的临床护理问题，合理、灵活地使用布尔逻辑运算符（AND、OR、NOT）、截词符、主题词加权检索等，制定恰当的检索策略。一般数据库包括快速检索、高级检索、专业检索等板块，各板块的检索方法数据库中均有详细的介绍，可根据检索需求选择相应的检索方式。

三、文献筛选及质量评价

（一）文献筛选

根据提出的临床护理问题，制定合理的纳入与排除标准，将检索到的文献进行阅读和分析，筛选出符合纳入与排除标准的文献。具体可按以下步骤进行：①运用文献管理软件去除重复文献（如 EndNote、医学文献王、NoteExpress）；②逐篇阅读文献标题及摘要，去除明显不符合要求的文献；③阅读原文，严格按照纳入与排除标准，去除不符合要求的文献；④运用文献质量评价工具评价剩余文献，纳入符合标准的高质量文献。

（二）文献方法学偏倚风险及评价

1. 文献偏倚风险　在 6S 证据资源金字塔中，临床实践指南、证据总结、系统评价、原始研究、专业共识在不同层面提供证据，但形成这些文献资源的研究均存在一定的偏倚风险，在研究者实际开展文献质量评价的过程中，需选择对应的方法学质量评价工具进行逐条严格评价。当评价除临床实践指南之外的文献时，由 2 位接受过循证护理方法学培训，且具备所评价文献涉及专业背景和资质的研究者独立逐条进行评价，当两位研究者意见不一致时，由第 3 位研究者进行判断。临床实践指南评价则由至少 2 人，推荐最佳是 4 人进行单独评价，且对评价者的方法学背景及专业背景有更高的要求。由于不同条目造成研究偏倚的程度不同，所以目前除评价指南的 AGREE Ⅱ（AGREE-China）工具外，文献质量评价工具一般不推荐计算条目得分确定最终是否纳入研究，而是根据总体评价结果，由研究者判断研究是否纳入。评价过程应是严格、科学、透明、公开、可重复的。根据 6S 证据资源金字塔从上至下的原则。

2. 文献质量评价过程

（1）指南的方法学质量评价：指南可分为基于证据的临床实践指南（简称循证指南）和基于专家共识的指南（简称专家共识指南）。循证指南是针对某一特定问题、特定的人群，由特定的组织和人员按照规范化的流程，结合当前最佳证据，制订证据等级和推荐意见，用于指导临床实践的指南。专家共识指南是指由某一特定专家团体针对特定问题，通过现场讨论和专家咨询的方式确定临床实践推荐的指南。由于专家共识指南并非完全基于大量研究结果，而是基于专家个人的意见和经验，因此专家共识指南通常被归类为专家意见类的证据。

采用 AGREE Ⅱ 指南评价工具对于循证指南的方法学质量进行评价。AGREE Ⅱ 是 2009 年由 AGREE 协作网制定并发布的指南研究与评价工具的第二版，2017 年再次更新。AGREE Ⅱ 由 6 个领域 23 个条目，附加 2 个全面评价条目，每个条目（表 12-1）均以 7 分制进行评价（1= 很不同意，7= 很同意）。各领域得分等于该领域中所有条目得分的总和，然后将得分进行标准化，标准化公式为：

$$\frac{（每部分的实际得分 - 可能的最低分）}{（每部分可能的最高分 - 可能的最低分）} \times 100\%$$

表 12-1　AGREE Ⅱ 条目

领域 1	指南的范围和目的	范围和宗旨涉及准则的总体目标、具体的健康问题和目标人口	1～3
领域 2	参与人员	利益攸关方的参与侧重于适当的利益攸关方在多大程度上制定了准则，并代表了目标用户的意见	4～6
领域 3	指南制定的严谨性和科学性	发展的严谨性涉及收集和综合证据的过程、拟订建议和更新建议的方法	7～14
领域 4	指南呈现的清晰性	说明的明确性涉及准则的语言、结构和格式	15～17
领域 5	指南的适用性	适用性涉及执行工作可能遇到的障碍和促进者、改进吸收的战略以及适用该准则所涉及的资源问题	18～21
领域 6	编撰的独立性	编撰的独立性是指建议的拟订不会对相互竞争的利益产生不适当的偏见	22～23

全面评估包括"给指南总的质量评分"及"我将推荐使用该指南"。领域分数可以用于确

定指南的优点和局限性，比较指南之间的方法质量，或者选择高质量的指南来适应、认可或执行。强烈推荐（单个领域的百分比＞ 50%，占 6 个领域的≥ 2/3）；推荐（单个领域的百分比＞ 50%，占 6 个领域的比例在 1/2 ～ 2/3）；不推荐（单个领域的百分比均＜ 50%）。

（2）临床随机对照试验的质量评价标准：采用澳大利亚 JBI 循证卫生保健中心随机对照试验评价标准（2016）对该类研究进行评价（见第四章）。

（3）队列研究评价：采用澳大利亚 JBI 循证卫生保健中心队列研究评价标准（2017）进行评价。

（4）系统评价：采用加拿大渥太华大学和荷兰阿姆斯特丹自由大学（Vrije Universiteit University）医学研究中心发表的 AMASTAR（Assessment of Multiple Systematic Reviews）量表进行评价。

四、证据汇总及等级

（一）证据汇总

通过逐篇阅读纳入文献，逐条提取证据内容及来源，并根据主题对证据汇总。提取证据应忠于原文、标注出处，主题设置应围绕实践中的关键环节。证据呈现可配合表格，如可应用表格逐条呈现证据内容、所属主题、证据来源和证据类型。当来源不同的证据结论不一致时，可遵从高等级、高质量、新发表优先的原则。

（二）证据等级

证据具有等级性，证据的等级系统包括证据的质量等级（quality level of evidence）和推荐级别（grade of evidence）。证据提取之后，应对证据进行等级划分。其中对来源于指南的证据，通常指南中已标注证据质量等级及推荐级别，可直接提取。对来源于系统评价、专家共识、原始研究的证据，应使用简洁、有说服力的工具，如 JBI2014 版干预性研究证据预分级系统（表 12-2）对其分级，在某些情况下，证据来源广泛，原始分级系统较多，也建议使用统一的工具对证据级别进行划分。另外，研究者需要注意，系统评价产生的证据应标注其质量等级，而临床实践指南和证据总结等资源则应标注证据的推荐级别。因此，护理人员在将证据应用到护理实践中时，重要的一步是对形成证据的研究进行方法学质量评价，目前常用 FAME 策略或 VIP 策略对证据进行分级，以明确该证据的推荐强度。FAME 具体评价方法列于表 12-3。多年来，全球各循证卫生保健组织构建了各自独特的证据质量分级和推荐强度系统，并不断更新。2004 年，世界卫生组织推出证据的 GRADE 系统（Grades of Recommendations Assessment，Development and Evaluation，GRADE），是目前最常用的证据分级系统，被较多国际循证卫生保健组织采纳和应用，其从偏倚风险、不确定性、不一致、间接性及发表偏倚对整体质量进行整合判断，更为科学和严谨。但使用者需接受专门培训，才能正确理解和应用。

表 12-2　JBI2014 版干预性研究证据预分级系统

证据等级	设计类型举例	描述
Level 1	RCT/ 实验性研究	1a- 多项 RCT 的系统评价
		1b- 多项 RCT 及其他干预性研究的系统评价
		1c- 单项随机对照试验（RCT）
		1d- 准随机对照试验
Level 2	类实验性研究	2a- 多项类实验性研究的系统评价
		2B- 多项类实验性研究与其他低质量干预性研究的系统评价
		2c- 单项前瞻性有对照组的类实验性研究
		2d- 前后对照／回顾性对照的类实验性研究

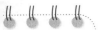

证据等级	设计类型举例	描述
Level 3	观察性 - 分析性研究	3 a- 多项队列研究的系统评价
		3 b- 多项队列研究与其他低质量观察性研究的系统评价
		3 c- 单项有对照组的队列研究
		3 d- 单项病例对照研究
		3 e- 单项无对照组的观察性研究
Level 4	观察性 - 描述性研究	4 a- 多项描述性研究的系统评价
		4 b- 单项横断面研究
		4 c- 病例系列研究
		4 d- 个案研究
Level 5	专家意见 / 基础研究	5 a- 对专家意见的系统评价
		5 b- 专家共识
		5 c- 基础研究 / 单项专家意见

引自：王春青，胡雁. JBI 证据预分级及证据推荐级别系统（2014 版）[J]. 护士进修杂志，2015，30（11）：964-967.

表 12-3　JBI 的 FAME 结构

证据的 FAME 结构	描述
证据的可行性	开展该项实践的成本效果如何？
	开展该项实践所需的资源是否具有可及性？ – 是否有足够的经验和能力开展该实践？
证据的适宜性	该实践方式是否在文化上是可接受的？
	该实践方式是否可在大多数人群中转化或应用？ – 该实践方式是否适合于各种不同的场景？
证据的临床意义	应用该实践是否与患者的积极体验相联系？
	应用该实践是否不会导致患者出现不良体验？
证据的有效性	应用该实践是否获益？
	该实践是否具有安全性？

五、审查指标的制定

临床审查指标的构建是一个科学、系统的过程，审查指标应基于现有的最佳证据结合专业判断，根据证据的动态发展进行持续更新和完善。临床审查是临床管理及临床循证护理实践开展的重要部分，其目的是确保患者得到最好的治疗及护理。临床审查应该是透明的。

1. 构建审查指标的意义　临床审查旨在帮助卫生保健人员将其实践活动与最佳证据进行比较、评价，以不断改进卫生服务质量。因此，临床审查在最佳证据与临床实践之间架起了一座桥梁，被视为卫生保健人员改进临床质量最好的内部机制。通过临床审查，依据现有的最佳证据，构建反映临床有效性和适宜性的审查指标，然后将卫生保健人员的实践活动与审查指标进行比较，明确实践活动与审查指标的差距，确定需要改进的领域，推动证据在实践中的应用，改善患者结局，提高卫生服务效果。因此，审查指标依据现有的最佳证据而制定，不但为评价临床活动的有效性、适宜性和临床质量提供了标准，而且为卫生保健人员如何改善其实践活动提供了方向，也为证据在多大程度上应用于临床实践提供了评价。

2. 审查指标的类型　审查指标作为测量、评价临床质量的定量指标，即评价卫生保健人员的实践活动在多大程度上与现有的最佳证据是一致的。审查指标应能够通过测量及观察获取，因此，审查指标常用百分比、率或其他定量方式来表达。作为评价临床质量的指标，审查指标应涵盖临床质量的全过程，可分为 3 类。

（1）过程指标（process criteria）：指护理人员实施该指标所采取的实践活动和所做出的临床决策，包括沟通、评估、教育、调查、处方、手术、治疗干预、评估及记录等。过程指标往往对临床照护质量产生重要影响，因此，当有证据表明过程影响结果时，应当制定过程指标。

（2）结构指标（structure criteria）：指临床实践中实施该指标所需的资源，包括人、财、物、时间、空间、信息及组织结构等。

（3）结果指标（outcome criteria）：用于测量特定干预措施所引起的生理和行为上的预期效果，包括直接结果和间接结果。直接结果，即可以直接反映干预措施引起的生理或行为上的变化；间接结果，即与干预措施引起的生理或行为上的变化有关的变量。当直接结果不容易被测量时，间接结果可以用于效果的测量依据。

3. 临床审查指标构建过程　临床审查可以被描述为一个周期性或螺旋式的系统过程（图 12-5），最终目的是改善护理结局。螺旋式上升表明，随着这一过程的继续，每个周期都期望达到更高的质量水平。阶段 1：为审计做准备。确定问题和当地审计资源，选择审计主题取决于审计的目标，可能涉及衡量对已被证明能对患者产生最佳结果的医疗保健过程的遵守情况。也可以考虑纳入所有参与患者护理的医疗保健专业人员的意见。阶段 2：选择审计审查标准。可以参考临床实践中的建议，制定标准和标准的指导方针。阶段 3：衡量绩效水平。收集数据，组建审查小组。阶段 4：改进，实施变革。阶段 5：持续改进。选择基于高风险、高容量或高成本问题的审查主题，或基于国家临床审查、国家服务框架或国家健康与临床卓越研究所的指南，从高质量指南中获得。

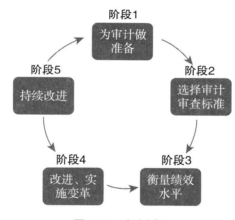

图 12-5　审查循环

（由 Andrea Benjamin 于 2008 年在 *BMJ* 发表的 Audit: how to do it in practice 文章中提出）

六、循证护理知识转化模式及工具

证据临床转化知识模式（evidence implementation model）是以"基于证据，团队协作，项目管理，持续改进"为核心概念，突出证据转化的起点是科学证据，最佳证据临床转化的关键是建立多学科协作的团队，提出实现最佳证据临床转化的方式是开展项目管理。该模式的步骤包括准备、实施、评价和维持 4 个阶段，具体分为 14 个步骤，详见图 12-6。

近年来，很多机构先后推出了指导循证实践的循证护理模式。这些模式可大致分为两类：一类是关注循证实践的宗旨、目标、方法等循证实践的本质，主要包括 4 种循证护理模式，即 JBI 循证卫生保健模式、i-PARIHS 框架、Johns Hopkins 循证护理实践模式、ARCC 循证实践模式；另一类关注循证实践过程，主要包括 6 种循证护理模式，即 Stetler 研究应用模式、

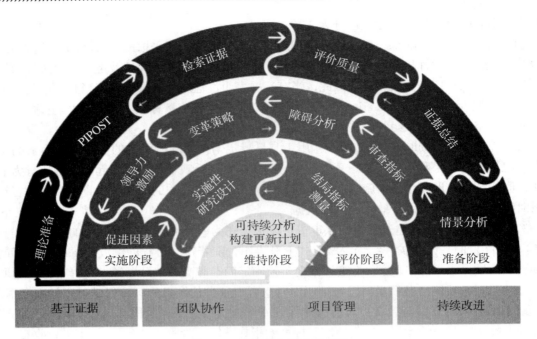

图 12-6 证据临床转化模式图

Lowa 模式、渥太华研究应用模式、Rosswurm & Larrabee 循证护理实践模式、KTA 知识转化模式、ACE Star 模式。另外，我国复旦大学在国内外相关模式基础上，结合临床应用情况，形成了循证护理实践路径图。

（一）常见知识转化理论模式：关注循证实践本质的 4 种循证护理模式

1. JBI 循证卫生保健模式 该模式于 2005 年由澳大利亚 Joanna Briggs 循证卫生保健中心的艾伦教授首次提出。目前，JBI 已在全球设立超过 70 家循证卫生保健分中心，在 JBI 模式的指导下开展了长达 10 年的循证实践活动。为了更清晰地阐释循证卫生保健的核心概念，明确各概念之间的逻辑关系，JBI 于 2016 年推出了更新版的 JBI 循证卫生保健模式（The JBI Model of Evidence-based Healthcare）。新版模式仍秉承原模式的基本框架，但对其核心要素、宗旨和关键步骤进行了更新和完善。作为一个发展成熟、应用范围广、全球影响力大的模式，JBI 模式提供了一个循证卫生保健的基本框架，为护理人员开展循证实践提供了明确的思路和方法。新版 JBI 模式是循证卫生保健中证据的四大属性，内圈由 5 个呈楔形的板块组成，分别代表循证卫生保健的宗旨和四大步骤，为循证实践提供了概念化框架，而外圈则为内圈相对应的循证卫生保健宗旨和步骤提供了可操作的实践方法（图 12-7）。循证实践作为一个临床决策过程，卫生保健人员在进行循证实践时，应充分考虑实践行为的可行性（feasible）、适宜性（appropriate）、意义（meaningful）、有效性（effective），即 FAME 属性，该属性取决于现有的最佳证据、具体临床情境、患者需求和偏好以及医护人员的专业判断。因此，新版 JBI 模式将实践行为的 FAME 属性作为整个模式的核心内容。新版模式对全球健康这一宗旨给予了更明确、清晰的界定。

2. i-PARIHS 框架 该框架由基特森及其团队于 1998 年发展而来，是最早用于阐明循证实践的多维度和复杂性的框架。卫生服务领域研究成果应用的行动促进（promoting action on research implementation in health service framework，PARIHS）框架于 2008 年进一步修订，旨在为卫生保健领域研究成果的转化和应用提供三维矩阵概念框架（图 12-8）。

2016 年 Harvey 等对该模式进行了解读与更新，提出了 i-PARIHS 框架（the integrated promoting action on research implementation in health service framework，i-PARIHS）。该框架是

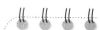

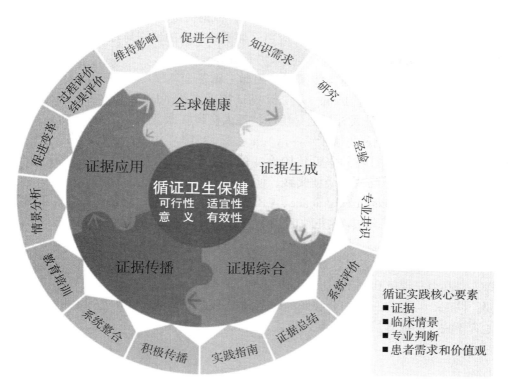

图 12-7 JBI 循证卫生保健模式（更新版）

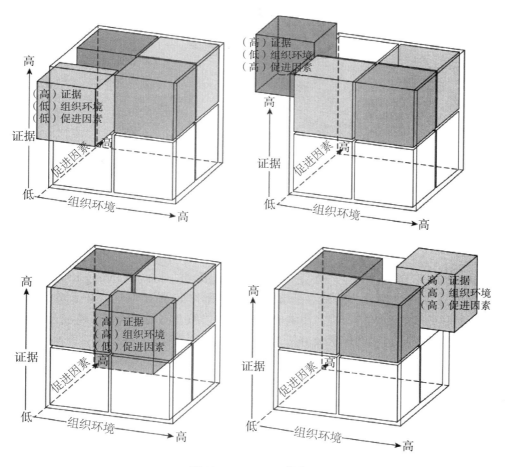

图 12-8 PARIHS 框架

一个螺旋模型，它开始于中心的革新和接受人群，根据促进因素的不同逐渐向外围的不同层面延伸。目前，PARIHS 框架已得到广泛应用，如慢性肾病的识别与管理项目、指南应用，但i-PARIHS 框架目前的应用研究较少，其效果仍有待进一步验证。

3. Johns Hopkins 循证护理实践模式 约翰·霍普金斯（Johns Hopkins）大学护理学院和附属医院护理部共同开发了 Johns Hopkins 循证护理实践（Johns Hopkins Nursing Evidence-Based Practice，JHNEBP）模式，目的是协助护理人员将临床证据转化为具体的实践策略，将最佳实践应用到患者，且已经出版了第一版和第二版。2017 年 10 月 20 日，第三版《JHNEBP：模式与指南》问世，更新的内容是基于 10 余年的模型及在真实临床环境中的完善和应用，见图 12-9。目的是确保模型反映出最佳实践，使循证实践更方便地指导护士开展临床变革，旨在简化循证实践（evidence-based practice，EBP）过程。在我国，JHNEBP 模式在癌症疼痛规范化管理、压疮预防策略、住院患儿跌倒/跌伤预防护理流程、阻塞性睡眠呼吸暂停、降低胃管非计划性拔管率等皆有应用，同时也取得了较好的临床效果。证据总结及循证实践的概念引入我国护理工作领域的时间不长，大部分护理工作者还没有掌握其内在逻辑和方法学，对其理解不够深入，甚至是误解和误用。正确的理解和选择循证护理实践模式对于临床护理工作人员非常重要。同时，需要进一步结合我国的国情和护理文化差异，对其进行不断的优化和修订，探索出适合于我国护理背景的循证实践模式，是我国未来循证护理实践模式发展的方向。

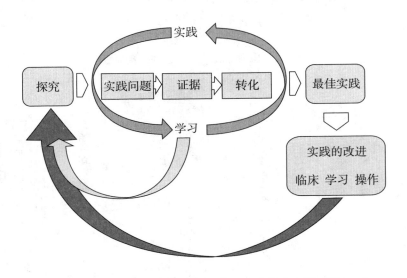

图 12-9 Johns Hopkins 循证护理实践模式（第三版）
（刘宁. Johns Hopkins 循证护理实践模式工具表的更新 [J]. 解放军护理杂志，2019，36（8）：66-68，72.）

4. ARCC 循证实践模式 研究与实践合作促进（the advancing research and clinical practice，ARCC）循证实践模式的核心是培养循证实践导师，提升临床医护人员的积极主动性，以推动循证实践的实施和维持，提高患者满意度，改善患者结局。研究与实践合作促进模式主要应用于调查研究循证实践的现状及分析讨论结构化培训对循证实践开展的影响。该模式已成功应用于了解循证实践的开展现状和培养实践导师领域。

（二）常见知识转化理论模式：关注实践过程的循证护理 6 种模式

1. Stetler 研究应用模式（the Stetler Model of Research Utilization） 1976 年，美国曼彻斯特大学的斯泰特勒（Stetler）开发了该模式，并于 2009 年进行了更新。该模式最初是提供给临床经验丰富的医护人员使用，目前已发展成个人或团队均可以使用的循证实践模式。该模式强调在研究结果的应用过程中培养和使用评判性思维。分为以下 5 个步骤。①准备：定义并确认首要问题，文献检索，证据类型的选择，明确研究目标及结局。②验证：评价证据和证据综合，对现有研究结果进行证据总结，并对获得的证据质量进行评价、记录。③比较评价和决策制定：基于评价标准，对证据综合结果进行比较，并根据证据的情景适用性、可行性以及实践情况对相关证据在本实践变革中是否可以应用进行决策。④证据应用：将证据转化为临床变革措施开展实践。⑤评价：评价实践变革过程以及相关结果是否达到预期目标。该模式是循证护理的经典模式之一，强调在证据应用过程中要先对总结的证据与实施情景、可及性、证据水平和现有的实践内容进行对比，决定是否适用。

2. Lowa 模式 该模式由美国蒂特勒教授于 1994 年提出，于 2015 年进行更新。该模式提出在最佳证据基础上实施循证实践，才可有效地改善医疗照护质量。Lowa 模式分为 10 个步骤：①识别"触发"问题或契机；②陈述问题或目的；③确定问题是否需要优先考虑；④组建团队；⑤检索、评价和整合证据；⑥确定是否有充足的证据；⑦设计循证实践方案和开展实践变革试点；⑧确定实践改变是否适宜；⑨维持实践变革；⑩循证实践项目的传播、推广。在以上步骤中，包含了循证实践的 3 个关键决策点：①明确问题是否需要优先考虑；②明确目前是否有充足的证据；③明确实践变革是否适宜。上述 3 个决策点直接决定了循证实践能否继续推进。

3. 渥太华研究应用模式（Ottawa Model of Research Use，OMRU） 该模式于 1998 年由格雷厄姆（Graham）和洛根（Logan）提出，于 2004 年更新。该模式基于持续照护变革（continuity-of-care innovations）的背景，发展遵循计划变革理论（planned change theories），旨在提供一个适用于任何级别的医疗机构及健康保健系统的全面、跨学科研究框架，帮助研究者开展循证实践，见图 12-10。

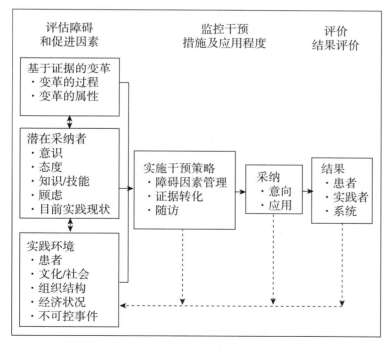

图 12-10 渥太华研究应用模式

4. Rosswurm & Larrabee 循证护理实践模式 1999 年该模式由罗斯沃姆和莱尔比提出，2009 年进行模式流程的更新。该模式旨在为护理人员及其他医疗保健人员提供系统的循证实践方法，分为 6 个步骤：①评估需求，确定变革存在的问题；②重视变革问题与干预措施和结局指标之间的关联；③形成并解析最佳证据；④设计实践变革计划；⑤实施临床变革并评价变革效果；⑥持续性变革。前 4 个步骤可以在研究机构完成，后 2 个步骤须在医疗机构完成。

5. KTA 知识转化模式（Knowledge to Action Framework） 该模式是 2004 年加拿大卫生研究所的科研项目，于 2006 年由渥太华卫生研究所的格雷厄姆（Graham）等在 31 个行动计划理论概念分析的基础上发展而来。该模式包括知识的产生和知识的应用 2 个环节，提供了一个系统、结构化的指导框架，将知识转化分解为易于管理和操作的步骤，可应用于任何复杂的临床问题，见图 12-11。该模式强调：①结合实践环境选择干预措施并进行"因地制宜"的裁剪；②注重知识生产者和应用者之间协调合作，从而及时反馈和评估证据应用时的问题；③实施时，评估障碍因素。

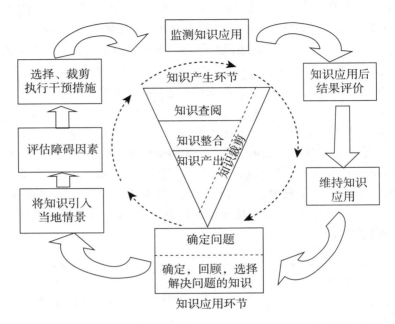

图 12-11　KAT 知识转化模式

6. ACE Star 模式 该模式于 2004 年由实践学术中心（Academic Center for Evidence Based Practice，ACE）的史蒂文斯提出，是协助使用者理解循证实践中证据的产生周期、性质和特征的模型。该模式的框架以五角星为中心，外加一个循环式的椭圆形构成模式的整体框架。五角星的每一个角对应一个步骤，从五角星的一个角到下一个角的 5 个步骤逐渐循环展开：①发现证据，通过检索传统研究发现新知识；②证据总结，通过对多种来源的证据进行严谨的证据质量评级，陈述证据；③证据的转换，将检到的证据形成能够指导实践的文字资料或工具，如临床实践指南；④实践综合，通过有影响力的个人或组织支持实践变革；⑤效果评价，思考循证=实践变革对改善医疗照护质量的影响。该模式简单、有效地描绘了不同知识转化阶段之间的关系，不仅是一个指导开展临床循证实践的模式，也是知识和证据发展、转换的模式。

（三）我国循证护理实践路径图

复旦循证护理实践路径图（pathway for evidence-based nursing practice）2015 年由复旦大学护理学院 JBI 循证护理合作中心提出，旨在为促进证据实践和传播提供适合我国情景的框架和路径，见图 12-12。

该框架是一个循环的过程，包括证据综合、证据传播、证据生成及证据应用 4 个环节，从临床情景出发，针对实践问题，系统、科学地检索，严格评价现有证据，形成最佳证据。同时，促进最佳证据在临床实践应用。在证据应用阶段，应充分评估和考虑临床情景、患者意愿、专业能力以及卫生成本等做出判断。将有效的最佳证据植入到临床实践中，将存在的问题转入下一个循环中或者开始原始研究。但此框架图过于详细的细节描述限定了使用者的灵

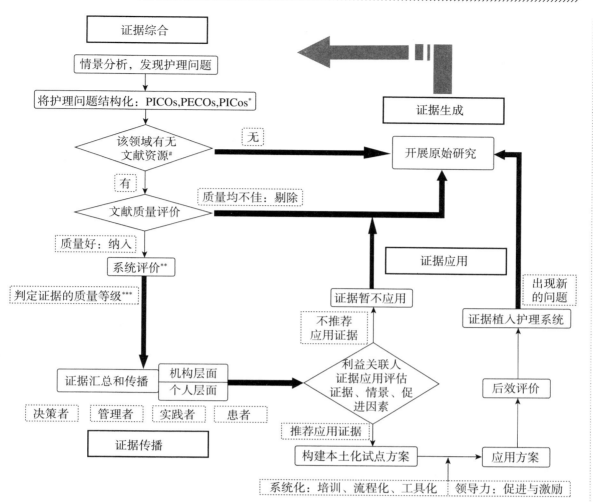

注：*.PICOs：P-研究对象，I-干预，C-对照，O-结局，S-干预性研究的类型；
　　PECOs：P-研究对象，E-上暴露，C-对照：O-结局，S-观察性研究的类型；
　　PICos：P-研究对象，I-研究的现象，Co-研究所处的场景，S-质性研究的类型。
#. 文献资源：包括原始研究、系统评价、临床实践指南、专业共识、临床经验等。
**.该系统评价针对原始研究、专业共识和临床经验；对多项同类系统评价则开展系统评价的再评价；对临床实践指南，则只进行总结提炼。
***.判定证据质量等级的方法包括：GRADE分级、JBI证据分级等。

图 12-12　复旦循证护理实践路径图

活应用。

综上所述，使用模式时应注意：应先全面了解该理论模式发展的背景，理解理论模式中各概念的内涵以及各个概念之间的逻辑关系；再掌握该理论模式在循证实践中的应用情况，明确该模式的局限性。最后根据自身的研究需要，选择最适用的理论模型。

第三节　循证护理实践

循证护理实践是一个系统的过程，涉及循证资源、护理组织和护理人员、临床情景等，主要包括证据综合、证据传播和证据应用。本节将从确定问题、证据获取、证据形成、循证护理方案制定、证据应用和评价、循证护理论文撰写 6 个方面来诠释证据的综合、传播和应用。

一、循证护理问题的提出

构建循证护理问题的基础是提出临床问题，可以采用证据临床转化选题的思考路径，该路径有4个步骤，见图12-13。第一步：研究者根据临床实际，提出"兴趣点"；第二步，初步检索指南数据库，检索是否有相关指南证据；第三步，当证据存在时，进一步考虑措施是否有效力；第四步，当实施措施有效力时，应考虑干预措施是否有效果。

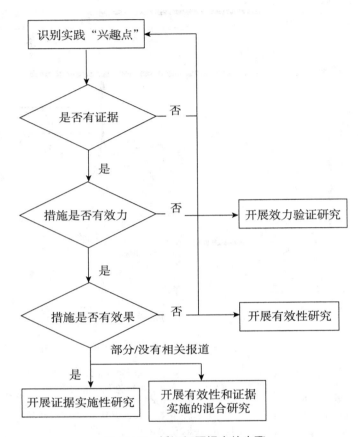

图 12-13　循证问题提出的步骤

引自：朱政，胡雁，周英凤，等. 推动证据向临床转化（三）研究的选题和问题构建 [J]. 护士进修杂志，2020，35（9）：796-799.

循证护理问题提出后，开展证据临床转化的关键是将临床问题转化为结构化的证据转化问题。目前最经典的循证问题构建的方法是PICOs模型，其广泛应用于护理学领域。研究者可通过PICOs模型，构建一个结构化、简明和准确的循证问题，这是开展循证实践的第一步，也是确定纳入与排除标准、构建系统性文献检索策略的基础。

针对案例12-1，作为临床护士，可提出一个临床问题：如何对高龄经产妇产后焦虑、抑郁情绪进行管理？根据这个问题，应用PICOs模型构建循证护理问题：

P（population）：高龄经产妇。

I（intervention）：高龄经产妇产后优化护理管理措施。

C（control）：常规护理。

O（outcome）：主要结局指标是高龄经产妇焦虑及抑郁情况、产妇满意度。

s（study）：临床决策、最佳实践、证据总结、指南、系统评价、专家共识。

二、循证护理证据的获取

提出循证护理问题后，按照本章第二节的方法，拟定检索词，在相关数据库进行文献检索，再按照纳入与排除标准筛选文献，并对纳入文献进行质量评价。

（一）拟定检索词

根据上述循证护理问题确定检索词，中文检索词可以为"产后优化管理／优化护理／产后护理"和"临床决策／最佳实践／证据总结／指南／系统评价／专家共识"，英文检索词可以为"postpartum care*/optimized postpartum care*/postpartum*"和"best practice/guideline/evidence summary/review"。

（二）制定检索策略并实施

根据不同数据库的检索特点，制定恰当的检索策略进行检索。针对案例 12-1，以 PubMed 为例，指南的检索策略为（"postpartum care" OR "optimized postpartum care" OR "postpartum"）AND（"best practice" OR "guideline" OR " evidence summary " OR " review "）。

（三）选择数据库

根据研究问题选择合适的数据库。针对案例 12-1，检索数据库包括：BMJ Best Practice、中国生物医学数据库（China Biology Medicine disc，CBM）、JBI 循证卫生保健中心数据库、Up to date、科克伦图书馆、中国指南网、英国指南网、美国指南网（National Guideline Clearing house，NGC）、PubMed、Embase、循证医学数据库（Evidence-based Medicine，EBM）、加拿大安大略注册护理协会（Registered Nurses' Association of Ontario，RNAO）、美国妇产科医师协会（The American College of Obstetricians and Gynecologists，ACOG）、中国期刊全文数据库（CNKI）及万方数据库（Wan-fang Data）。

（四）制定纳入与排除标准

根据 PICOs 模型和研究问题，制定纳入与排除标准。案例 12-1 中，纳入标准为：研究对象为高龄经产妇；涉及产后身体、心理健康和社会适应及优化护理干预的研究；文献类型为临床决策、最佳实践、证据总结、指南、系统评价、专家共识；发表语言为中、英文。排除标准为：重复发表的文献；内容不全的文献。

（五）文献质量评价

利用相应工具对文献进行质量评价，筛选出符合要求的文献。案例 12-1 中，指南采用 AGREE Ⅱ进行评价；系统评价采用 AMSTAR 进行评价；证据总结和推荐实践追溯证据的原始文献，根据文献类型，选择相应的评价标准进行质量评价。

三、形成最佳证据

通过对纳入文献进行仔细阅读，提取证据内容及来源，并根据主题汇总证据。针对案例 12-1，从纳入的 15 篇文献中共提取了 28 条有关产妇优化护理的证据，去掉 2 条研究人群不符合的证据，剩余 26 条证据。经合并同类项后，综合成 11 条最佳证据，包括产后护理计划的制订、产后随访时间及内容、产后随访方法、产后护理团队和药物干预 5 个方面。对来源于指南的证据，直接提取证据质量等级及推荐级别；对来源于系统评价、专家共识的证据，采用"2014 版 JBI 证据预分级系统"对证据进行分级（对系统评价，需再根据 GRADE 系统证据降级或升级因素进行最终评判），临床决策、证据总结追溯到证据的原始文献按照此系统进行证据分级，列于表 12-4。

表 12-4　高龄经产妇产后优化护理管理的最佳证据总结

证据维度	证据内容	推荐级别
产后护理计划的制订	高龄经产妇的产后优化护理应是一个持续的过程，而不是一次单一的接触，产后护理团队需提供适合不同产妇需要的服务和支持。应从妊娠期间开始，与其一起制订产后护理计划、泌乳指导、产后体重管理、日常生活能力、性生活以及平衡膳食等方面的内容，并及时更新和复审	A
	推荐在妊娠前及产前，妇产科医生及卫生保健提供者应讨论高龄经产妇的生殖计划、未来妊娠的愿望和时机。产后综合访视的时机应以产妇为中心，尽早并且个体化拟定	B
产后随访的时间	推荐高龄经产妇优化护理提供者在产后前 3 周对产妇进行随访。在婴儿出生后 12 周内进行一次全面的产后检查，包括产妇的身体、社会和心理等方面的内容	B
	推荐在产后 3 天、1 ~ 2 周和 6 周分别对高龄经产妇和新生儿使用产后优化护理指南进行产后评估。在产妇出院后的 10 ~ 14 天对其进行全面的心理筛查，以便早期识别和治疗产后抑郁及焦虑	A
	产后访视的时机应根据不同产妇的实际情况决定，但一般不迟于产后 12 周。应关注高龄经产妇分娩并发症，并详细记录	B
产后随访的内容	产后优化护理访视应制定具体的时间、地点、行程计划及新生儿母乳喂养指导内容，评估当地社区可提供、利用的资源	A
	推荐产后 7 ~ 10 天内对合并妊娠高血压的高龄经产妇进行血压评估。患有严重高血压的产妇，应在 72 小时内接受检查，产后 3 ~ 5 天进行随访。鉴于一半以上的产后卒中发生在产妇出院后 10 天内，应对高龄经产妇及时进行卒中评估	A
	高龄经产妇若经历新生儿死亡、胎死腹中或多次流产，应优先及尽早地获得专业妇幼保健医师和护士的产后随访，护理内容包括对产妇进行妊娠并发症及复发风险的专业咨询和优化护理	B
产后护理团队的建立	推荐高龄经产妇住院分娩期间成立产妇访视团队，确定访视团队成员组成，出院后产妇也应尽早得到个性化的访视计划及访视书面说明	A
	推荐卫生保健提供者为高龄经产妇的新生儿提供护理或专业咨询，若其新生儿需住院治疗，应为新生儿及产妇提供支持	A
产后随访的方法与途径	评估高龄经产妇产后健康需求的方式，包括微信、家访、电话支持、短信、远程医疗（血糖、血压监测）等。信息技术干预降低了抑郁评分，改善了母乳喂养的结果，可以提高产妇的满意度	A

引自：刘宁，李喆，钟际香．高龄二胎产妇产后优化护理及管理的最佳证据总结［J］．中华护理杂志，2019，54（12）：1881-1886.

四、制定循证护理实践方案

最佳证据形成后，需根据护理人员的专业判断，结合应用证据的情景及患者的需求和意愿来判断哪些证据能引入临床实践。循证干预方案的形成是护理人员实施循证护理实践的重要前提，护理人员可通过循证方案的构建与实施来解决护理实践中的实际问题。根据已获得的最佳证据，进行证据评价、制定审查指标、分析障碍因素，最终形成循证护理干预方案，并进行应用和评价。

（一）证据评价

在证据引入临床之前，需要对证据进行评价，以确保引入合适的、可行的证据应用于临床。针对案例 12-1，采用 FAME 策略对证据的可行性、适宜性、临床意义及有效性进行评价，并根据利益相关人群的意见，采用 2014 版 JBI 证据推荐级别系统，确定证据的推荐级别，详见表 12-4。

（二）制定审查指标

临床审查指标的构建是一个科学、系统的过程，审查指标应基于现有的最佳证据并结合专业判断，根据证据的动态发展进行持续更新和完善。临床审查是临床管理及临床循证护理实践开展的重要部分，其目的是确保患者得到最好的治疗及护理质量。在本章第二节中，详细介绍了审查指标的意义、类型及构建过程。案例 12-1 中，根据 11 条高龄经产妇产后优化护理管理最佳证据总结，经过利益相关人群讨论与研究，最终制定了 16 条临床审查指标，审查指标内容列于表 12-5。

表 12-5　高龄经产妇管理的审查指标

审查指标内容	审查方法
1．以产妇为中心，产科门诊 A 班护士与产妇一起制订及完善产后护理计划	现场观察法和查产后护理计划单
2．产科门诊 A 班护士将护理计划填写在改进后的产后护理计划单上	现场观察法和查产后护理计划单
3．门诊产科护士能正确地评估高龄经产妇妊娠早、中、晚期日常生活能力及进行膳食指导	现场观察法和查产后护理计划单
4．产前 1 周即成立产妇产后访视团：成员包括产科管床医生、护士、社区医生及护士	现场观察法和查产后护理计划单
5．访视团护士将在婴儿出生后 1～2 周内对其进行全面检查并将检查结果记录在产后护理计划单上	现场观察法和查产后护理计划单
6．访视团护士将在产妇后 3 周内进行面对面回访。对产妇进行全面评估，并将评估结果记录在产后护理计划单上	现场观察法和查产后护理计划单
7．访视团护士在产后 3 天、1～2 周和 6 周对产妇和新生儿进行身心全面评估及访视，并将结果记录在产后护理计划单上	现场观察法和查产后护理计划单
8．经早期筛查发现的产后抑郁者，访视团联合社区及早进行干预治疗，由访视团护士评价效果，并将结果记录在产后护理计划单上	现场观察法和查产后护理计划单
9．访视团护士与社区护士一起在产后 7～10 天对产妇血压进行评估并记录	现场观察法和查产后护理计划单
10．静息状态下两次测收缩压 > 140 mmHg，舒张压 > 90 mmHg 的产妇，访视团在 72 小时完成检查，3 天内完成随访和复查，由社区护士记录结果	现场观察法和查产后护理计划单
11．产妇出院后 10 天内社区护士用脑卒中风险评估表对产妇进行评估，若有风险，访视团在 24 小时内完成检查，48 小时内完成复查。若需住院治疗，推荐访视团应优先、尽早提供积极支持	现场观察法和查产后护理计划单
12．产后访视团对于经历新生儿死亡、胎死腹中或多次流产的高龄经产妇应在产后 24 小时优先获得包括产后妊娠计划及抑郁、高血压及脑卒中的评估及产后随访护理	现场观察法和查产后护理计划单
13．访视团护士与社区护士在产后 3 天、1～2 周和 6 周对新生儿进行全面评估及访视，并将结果记录在产后护理计划单上	现场观察法和查产后护理计划单
14．若新生儿需住院治疗，访视团应优先、尽早为新生儿提供积极支持	现场观察法
15．访视团护士评估产妇的健康需求方式，选择微信、电话、家访、短信、电子邮件及远程医疗等信息技术	现场观察法
16．社区护士及访视团护士评估产妇的健康需求方式，进行产后健康教育	现场观察法

（三）分析障碍因素

将证据应用到临床实践的过程中，因为区域差异、实践条件及水平等的不同，常会遇到人力、物力、文化、制度等影响因素。因此，应进行循证护理实践的障碍因素评估与分析，寻找基线审查中传统护理实践和最佳实践之间的差距，通过针对性战略来消除差距和克服障碍，这是制定合理、有效实践策略的重要前提，是循证证据成功临床转化的关键。障碍因素评估可采用鱼骨图分析、SWOT 分析、实施研究中往往将不同层次的关键利益相关者作为受访者，通过实施理论框架形成访谈提纲，并进行半结构化访谈。如基于实施研究整合框架 CFIR，结合其干预特征、外部环境、内部环境、个体特征、实施过程领域形成访谈指南，指导数据收集。对障碍因素进行分析；应包括系统、实践者和患者及家属三个层面；系统层面的障碍因素包括组织环境、制度、流程、资源等；实践者层面包括实践者的知识、态度、技能、偏好习惯等；患者及家属层面包括知识、态度、需求、偏好、经济状况等。案例 12-1 中，从实践者（护士）及高龄经产妇层面分析出实施变革的障碍因素 4 条，列于表 12-6 中。

表 12-6　高龄经产妇产后优化护理最佳证据应用障碍因素

1．护士缺乏高龄经产妇后循证护理相关知识

2．产妇习惯于传统妊娠期及产后保健措施

3．护士缺乏正确评估产妇产后焦虑、抑郁的能力

4．年资较高的护士习惯于传统的护理措施，缺乏循证实践知识及接受临床变革依从性差

（四）形成实践方案

通过上述步骤，为制定基于最佳证据的循证实践干预方案奠定了基础。案例 12-1 中，循证实践小组基于基线审查及障碍因素结果，寻找可利用资源，制定了高龄经产妇产后优化护理管理方案，列于表 12-7 中。

表 12-7　高龄经产妇产后优化护理管理循证实践方案

1．组建循证项目小组
成员包括 1 名本院护理部主任、1 名护理部副主任和 1 名产科主任，负责总体项目的引导和支持；1 名产科病房护士长，为总负责产科护士（包括爱婴区），总体协调培训工作；1 名护理学系教师，负责总体实践项目指导、实施和评价；1 名社区护理教研室主任，负责社区工作的开展和协调；5 名妇产科护理骨干，负责临床数据的收集和协助项目实施。应用修订版（第三版）Johns Hopkins 循证护理实践模式及推荐使用的循证实践工具表，开展临床实践。包括确定证据的可行性、选择审查标准及数据收集、实施改善实践的策略、引起变革及持续随访审查、实施行动方案及评价实施效果。

2．基线审查及评价
于 2019 年 3—5 月进行基线审查，纳入一个产科病房（包括爱婴区）43 名护士（包括助产士）及 82 名高龄经产妇，收集基线数据。应用现场观察法、个体访谈法以及问卷调查法对产科 43 名护士调查 16 条证据的执行情况，其中对 1 条、2 条、3 条、5 条、7 条、8 条、9 条、10 条、13 条审查指标采用现场观察法，由证据应用小组成员现场观察护士是否提供基于证据的健康宣教；对 4 条、11 条、15 条审查指标采用自行设计的高龄经产妇产后优化护理循证实践的调查问卷，采用该调查问卷对产科护士进行基线数据及培训后的数据采集，调查的内容在最佳证据基础上设计而成，护士对每一个最佳证据均掌握，则记录为正确（对）及错误（错）两个选项。对 12 条、14 条、16 条证据采用访谈法，对 82 名产妇进行访谈，访谈提纲的内容包括是否看过产后优化护理的视频、是否收到产后访视电话或微信、短信等。产妇填写由循证实践小组根据最佳证据自行设计的满意度调查表，包括对优化护理的健康教育内容、方式、产后护理服务的流程是否满意等 11 个条目。评价产妇及护士相关知识知晓率（正确回答的题目数 / 总题目数 ×100%）。以抑郁自评量表（self-rating depression scale，SDS）和焦虑自评量表（self-rating anxiety scale，SAS）对产妇进行情绪评分，分数越高，表明产妇焦虑、抑郁状态越严重；应用循证实践小组设计的产妇资料登记表及产科护士对高龄经产妇优化护理的相关知识的认知问卷，产妇资料登记表的内容包括产妇一般社会资料、就诊资料、体重管理、孕期膳食、生殖意愿等。护士问卷内容包括高龄经产妇优化护理的相关知识、护理规范、操作的标准。护士正确执行率的考核由产科护士长采用现场观察法、访谈法及问卷调查法进行资料收集，评估护士对证据的依从性。

3．专家咨询

在最佳证据应用之前，开展了相关专家函询，目的是对前期已经发表的最佳证据进行全面分析，了解项目实施可能出现的障碍因素及推进因素，结合产科及本院的现况，筛选出符合产科临床情境的最佳证据并应用。专家咨询法旨在确定分析实施变革的障碍因素及可利用的资源，拟定相关条目。专家入选标准：①三甲医院工作，具有副高级及以上职称；②从事妇产科相关工作10年以上；③对本研究有一定的积极性，愿意参加本研究至少2轮专家咨询。最终入选专家15人。专家咨询的内容包括：护士对高龄经产妇循证护理相关知识（16个初条目）、护士正确评估产妇及新生儿的能力（3个条目）、护士正确执行审查指标的依从性（3个条目）、管理阶层对新证据的接受程度（3个条目），共25个条目。采用两轮德尔菲专家咨询，评估最佳证据实施的可行性。循证实践项目团队于2019年4月召开了循证实践启动会，2019年6月将审查指标融入临床实践。明确由产科护士负责以产妇为中心，产前1周即成立产妇产后访视团，从妊娠开始，根据最佳证据与产妇一起制订及完善产后护理计划。从2019年7月开始，由护士对高龄经产妇进行早期筛查，经早期筛查发现产后焦虑、抑郁者，医生根据产妇个体情况拟定相应的治疗措施并联合社区尽早进行干预治疗，由护士记录干预过程及效果，并记录在产后护理计划单上。护理部主任及产科护士长作为本次循证实践管理者，负责护士的培训、执行方案、制度制定、质量控制、监督实践执行情况及循证实践项目团队的沟通。

五、证据的应用与评价

（一）干预方案的临床应用

干预方案构成后，应结合临床情景进行研究设计，包括随机对照试验、非随机同期对照试验、历史对照设计等，将证据进行临床应用。可充分运用临床情景中的资源（包括人力资源、电子配置、科研经费等），制作相关的培训和健康宣教资料，提升循证组织文化氛围、促进多学科积极合作，激励利益相关者参与循证实践，以最大限度地将证据有效、科学地应用于临床实践。

（二）干预方案的效果评价

对于证据临床转化研究而言，在将证据引入临床实践，实施变革后，即需进行效果评价，以评估基于证据的最佳实践的实施效果。一般效果可从方案对临床质量改善、实践者、患者等方面的影响进行评价。常用的效果评价理论有 RE-AIM 框架、PRECEDE-PROCEED 模式和实施结局指标模型。循证实践方案应用及效果评价内容详见知识链接。

知识链接

　　探讨基于最佳证据的高龄经产妇优化护理干预方法并评价其效果，提高临床护理质量。方法基于前期研究获取的最佳证据，制订高龄经产妇优化护理审查指标，并应用循证护理方法获得最佳实践证据，应用2017修正版（第三版）Johns Hopkins 循证护理实践模式，指导护士将证据应用于临床实践。

六、循证护理研究论文的类型及撰写要点

（一）循证护理研究论文的类型

根据资料来源、写作目的、研究内容、论述体裁等将论文分为10类。

1．试验研究类　主要报道护理新方法、新技术的临床应用，利用各种指标进行评估，为护理新方法、新技术的临床推广提供依据。

2．临床经验类　指对临床护理工作实践经验和体会的总结和论证，强调工作中的要点、

经验、教训。

3．量表编制及体系构建类　量表编制指从国外引进量表进行翻译汉化、调适或自行编制临床量表，并检验其信度和效度，为临床评估提供有效的测评工具，体系构建包括临床护理质量评价指标体系或护理模型评价指标体系等。

4．调查分析类　指在特定的人群中通过普查或抽样调查方法，利用问卷或量表收集特定时间内相关资料进行分析。

5．个案类　研究对象为临床罕见病或疑难病，也可以是新技术、新方法的临床应用，要求护理方法有亮点、针对性强。

6．护理管理类　主要包括护理人力资源管理、护理质量管理、护理安全管理、护理信息化管理等方面。

7．护理教育类　护理教育主要研究护理教育现象与规律，包括护理教学、护理人才培养及在职继续教育等方面。

8．质性研究类　质性研究指通过现象学、扎根理论、人种学、叙事学等研究方法，主要以非结构式或半结构式访谈为主，发现共性问题，揭示事物的本质。

9．发明专利类　该类论文主要介绍新发明、新创造在临床中的应用情况，为发明专利的临床推广提供依据。

10．文献加工类　依据一定的文献检索策略检索数据库，筛选符合条件的文献，对文献进行归纳、总结、对比、分析和评价，可细分为综述、meta 分析、热点分析等。

（二）撰写要点

撰写循证护理论文，在选题方面应具有科学性、创新性、实用性，研究设计严谨，统计方法准确，正确使用相关工具，在论文写作方面应简洁、准确、清晰，具有逻辑性和科学性，使阅读者容易理解，可根据各类论文报告撰写要点进行书写。

知识链接

国外 SCI 期刊刊发循证护理实践论文选题

Evidence-Based Implementation of Peripherally Inserted Central Catheters（PICCs）Insertion at a Vascular Access Care Outpatient Clinic［J］．Worldviews on Evidence-Based Nursing，2017，14（2）：163-167.（血管通路护理门诊 PICC 置管的循证实践）

Identifying Best Practice for Healthcare Providers Caring for Autistic Children Perioperatively［J］．Worldviews on Evidence-Based Nursing，2018，15（2）：127-129.（自闭症儿童手术前后最佳照护的循证实践）

MAGnesium sulphate for fetal neuroprotection to prevent Cerebral Palsy（MAG-CP）—implementation of a national guideline in Canada［J］．Implementation Science，2018，13（1）：8.（硫酸镁的胎儿神经保护作用以预防脑性瘫痪——一项加拿大指南的应用）

Use of a Gastroschisis Feeding Guideline to Improve Standardization of Care and Patient Outcomes at an Urban Children's Hospital［J］．Nutrition in Clinical Practice，2018.（应用腹裂畸形喂养指南以提高照护质量和病人转归：在一家市区儿童医院的应用）

小　结

循证护理来源于循证医学，强调护理决策需要结合当前最佳证据、护理人员专业知识和经验以及患者的意愿，是循证医学理念和方法在护理领域的应用。循证护理实践已成为全球护理的共识。循证护理包含三个要素：最佳证据、护理人员的个人技能和临床经验、患者的选择和偏好。国内外关于证据资源最经典的类型模型为 Hayness 等提出的 6S 证据资源金字塔，基于该模型，证据资源自上而下可分为计算机辅助决策、循证临床指南、循证摘要期刊、系统评价、原始研究摘要、原始研究 6 层。以临床转化为目的的证据检索与证据生成、证据整合时的文献检索最重要的区别在于检索目标与优先顺序。开展原始研究时的文献检索以检索最新的同类研究和研究综述为主，掌握学术动态、启发立题思路、明确研究方向。循证护理问题提出之后，开展证据临床转化的关键是将临床问题转化为结构化的证据转化问题。目前最经典的循证问题构建的方法是 PICOs 模型。第一个 P（population）为证据临床转化的目标人群；I（intervention）为干预措施；C（control）为对照组；O（outcome）为结局；s（study）为研究类型。研究者可通过 PICOs 模型构建一个结构化、简明和准确的循证问题，这是开展循证实践的第一步，也是确定纳入与排除标准、构建系统性文献检索策略的基础。提出循证护理问题后，拟定检索词，在相关数据库进行文献检索，再按照纳入与排除标准筛选文献，并对纳入文献进行质量评价。通过对纳入文献进行仔细阅读，提取证据内容及来源，并根据主题汇总证据，形成最佳证据。最佳证据形成之后，需根据护理人员的专业判断、结合应用证据的情景及患者的需求和意愿来判断哪些证据能引入临床实践。现在根据已获得的最佳证据，进行证据评价、制定审查指标、分析障碍因素，最终形成循证护理干预方案，并进行应用和评价。干预方案构成后，应结合临床情景进行研究设计，包括随机对照试验、非随机同期对照试验、历史对照设计等，将证据进行临床应用。对于证据临床转化研究而言，在将证据引入临床实践，实施变革后，即需进行效果评价，以评估基于证据的最佳实践的实施效果。一般效果可从方案对临床质量改善、实践者、患者等方面的影响进行评价。撰写循证护理论文，在选题方面应具有科学性、创新性、实用性，研究设计严谨，统计方法准确，正确使用相关工具，在论文写作方面应简洁、准确、清晰，具有逻辑性和科学性，使阅读者容易理解，可根据各类论文报告撰写要点进行书写。

随堂测 12-1

思考题

1. 针对"如何优化高龄经产妇产后护理"这一临床护理问题，检索一篇临床实践指南/系统评价论文/随机对照试验论文，使用合适的评价工具对证据进行真实性、准确性评价。

2. 对思考题 1 中检索的文献进行证据提取与汇总。

（邓仁丽）

主要参考文献

[1] 胡雁，王志稳．护理研究 [M]．5 版．北京：人民卫生出版社，2017.

[2] 李峥，刘宇．护理学研究方法 [M]．2 版．北京：人民卫生出版社，2018.

[3] 章雅青，马小琴．护理研究 [M]．北京：北京大学医学出版社，2015.

[4] 健康中国行动推进委员会．健康中国行动（2019—2030 年）[EB/OL]．（2019-07-15）
[2021-05-03]．http://www.gov.cn/xinwen/2019-07/15/content_5409694.htm.

[5] 国家卫生健康委员会．2019 中国卫生健康统计年鉴 [M]．北京：中国协和医科大学出版
社，2019.

[6] 章雅青，王志稳．护理研究 [M]．2 版．北京：北京大学医学出版社，2015.

[7] 郭继军．医学文献检索与论文写作 [M]．5 版．北京：人民卫生出版社，2018.

[8] 章雅青，李晓愚．护理研究设计 [J]．上海护理，2018，18（13）：77-79.

[9] 王阳阳．全膝关节置换患者术后早期下床活动方案的制定及其实施效果的评价 [D]．
北京：北京协和医学院，2020.

[10] 黄玲芳．妊娠晚期妇女胎动自我监测行为微信干预方案的构建与实证研究 [D]．上海：
中国人民解放军海军军医大学，2019.

[11] MOKKINK L B，PRINSEN C，PATRICK D L，et al．COSMIN methodology for
systematic reviews of patient-reported outcome measures（PROMs）[EB/OL]．[2022-08-29]．
https：//www.cosmin.nl/wp-content/uploads/COSMIN-syst-review-for-PROMs-manual_
version-1_feb-2018-1.pdf.

[12] PRINSEN C，MOKKINK L B，BOUTER L M，et al．COSMIN guideline for systematic
reviews of patient-reported outcome measures [J]．Quality of Life Research，2018，27（5）：
1147-1157.

[13] 陈祎婷，彭健，胡雁，等．COSMIN 方法介绍：制作患者报告结局测量工具的系统评价
[J]．护士进修杂志，2021，36（8）：699-703.

[14] 陈祎婷，彭健，胡雁，等．COSMIN 方法介绍：结合一项系统评价实例进行解读 [J]．
护理研究，2021，35（9）：1505-1510.

[15] 胡雁，王志稳．护理研究 [M]．6 版．北京：人民卫生出版社，2022.

[16] 潘发明．医用统计方法及其 SPSS 软件实现 [M]．3 版．合肥：中国科学技术大学出版
社，2018.

[17] CRESWELL JW，CRESWELL JD．Research Design：Qualitative，Quantitative，and
Mixed Methods Approaches [M]．5th ed．Los Angeles：SAGE，2018.

[18] 瞿佳，翁雪玲，高玲玲．护理质性研究文献计量学分析 [J]．护理研究，2018，32（10）：
1637-1639.

[19] 王丽芹，孟萌，黄贤伟．护理专利申请策略 [M]．北京：科学出版社，2019.

[20] 胡雁．郝玉芳．循证护理学 [M]．北京：人民卫生出版社，2012.

中英文专业词汇索引

Z